基层医疗卫生服务人员培训教程
常见疾病用药指导

主　编　张慧莉　黄　静　奚　炜
副主编　谭思荣　梅　蛟　贾亮亮　胡兴娥

编　者（以姓氏笔画为序）
文琰章　湖北三峡职业技术学院
朱文静　湖北三峡职业技术学院
孙志伟　湖北三峡职业技术学院
张　辉　湖北三峡职业技术学院
张慧莉　湖北三峡职业技术学院
周　妮　湖北三峡职业技术学院
郑超君　国药葛洲坝中心医院
胡兴娥　湖北三峡职业技术学院
贾亮亮　宜昌市中心人民医院
奚　炜　宜昌市中心人民医院
黄　静　湖北三峡职业技术学院
梅　蛟　湖北三峡职业技术学院附属医院
谭思荣　湖北三峡职业技术学院

人民卫生出版社
·北　京·

图书在版编目（CIP）数据

基层医疗卫生服务人员培训教程. 常见疾病用药指导 /
张慧莉，黄静，奚炜主编. -- 北京 ： 人民卫生出版社，
2024. 7. -- ISBN 978-7-117-36496-6

Ⅰ. R452

中国国家版本馆 CIP 数据核字第 2024PN8387 号

人卫智网	www.ipmph.com	医学教育、学术、考试、健康，购书智慧智能综合服务平台
人卫官网	www.pmph.com	人卫官方资讯发布平台

基层医疗卫生服务人员培训教程——常见疾病用药指导
Jiceng Yiliao Weisheng Fuwu Renyuan Peixun Jiaocheng
——Changjian Jibing Yongyao Zhidao

主　　编：张慧莉　黄　静　奚　炜
出版发行：人民卫生出版社（中继线 010-59780011）
地　　址：北京市朝阳区潘家园南里 19 号
邮　　编：100021
E - mail：pmph @ pmph.com
购书热线：010-59787592　010-59787584　010-65264830
印　　刷：天津市银博印刷集团有限公司
经　　销：新华书店
开　　本：787 × 1092　1/16　印张：14
字　　数：314 千字
版　　次：2024 年 7 月第 1 版
印　　次：2024 年 9 月第 1 次印刷
标准书号：ISBN 978-7-117-36496-6
定　　价：69.00 元

打击盗版举报电话：010-59787491　E-mail：WQ @ pmph.com
质量问题联系电话：010-59787234　E-mail：zhiliang @ pmph.com
数字融合服务电话：4001118166　　E-mail：zengzhi @ pmph.com

基层医疗卫生服务人员培训教程
编审委员会

序言一

党的二十大报告指出："发展壮大医疗卫生队伍，把工作重点放在农村和社区。"基层医疗卫生工作是我国医疗卫生事业的"网底"，同时也是相对薄弱区域。很早以前我们就意识到，要筑牢基层医疗卫生保障网，必须要加强基层卫生人才队伍建设，提升基层医疗卫生服务能力和水平。为此，湖北省卫生健康委员会和湖北省基层卫生协会筹划并启动了湖北省基层卫生人才能力提升培训。

为了解基层实际需求，历时半年多对省内各基层医疗机构管理人员、临床一线医务人员进行广泛调研，以基层实际需求为导向，以补短板为目标，制定切实可行的培训方案，选择基层可用的培训内容，确立科学合理的考核方式。在团队精心组织下，培训工作得以顺利进行。更让人欣慰的是，为期半年多的第一轮培训结束后，学员反响热烈，认为培训内容针对性强，解决实际工作问题，对基层工作帮助很大。我在与学员的交流中还了解到，医学教材卷帙浩繁，但多对基层工作针对性不够、指导性不强，遂萌生出根据基层医务人员实际需要编写一套系列教材的想法，将基层卫生培训规范化，以便更好地服务于基层卫生人才业务能力提升。

此想法与湖北三峡职业技术学院沈曙红院长不谋而合，遂委托该校老师开发基层医疗卫生服务人员培训教程系列教材，包括5个分册："临床常用诊疗技术"介绍体格检查、基本操作和心电图检查；"常见疾病诊疗"介绍常见慢性病、常见内外科急症、常见妇产科疾病、常见儿科疾病及脑卒中诊疗；"中医适宜技术"介绍针灸技术、推拿技术、其他技术和中医养生，涵盖范围主要是中医常用的实用技术和养生方法；"公共卫生服务技术"介绍预防医学基本理论知识和国家基本公共卫生服务技术规范；"常见疾病用药指导"介绍合理用药基础、基层常见疾病及特殊人群用药指导和实用中药饮片基础。

基层医疗卫生服务人员培训教程系列教材结合基层医疗卫生健康工作的实际需求，坚持科学、开放、先进、实用的原则。教材语言精练，表述规范，内容翔实，图文并茂。知识点由易到难、由浅入深，易于理解掌握。同时教材采用了纸数融合出版的形式，配套了数字化教学资源（视频、微课、动画等），方便读者时时、处处、反复学习。

该系列教材最独特之处在于内容实用，包含基层需要的诊疗技术、疾病诊治、公共卫生、中医技术以及用药指导五个方面，适应基层医疗卫生人才需求，贴近基层医疗卫生实际。采用独特的模块化设计，使教材内容实用化。在每项任务前均设有情景导入，引出问题，注重培养学习者独立思考、自主学习、解决问题的能力，助力于培养"小病善治、大病善识、慢病善管、重病善转"的合格基层医疗卫生服务人员。该系列教材是一套可供基层医疗卫生机构医师、药师、公共卫生服务人员、护理人员及其他卫生技术人员等使用的优质培训教材。

囿于水平、人力、时间，系列教材中会有不尽恰当的地方，欢迎广大读者、基层医务人员和专家赐教、批评。

李正一

2024年4月

序言二

20世纪70年代，我做过赤脚医生，80年代大学毕业后在原卫生部长期从事基层卫生管理工作，90年代中期在国内边远地区贫困县担任负责扶贫和卫生工作的副县长。因此，关注基层医疗卫生，既是工作的缘故，也是我内心深处的情怀所在。

工作期间，我经历了数轮医疗卫生改革，也见证了我国基层医疗卫生事业的发展历程。新中国建立之初，党和政府即对基层卫生队伍建设十分重视，并创造性地建立了与农村地区社会经济水平相适应的"半农半医"赤脚医生队伍。70多年过去了，基层卫生队伍经历了卫生员、赤脚医生、乡村医生、乡村全科助理执业医师的不同发展阶段，成为新时代我国基层医疗卫生高质量发展不可或缺的力量。

长期在农村和卫生管理部门的工作经历，使我深刻认识到基层卫生工作对于能否实现"人人健康"的目标至关重要。要筑牢基层医疗卫生保障网，必须加强基层卫生人才队伍建设，提升基层医疗卫生服务能力和水平。政府一贯重视基层卫生工作，采取了一系列政策措施予以加强，取得了积极的成效。随着国家乡村振兴战略和健康中国战略的不断推进，基层医疗卫生机构承担的任务日益繁重，对医疗卫生人才的需求也愈加迫切。然而，基层医疗卫生人才短缺的问题依然突出，相关人员的专业技能和服务能力方面仍需要持续加强。

针对这一现状，湖北省基层卫生协会和湖北三峡职业技术学院积极发挥职业教育的优势，组织编写了这套基层医疗卫生服务人员培训教程。本套教材紧密围绕基层医疗实际工作需求，注重理论与实践相结合，旨在提升基层医疗卫生人员的专业技能和服务水平，为基层医疗健康事业贡献力量。

基层医疗卫生服务人员培训教程包括"临床常用诊疗技术""常见疾病诊疗""中医适宜技术""公共卫生服务技术""常见疾病用药指导"5个分册，涉及多个领域，内容全面，实用性强。通过学习这些教材，读者可以系统掌握现代医疗知识，了解最新的医疗政策和技术动态，培养医德医风，成为既有医术又有仁爱之心的优秀基层医疗卫生人才。这套教材可作为基层医务工作人员提升自身业务水平的重要参考书籍。

衷心希望本套教材能够成为培养高素质基层医疗卫生人才的重要工具，为促进我国基层卫生事业的发展作出新的贡献。祝愿所有使用本教材的读者学有所成，成为人民健康的守护者。

2024年5月6日于北京

前　言

党的二十大报告提出，"促进优质医疗资源扩容和区域均衡布局""提高基层防病治病和健康管理能力""发展壮大医疗卫生队伍，把工作重点放在农村和社区"。在这个背景下，编写团队结合基层医疗卫生健康工作的实际需求，按照科学、开放、先进、实用的原则，充分考虑大卫生大健康事业迅猛发展的趋势，在思想上、技术上适度超前，使教材适应医疗卫生健康行业及企业发展的需要；采用开放式体系结构，结合多种医疗卫生健康行业及企业现行标准；采用模块化设计，使教材内容实用性强，特别是实践方法实用，易于掌握，能充分运用。

本书主要包括三个项目，项目一介绍合理用药基础，共两个模块六项任务，包括药品基础，药物的常见剂型及临床应用，药品采购、储存与养护，药品相关法律法规，药物选择的基本原则，用药指导及用药安全教育。项目二介绍常见疾病及特殊人群用药指导，共八个模块二十项任务，重点阐述呼吸系统、消化系统、心血管系统、泌尿系统、内分泌系统、骨关节的常见疾病用药，老年人、小儿、妊娠期及哺乳期妇女的用药特点和安全指导。项目三介绍实用中药饮片基础，共两个模块七项任务，包括中药饮片的质量管理与鉴别方法，常见中药饮片的鉴别。本书内容建设上采用基层工作中常见场景作为任务导入，知识点由浅入深、循序渐进。有效帮助基层卫生人员掌握常见疾病和特殊人群的用药指导，熟悉药品相关法律法规、选药原则、药品采购储存养护方法、常见中药饮片等，帮助基层卫生人员提高使用药物时的安全性、有效性、经济性和合理性，提升规范用药的能力。

本教材可供基层医疗卫生机构在岗人员培训、基层医疗人才能力提升培训、全科医生转岗培训、全科医生师资培训、1+X药品购销员培训等使用，也适用于不同层次的医师、药师、护师及其他卫生技术人员阅读参考。

教材编委均为长期从事全科医学工作的临床医师或临床药师，其中也有基层卫生工作者。编委基于全面性与实用性原则，期望为读者提供一本适应基层医疗卫生人才需求、贴近基层医疗卫生实际的合理用药与管理方面的实用型教材。

教材在编写过程中得到全体编委以及宜昌市中心人民医院、国药葛洲坝中心医院和湖北三峡职业技术学院附属医院的相关领导与同事的大力支持和帮助，在此一并致以崇高的敬意和诚挚的感谢！

编写团队在紧张繁忙的医疗和教学工作之余，利用有限时间完成编写工作，难免疏漏，真诚地欢迎各位读者批评指正！

张慧莉　黄　静　奚　炜

2024 年 3 月

目 录

教学微课

项目一
合理用药基础

- 模块一　基层药事管理
- 模块二　药物选择与安全教育

模块一　基层药事管理

药品基础

任务目标

1. 掌握药品的概念及药品特殊性、质量特性、处方药与非处方药、药品不良反应分类。

2. 能对假药、劣药、药品与非药品进行辨别，能正确进行处方药的分类管理，能正确判断和处理药品不良反应。

3. 了解《国家基本药物目录》《国家基本医疗保险、工伤保险和生育保险药品目录》的相关政策。

任务导入

患者李先生通过朋友购得一盒感冒药，但服用该药物后感觉有副作用，同时还发现该药品价格也比医院贵，随即到村卫生室找到张医生咨询。

要求：请解答患者的疑惑。

相关理论知识

药品属于特殊的商品，是保障百姓健康的基本底线，因此，掌握药品的相关基本知识及相关管理要求具有十分重要的意义。

（一）药品的概念

《中华人民共和国药品管理法》规定，药品是指用于预防、治疗、诊断人的疾病，有目的地调节人的生理机能并规定有适应症或者功能主治、用法和用量的物质，包括中药、化学药和生物制品等。

（二）药品的特殊性

药品作为商品，具有一般商品的特征，但同时药品还具有专属性、两重性、质量的重要性、时限性等特殊的性质。药品的特殊性决定了药品在质量的判别上只有合格品与不合格品之分，没有优等品、一等品等之分。依据药品有关法律的规定，只有质量合格的药品才会被允许生产、流通和使用。药品主要有以下四个特殊性。

1. **专属性**　药品的专属性表现在对症治疗，患者患什么病用什么药，不能像一般商品，彼此之间可以相互替代。

2．**两重性**　药品的两重性是指药品在防治疾病的同时，也会发生不良反应，如：副作用、毒性反应、继发性反应、后遗效应、特异性反应、变态反应、三致反应等。

因此药品管理有方，使用得当，可以治病；反之，则可致病，甚至致命。药品使用强调安全有效，安全是前提，有效是期望。因此对药品的宣传应实事求是，科学严谨，不能言过其实，要指出使用时可能出现的副作用和不良反应，用药过量会发生危险，所以为了安全，药品必须规定其安全剂量。

3．**质量的重要性**　药品直接关系到人民的身体健康甚至生命存亡，是治病救人的特殊商品，因此，其质量不得有半点马虎，只有符合法定质量标准的药品才能保证疗效。为此，国家制定了严格的药事管理法律法规，对药品的研发、生产、检验、流通、使用、监督管理等实行严格的监督管理，并制定和颁布了国家药品标准，规定了严格的检验制度。

依据《中华人民共和国药品管理法》规定，所有不合格药品不得出厂、不准销售、不准使用。

4．**时限性**　人们只有防治疾病或诊断疾病时才需要用药，但药品生产、经营企业平时就应有适当储备。只能药等病，不能病等药。药品均有有效期，一旦过了有效期，即报废销毁。国家对药品实行储备制度，如有些药品用量少，有效期短，宁可到期报废，也要有所储备。有些药品即使无利可图，也必须保证生产和供应。

（三）药品的质量特性

药品的质量特性是指药品满足预防、治疗、诊断人的疾病，有目的地调节人的生理机能的要求有关的固有特性。药品的质量特性表现为有效性、安全性、稳定性和均一性4个方面。

1．**有效性**　指在规定的适应证、用法和用量的条件下，能满足预防、治疗、诊断人的疾病，有目的地调节人的生理机能的要求。疗效确切、适应证确定，是药品质量根本的要求，也是药品的基本特征。

2．**安全性**　指按规定的适应证和用法用量使用药品后，人体产生毒副作用的程度。大多数药品均有不同程度的毒副作用，因此，只有在衡量有效性大于毒副作用或可解除、缓解毒副作用的情况下才可使用某种药品。

3．**稳定性**　指在规定的条件下，药品能够保持其有效性和安全性的能力。规定的条件是指在规定的有效期内，以及生产、贮存、运输和使用中达到标准规定的条件。

4．**均一性**　指药物制剂的每个单元产品（如一片、一粒）都必须符合有效性、安全性的规定，主要表现为物理分布方面的特性，是制药过程中形成的固有特性。因人们的用药剂量一般与药品的单位产品有密切关系，若含量不均一，则可能造成服药剂量偏大或偏小，甚至是危害人们生命安全。

（四）药品与假药、劣药辨识

1. 假药、劣药的定义 《中华人民共和国药品管理法》第十章：

第九十八条　禁止生产（包括配制，下同）、销售、使用假药、劣药。

有下列情形之一的，为假药：药品所含成分与国家药品标准规定的成分不符；以非药品冒充药品或者以他种药品冒充此种药品；变质的药品；药品所标明的适应证或者功能主治超出规定范围。

有下列情形之一的，为劣药：药品成分的含量不符合国家药品标准；被污染的药品；未标明或者更改有效期的药品；未注明或者更改产品批号的药品；超过有效期的药品；擅自添加防腐剂、辅料的药品；其他不符合药品标准的药品。

禁止未取得药品批准证明文件生产、进口药品；禁止使用未按照规定审评、审批的原料药、包装材料和容器生产药品。

2. 药品与非药品的区分　非药品冒充药品出售，非药品被消费者当成药品购买、使用是药品市场常见的乱象之一。所谓非药品，是指在法律上没有批准为药品，但在产品的标签、说明书中宣称具有功能主治、适应证或者明示暗示具有防治疾病功能，或者采用与药品名称相同或类似的产品。这些非药品虽然外观、宣传与药品类似，但是却不是药品，不能当成药品使用。非药品的范围比较广，如医疗器械、食品、保健食品、化妆品、消毒品等。正确区分药品，可以从以下三个方面加以识别。

（1）看标签、说明书：药品的标签、说明书上标明的所有事项（性状、成分、功能主治等），是按照国家药品标准的规定且须经国家药品监管部门批准后才能进行标注。而保健食品、医疗器械、化妆品、食品等产品，不得在其标签或说明书中宣称具有功能主治、适应证或含有预防、治疗功能等。

（2）看药品批准文号：根据《中华人民共和国药品管理法》规定，除部分中药材和中药饮片外，药品都应有药品批准证明文件，我国对药品实行药品批准文号管理，除未实施批准文号管理的部分中药材、中药饮片外，商品上如果有合法的药品批准文号，就可以确定是药品，否则是非药品。部分批准文号格式见表1-1。

表1-1　药品与部分非药品的批准文号格式

分类	批准文号格式
药品	国药准字 H（Z、S、J）+4 位年号 +4 位顺序号 （H 化学药、Z 中药、S 生物药、J 进口药）
保健食品	国产保健食品注册号：国食健字 G+4 位年号 +4 位顺序号
	进口保健食品注册号：国食健字 J+4 位年号 +4 位顺序号
特殊医学用途配方食品	国食注字 TY+4 位年号 +4 位顺序号
婴幼儿配方乳粉	国食注字 YP+4 位年号 +4 位顺序号

续表

分类	批准文号格式
医疗器械	×（×）（食）药监械（×）字×××第×××××××号
	×1械注×2×××3×4××5××××6^①（2014年后）
	×1械备×××2××××3（2014年后第一类器械）
化妆品	国产特殊用途化妆品：国妆特字G+（年份）+4位顺序号 卫妆特字+（年份）+第（4位顺序号）号
	进口化妆品：国妆特进字J+（年份）+4位顺序号 卫妆进字+（年份）+第（4位顺序号）号 国妆备进字J+（年份）+4位顺序号 卫妆备进字+（年份）+第（4位顺序号）号

注：①×1为注册审批部门所在地的简称；×2为注册形式（"准"代表境内器械；"进"代表进口器械；"许"代表港澳台器械）；×××3为首次注册年份；×4为产品管理类别；××5为产品分类编码；××××6流水号。

（3）进行数据查询：国家药品监督管理局网站提供了强大的数据查询功能，能够查询药品。所有在市场上销售的药品，都应是获得国家药品监督管理部门正式上市许可的药品，因此在该数据库药品栏查询到的，且药品名称、批准文号、生产厂家等相关信息都正确无误的，可以初步确认为合格药品。反之，在该数据库查不到的，则可能是假药。其他类，如保健食品、特殊医学用途食品、化妆品、婴幼儿配方乳粉、医疗器械等相关信息可在国家药品监督管理局网站或国家市场监督管理总局网站查询相关产品信息。

3. 合格药品和不合格药品（假药或劣药）的区分

（1）从外观进行甄别：正规药品其标签或者说明书上必须注明药品的通用名称、成分、规格、生产企业、批准文号、产品批号、生产日期、有效期、适应证或者功能主治、用法、用量、禁忌、不良反应和注意事项。如以非药品冒充药品或者以他种药品冒充此种药品的，则为假药；有效期没有标明或者更改，显示已过期，找不到生产批号或明显有涂改，则为劣药。另外可以看性状，如片剂出现花斑或裂片；胶囊出现破损；糖浆剂瓶口发霉等，以上情况是否为假、劣药品，则需要按照药品标准检验后才能确定。

（2）信息查询：同上文"药品与非药品的区分"部分的数据查询。

（3）内在质量甄别：通过肉眼，难以观察药品所含成分是否与国家标准相符的，需要由企业质量监督管理部门或药品检验部门进行分析，以判定是否为合格或不合格药品。

根据《中华人民共和国药品管理法》，对假药、劣药的处罚决定，应当依法载明药品检验机构的质量检验结论。

（五）处方药与非处方药管理

实施药品分类管理符合我国现阶段社会和经济发展的实际需要，是保障人民用药安全有效的监管措施之一，药品分类管理的核心是要加强处方药的管理，规范非处方药的管理，减少不合理用药现象的发生，切实保证人民用药的安全。

1．处方药与非处方药定义

（1）处方药：处方药是必须凭执业医师或执业助理医师处方才可调配、购买和使用的药品（简写为 Rx）。

（2）非处方药：非处方药是指不需要凭执业医师或执业助理医师处方即可自行判断、购买和使用的药品。在国外又称之为"可在柜台上买到的药物（over the counter）"简称 OTC，此已成为全球通用的俗称。

2．分类管理依据　《处方药与非处方药分类管理办法（试行）》规定，根据药品品种、规格、适应证、剂量及给药途径不同，对药品分别按处方药与非处方药进行管理。《中华人民共和国药品管理法实施条例》规定，国家根据非处方药品的安全性，将非处方药分为甲类非处方药和乙类非处方药。乙类非处方药安全性高于甲类非处方药。

3．处方药与非处方药区别　见表 1-2。

表 1-2　处方药与非处方药区别

区别	处方药	非处方药
购买凭证	须凭处方才能购买、调配和使用	消费者可自行判断、购买和使用
警示语	凭医师处方销售、购买和使用	请仔细阅读药品说明书并按药品说明使用或在药师指导下购买和使用
标识	无	红色底 OTC 标志（甲类 OTC） 绿色底 OTC 标志（乙类 OTC）
广告	只能在国务院卫生行政部门和国务院药品监督管理部门共同指定的医学、药学专业刊物上进行广告宣传	经审批可在大众传播媒介进行广告宣传

（六）国家基本药物目录与医保目录

1．国家基本药物目录　2019 年修订的《中华人民共和国药品管理法》将基本药物制度上升至法律层面，其第九十三条明确规定，国家实行基本药物制度，遴选适当数量的基本药物品种，加强组织生产和储备，提高基本药物的供给能力，满足疾病防治基本用药需求。国家基本药物制度是为维护人民群众健康、保障公共基本用药权益而确立的一项重大国家医药卫生政策，与公共卫生、医疗服务、医疗保障体系相衔接，是国家药物政策的核心和药品供应保障体系的基础。

国家基本药物工作委员会对基本药物目录定期评估，动态调整，调整周期原则上不超过 3 年。从 2009 年至今，我国先后公布了 2009 年、2012 年、2018 年三版《国家基本药物目录》。2018 年版国家基本药物目录的药品分为化学药品和生物制品、中成药、中药饮片三个部分，其中化学药品和生物制品 417 个品种，中成药 268 个品种，共计 685 个品种，中药饮片不列具体品种。

医疗机构要按照国家基本药物临床应用指南和基本药物处方集，加强合理用药管理，确保规范使用基本药物。政府举办的基层医疗卫生机构全部配备和使用国家基本药物。提升医疗机构基本药物使用占比，逐步实现政府办基层医疗卫生机构、二级公立医院、三级公立医院基本药物配备品种数量占比原则上分别不低于90%、80%、60%，推动各级医疗机构形成以基本药物为主导的"1+X"（"1"为国家基本药物目录，"X"为非基本药物，由各地根据实际确定）用药模式，优化和规范用药结构。药品集中采购平台和医疗机构信息系统应对基本药物进行标注，提示医疗机构优先采购、医生优先使用。

2. 基本医疗保险药品目录　基本医疗保障制度是指当人们生病或受到伤害后，为了确保其获得必要的医疗服务，而由国家或社会给予物质帮助以保障或恢复其健康的费用保障制度。我国通过城镇职工基本医疗保险和城乡居民基本医疗保险制度，实现城乡全体居民的广泛覆盖，确保医疗服务的公平性与普惠性，保障人民群众基本医疗需求。

2024年1月17日，国家医保局与人力资源和社会保障部发布了《国家基本医疗保险、工伤保险和生育保险药品目录（2023年）》（简称《2023年药品目录》），以进一步提高参保人员的用药保障水平。符合《2023年药品目录》的药品费用，按照国家规定由基本医疗保险基金支付。

《2023年药品目录》由凡例、西药、中成药、协议期内谈判药品（含竞价药品）、中药饮片五部分组成。其中西药部分1 335个，中成药部分1 323个（含民族药93个），协议期内谈判药品部分430个（含西药363个、中成药67个），共计3 088个。另外，还有基金可以支付的中药饮片892种。《2023年药品目录》中的西药和中成药分为"甲类药品"和"乙类药品"。"甲类药品"是临床治疗必需、使用广泛、疗效确切、同类药品中价格或治疗费用较低的药品。"乙类药品"是可供临床治疗选择使用，疗效确切、同类药品中比"甲类药品"价格或治疗费用略高的药品。

在满足临床需要的前提下，医保定点医疗机构应当严格执行医保协议、合理诊疗、合理收费，优先配备和使用《2023年药品目录》内药品，控制患者的自费比例，提高医疗保障基金使用效率。国家逐步建立《2023年药品目录》与定点医疗机构药品配备联动机制，定点医疗机构根据《2023年药品目录》调整结果及时对本医疗机构用药目录进行调整和优化。

（七）药品不良反应

我国较早地开展了药品不良反应监测工作。1986年起，卫生部开始了药品不良反应监测试点工作。2019年修订的《中华人民共和国药品管理法》建立了药物警戒制度，规定"国家建立药物警戒制度，对药品不良反应及其他与用药有关的有害反应进行监测、识别、评估和控制"，拓展了药品不良反应监测和报告制度，进一步完善药品不良反应监测制度。为规范药品全生命周期药物警戒活动，国家药品监督管理局组织制定了《药物警戒质量管理规范》，自2021年12月1日起正式实施。

1. 药品不良反应相关概念　药品不良反应（adverse drug reaction，ADR）是指合格药品在正常用法用量下出现的与用药目的无关的有害反应。俗称的"副作用"就是药品不良反应的一种。药品不良反应除副作用外，还包括药品的毒性作用、后遗效应、变态反应等。

严重药品不良反应，是指因使用药品引起以下损害情形之一的反应：导致死亡；危及生命；致癌、致畸、致突变；导致显著的或永久的人体伤残或者器官功能的损伤；导致住院或者住院时间延长；导致其他重要医学事件（如不进行治疗可能出现上述所列情况的事件）。

新的药品不良反应，是指说明书中未载明的不良反应。说明书中已有，但不良反应发生率、性质、程度、后果与说明书描述不一致或更严重的，按新的药品不良反应处理。

药品群体事件，是指同一药品在使用过程中，在相对集中的时间、区域内，对一定数量人群的身体健康或者生命安全造成损害或者威胁，需要予以紧急处置的事件。

2．药品不良反应的分类　根据药品不良反应与药理作用的关系可将药品不良反应分为 A 型反应、B 型反应、C 型反应三类。

（1）A 型反应是由药物的药理作用增强所致，其特点是可预测，常与剂量有关，停药或减量后症状很快减轻或消失，发生率高，但死亡率低。

（2）B 型反应是与正常药理作用完全无关的一种异常反应，一般难以预测，常规毒理学筛选难以发现，发生率低，但死亡率高。如特异性遗传素质反应。

（3）C 型反应是指 A 型和 B 型反应之外的异常反应。药品不良反应发生的药理学机制尚不清楚，一般在长期服药后出现，潜伏期较长，没有明确的时间关系，难以预测。

3．药品不良反应关联性评价　药品不良反应关联性评价是不良反应监测工作的重要内容，指如何评定不良反应是药品引起的，而非疾病变化、药物使用不当等其他因素引起的。主要依据以下五个标准（表 1-3）。

表 1-3　药物不良反应因果关系判别标准

判别标准	肯定	很可能	可能	可疑	不可能
合理的时间顺序	是	是	是	是	否
是否符合已知的药品不良反应类型	是	是	是	否	否
停药或减量后是否有所改善	是	是	难以判定	难以判定	否
再次给药是否重复出现	是	情况不明	情况不明	情况不明	否
反应有另外解释	否	否	难以判定	难以判定	是

（1）用药与不良反应的出现有无合理的时间关系。

（2）反应是否符合该药已知的不良反应类型。

（3）停药或减量后，反应是否消失或减轻。

（4）再次使用可疑药品后是否再次出现同样反应。

（5）反应是否可用并用药的作用、患者病情的进展、其他治疗的影响来解释。

4．药品不良反应的报告　国家药品监督管理部门主管全国药品不良反应报告和监测工作，地方各级药品监督管理部门主管本行政区域内的药品不良反应报告和监测工作。各级卫生行政部门负责本行政区域内医疗机构与实施药品不良反应报告制度有关的管理工作。

药品上市许可持有人、药品生产企业、药品经营企业和医疗机构应当经常考察本单位所生产、经营、使用的药品质量、疗效和不良反应。发现疑似不良反应的，应当及时向药品监督管理部门和卫生健康主管部门报告。

药品上市许可持有人是药品安全责任的主体。药品上市许可持有人应当开展药品上市后不良反应监测，主动收集、跟踪分析疑似药品不良反应信息，对已识别风险的药品及时采取风险控制措施。

医疗机构和个人可通过国家药品不良反应监测系统报告不良反应，也可向持有人直接报告。药品经营企业直接向持有人报告。国家药品不良反应监测系统将及时向持有人反馈收集到的药品不良反应信息，持有人应当对反馈的药品不良反应信息进行分析评价，并按个例不良反应的报告范围和时限上报。

我国药物不良反应报告原则为"可疑即报"，报告者不需要待有关药品与不良反应的关系肯定后才作呈报。

任务分析

本次任务要求为对患者在外购买的药品进行药品辨识，分析患者自述的"副作用"是否为该药品引起，同时对患者进行药品安全教育及医疗保险知识普及，分析如下。

（一）药品辨识

药品批准文号：通过查看批准文号确定是否属于药品。

药品标签等信息：是否具备药品标签所必须具备的基本信息如通用名、成分、规格、生产企业、批准文号、产品批号、生产日期、有效期等。

国家药品监督管理局系统查询：查询该药品信息与国家药品监督管理局系统信息是否一致。

质量基本判断：查看药品的质量。

（二）判断药品不良反应

药品不良反应：指导患者正确认识药品不良反应。

判定药品不良反应：根据患者描述对照药品说明书对该不良反应进行初步判断。

（三）药品安全教育及医疗保险知识科普

药品安全教育：告知患者药品的特殊性，需要通过正规途径购买药品，并具备基本的药品辨识能力。

医疗保险知识普及：对于药品价格差异的问题，可能与医疗保险有关，介绍国家的医疗保险相关政策。

任务实施与评分标准

任务实施与评分标准见表 1-4。

表1-4　药品基础评价表

考核项目	内容要点	分值	得分
理论知识（20分）	药品特殊性、质量特性、假药与劣药定义（5分）	5	
	处方药与非处方药区别（5分）	5	
	国家基本药物目录、医疗保险目录（5分）	5	
	药品不良反应定义及分类（5分）	5	
基础技能（65分）	药品辨识： 药品基本信息判断（10分） 药品信息查询（10分） 药品基本质量判断（10分）	30	
	药品不良反应判定（15分）	15	
	药品安全教育（10分）	10	
	医疗保险知识科普（10分）	10	
综合评价（15分）	仪表整洁，态度和蔼，言语恰当（5分）	5	
	药品辨别及不良反应判定熟练（5分）	5	
	逻辑清晰，具有药品安全意识（5分）	5	
合计		100	

（谭思荣）

任务二

药物的常见剂型及临床应用

任务目标

1. 掌握药品剂型分类及药品剂型的重要性。
2. 能分辨各类剂型，能指导患者正确服用常见剂型。

任务导入

社区组织了一场用药讲座，讲座后，居民对于各种药品如何服用提出了较多问题，作为一名医疗工作者，请你向居民进行正确合理的解答。

要求：请指导居民认识不同的剂型以及正确服用不同剂型的药品。

相关理论知识

药物剂型是为适应疾病的预防、诊断或治疗需要而制备的不同给药形式，是药物临床使用的最终形式，如片剂、颗粒剂、胶囊剂、注射剂等。一种药物可以制备多种剂型，虽然药物的药理作用相同，但不同的给药途径可能产生不同的治疗效果，因此，需要根据临床需要选择合适的剂型，同时也要注意不同剂型的服用方式。

（一）药物剂型分类

目前，医疗机构使用的常见剂型有 40 余种，其分类方法较多，本书主要以给药途径分类进行介绍。

1．**经胃肠道给药剂型**　药物主要经口服后进入胃肠道，在胃肠道起局部作用，或经胃肠道吸收后而发挥全身作用。此类剂型是最为常见的剂型，如散剂、片剂、胶囊剂、颗粒剂、溶液剂、混悬剂等。此类剂型给药方法较为简单、安全，但部分药物存在肝脏首过效应，容易受胃肠道中酸、酶等影响的药物一般不制备成此类剂型。另外，经口腔黏膜吸收的剂型不属于胃肠道给药剂型。

2．**非经胃肠道给药剂型**　除经口服给药途径以外的所有其他剂型，可在给药部位起局部作用或被吸收后发挥全身作用。

（1）注射给药剂型：静脉注射、肌内注射、皮下注射、皮内注射及腔内注射等多种注射途径剂型。

（2）呼吸道给药剂型：喷雾剂、气雾剂、粉雾剂等。

（3）皮肤给药剂型：外用溶液剂、洗剂、软膏剂、擦剂、硬膏剂、贴剂等。

（4）腔道给药剂型：栓剂、气雾剂、泡腾片、滴剂、滴丸剂等，可用于直肠、阴道、尿道、鼻腔、耳道等给药。

（5）黏膜给药剂型：滴眼剂、滴鼻剂、眼用软膏剂、含漱剂、舌下片、口腔贴片等，可供口腔、眼、鼻等器官黏膜给药。

（二）药物剂型的重要性

药物剂型的重要性不但体现在提供便于临床使用的形式，还与药效发挥有着密切的关系，剂型的重要性主要表现在以下五个方面。

1．**剂型可以改变药物的作用速率**　注射剂、吸入气雾剂、舌下片等可使药物直接进入血液或病灶部位，起效快，常用于急救或应急处理；口服液体制剂起效时间快于口服固体制剂；缓控释制剂、皮下制剂等可使药物缓慢释放，属于长效制剂。临床可根据需要选择合适的剂型。

2．**剂型可以影响药物治疗效果**　如难溶性药物制成普通片剂，其药物溶出度低，导致血药浓度不能达到有效治疗浓度，从而影响疗效；若将难溶性药物制成分散片或混悬液，药物的溶出度提高，从而可提高血药浓度，改善治疗效果。

3．**剂型可改变药物的作用性质**　大多数药物改变剂型后不影响药物的作用性质，但有些药物剂型改变后会改变其作用性质。如口服 5% 硫酸镁具有导泻功能，硫酸镁静脉注射具有镇静、抗痉挛作用，硫酸镁溶液外敷可以减轻肢体外伤后的肿胀。

4．**剂型可以降低药物的毒副作用**　氨茶碱是治疗哮喘的常见药物，但有引起心率加快的不良反应，若制成栓剂或缓释制剂则可延缓药物释放，降低血药浓度波动，从而减轻或消除这种不良反应。控释制剂能保持血药浓度平稳，减少血药浓度的峰谷现象，从而降低药物的毒副作用。

5．剂型可以产生靶向治疗的作用　如静脉注射脂质体、微球、微囊等新型微粒剂型，进入血液循环系统后，可被网状内皮系统的巨噬细胞所吞噬，使药物浓集于肝、脾等器官，从而起到肝、脾的被动靶向作用。

（三）不同剂型的正确使用

日常使用的剂型较多，不合理或者不正确地使用药物剂型可能影响药物的吸收，甚至是产生严重的事故，如"泡腾片直接口服""缓释或控释制剂掰开服用"等。因此，药物剂型的正确使用方法是促进合理用药的重要方面。

1．滴丸剂　滴丸剂多用于病情急重者，如冠状动脉粥样硬化性心脏病、心绞痛、急性支气管炎等。服用滴丸时，应仔细阅读药物的服用方法，剂量不能过大；宜以少量温开水送服，有些可直接含于舌下；滴丸在保存中不宜受热。

2．泡腾片　供口服的泡腾片一般宜用 100～150ml 凉开水或温开水浸泡，可迅速崩解和释放药物，应待气泡（二氧化碳）消失或完全溶解后再饮用；严禁直接服用或口含；不应让幼儿自行服用；药液中有不溶物、沉淀、絮状物时不宜服用。

3．缓控释制剂　服用缓控释片或胶囊时，需要注意：服药前一定要看说明书或请示医师，确认该药物是否为缓释或控释剂型；严格遵医嘱服药，用药剂量及次数不宜过多或过少，服药时间宜固定；除另有规定外，大多数缓释或控释制剂应整片或整丸吞服，严禁嚼碎或击碎分次服用，掰开或嚼碎后失去了缓控释功能，使药物在短时间内大量释放，血药浓度大大增高，可能引起毒性反应。

4．栓剂　栓剂基质的硬度易受温度的影响而改变，若栓剂松软，应在使用前将其置入冰水或冰箱中 10～20min，待其基质变硬后使用。

阴道栓：剥去栓剂外封物后，用清水或水溶性润滑剂涂在栓剂的尖端；患者仰卧床上，将栓剂尖端部向阴道口塞入，置入栓剂后患者应合拢双腿，保持仰卧姿势约 20min；在给药后 1～2h 内尽量不排尿，以免影响疗效；应于睡前给药，月经期停用，有过敏史者慎用。

直肠栓：剥去外封物后，可蘸取少量液状石蜡、植物油、凡士林或润滑油；患者取侧卧位，塞入时放松肛门，把栓剂的尖端插入肛门，深度距肛门口距离，成人约 3cm，幼儿约 2cm，合拢双腿并保持侧卧姿势 15min；用药前先排便，用药后 1～2h 内尽量不排便（刺激性泻药除外）。

5．舌下片　给药时宜迅速，含服时把药片放于舌下；含服时间一般控制在 5min 左右；不能用舌头在嘴中移动舌下片以加速其溶解，也不要咀嚼或吞咽药物，不得进食、嚼口香糖、饮水，不宜多说话；含服后 30min 内不宜进食饮水。

6．普通片剂　普通片剂不宜直接干吞，因为药片容易附着在食管，导致局部药物浓度过高造成食管损伤，大部分片剂不宜咀嚼或掰开服用，应整片用适量温水送服；服药时采用立位或坐姿，卧床患者应尽量采用半卧位，先将药片放入口中，喝一口水，稍将头上仰并做吞咽动作，药片即随水经食管而顺利进入胃内。

7. **咀嚼片** 咀嚼片一般会在药品名或说明书中注明"咀嚼片"；在口腔内咀嚼时间宜充分，如氢氧化铝咀嚼片、酵母片等；咀嚼后可用少量温开水送服；用于中和胃酸时，宜在餐后 1～2h 服用。

8. **胶囊剂** 胶囊剂一般需整粒吞服，胶囊的外壳主要成分是明胶，在冷水中会慢慢吸水变软，在热水中会迅速融化，服用时不可使用过热的水；胶囊剂的比重比水小，在水中会上浮，吞下药物后，不要马上躺下，应间隔片刻后再喝水，以保证药物被送达胃部。

9. **软膏剂、乳膏剂** 涂敷前将皮肤清洗干净；对有破损、溃烂、渗出的部位一般不要涂敷；涂布部位有烧灼、瘙痒、发红、肿胀等反应时，应立即停药，并将局部药物洗净；部分药物，如尿素，涂敷后采用封包（用塑料膜、胶布包裹皮肤）；涂敷后轻轻按摩可提高药物吸收。

10. **滴眼剂** 清洁双手，头后仰，眼向上望，用食指轻轻将下眼睑拉开成一钩袋状；将药物从眼角侧滴入眼袋内，1～2 滴 / 次，滴药时应距眼睑 2～3cm，勿使滴管口触及眼睑或睫毛，避免污染。滴后轻轻闭眼 1～2min，用手指轻轻按压眼内眦。

若同时使用 2 种眼药水，应间隔 10min。一般先滴左眼、后滴右眼，以免用错药，但如左眼病变较轻，应先左后右，以防交叉感染。滴眼剂不宜多次打开使用，启封后的滴眼剂 1 个月后不得使用（染菌风险较高）。白天宜用滴眼剂滴眼，临睡前应用眼膏剂涂敷。

11. **眼膏剂** 清洁双手，头后仰，眼向上望，用食指轻轻将下眼睑拉开成一钩袋状；将 1cm 长的眼膏挤入下眼袋内，轻轻按摩 2～3min；眨眼数次，使眼膏剂尽可能分布均匀，然后闭眼休息 2min；启封后的眼膏剂 1 个月后不得使用（染菌风险较高）。

12. **透皮贴剂** 用前将所要贴敷部位的皮肤清洗干净，并稍稍晾干；取出贴片，揭去薄膜，但不要触及含药部位；贴于无毛发或是刮净毛发的皮肤上，皮肤有破损、溃烂、渗出、红肿的部位不要贴敷；在更换贴剂时，应在另一部位使用新的贴剂，至少几天后才可在相同的部位上重复使用。

13. **吸入粉雾剂** 吸入粉雾剂是指将微粉化药物或与载体以胶囊、泡囊或多剂量贮存形式，采用特制的干粉吸入装置，由患者主动吸入雾化药物至肺部的制剂。由于其采用了特殊的吸入装置，因此使用方式与其他制剂有较大区别。

都保类粉雾剂使用方法：旋松保护瓶盖并拔出，充分振摇，使其混匀；握住瓶身，使旋柄在下方，垂直竖立，将底座旋柄朝某一方向尽量旋转到底，然后再转回到原来位置，当听到"咔哒"一声响起时，表明 1 次标准剂量的药粉已经装好；轻轻地呼气直到不再有空气可以从肺内呼出，请勿对喷嘴呼气；将喷嘴放在齿间，用双唇包住吸嘴，用力深呼吸；缓慢呼气，最后用温水漱口，保持口腔清洁。

任务分析

本次任务要求为掌握不同剂型的特点，指导居民正确服用不同剂型的药品，分析如下。

（一）剂型分类

药品剂型的分类：能正确对药品剂型进行分类和辨识，不同剂型给药方式不同。

理解剂型的重要性：正确认识不同剂型的重要性和剂型的特点，不同剂型，药物的作用时间和方式不同，将严重影响药品的治疗效果。

（二）指导居民正确服用不同剂型

指导居民正确服用不同剂型：滴丸、泡腾剂、片剂、胶囊剂、缓释或控释制剂、栓剂、软膏剂、眼用制剂等。

交代用药注意事项：服药的体位、用水量、温度等。

任务实施与评分标准

任务实施与评分标准见表1-5。

表1-5　药品剂型及使用评价表

考核项目	内容要点	评分标准	
理论知识（20分）	药品剂型分类（5分）	5	
	剂型的重要性（5分）	5	
	不同剂型的给药方式及注意事项（10分）	10	
基本技能（60分）	正确识别各剂型（20分）	20	
	正确指导各剂型的服用方式（20分）	20	
	正确交代各剂型服用注意事项（20分）	20	
综合素质（20分）	仪表整洁，态度和蔼，言语恰当（5分）	5	
	指导过程熟练规范（10分）	10	
	逻辑清晰，体现以患者为中心（5分）	5	
合计		100	

（谭思荣）

--- 任务三 ---

药品采购、储存与养护

任务目标

1. 能正确认识药品采购、验收、储存、养护中各项要点，保障药品供应及药品安全。
2. 能按照法规要求进行药品采购、验收、储存与养护。

任务导入

作为基层医药机构药品管理人员，现需要采购一批药品，如何规范做好采购、验收、储存与养护各环节？

要求：按规范进行药品采购、验收、储存、养护，保证药品质量安全。

相关理论知识

（一）药品采购要点

1. 药品采购管理　基层医疗机构药事管理与药物治疗委员会负责审议和制订本单位有关药品采购供应管理制度、工作流程、药品处方集和药品供应目录等。

医疗机构按照所在地区主管部门要求和相关规定，确定药品采购的渠道和采购方式、药品生产企业及供货商等，按要求签署采购合同、质量保证协议等。

基层医疗机构应明确规定，本单位临床使用的药品应由药学部门统一采购供应，药学部门必须指定药学专业技术人员承担药品采购工作，对于无药学部门的基层医疗卫生机构需在上级主管部门的指导下进行药品采购工作，采购人员严格遵守主管部门及单位有关药品采购供应管理制度与工作流程，按照本单位审批的药品采购目录和固定的供药渠道，规范实施采购，保证临床用药的及时性。

基层医疗机构应建立药品采购和使用动态监测工作模式：定期检查药品采购供应制度的执行情况；定期评估药品采购、使用、储备情况；定期按要求监测抗菌药物、基本药物、中药注射剂用量等。

2. 供货单位资料审核

（1）医疗机构购进药品，应向供货单位索取以下有效材料，并建立档案保存：

1）加盖供货单位原印章的《药品生产许可证》或者《药品经营许可证》复印件。

2）加盖供货单位原印章的《营业执照》复印件。

3）加盖供货单位原印章的《药品生产质量管理规范》或者《药品经营质量管理规范》认证证书复印件。

4）直接从药品生产企业购进药品的，还应当索取加盖生产企业原印章的药品批准证明文件复印件，未按批准文号管理的中药饮片除外。

5）企业法定代表人签字或者盖章的授权委托书，授权委托书应载明授权销售的品种、地域、期限、销售人员的身份证号码。

6）销售人员的身份证复印件。

7）签订有明确质量条款的质量保证协议或合同。

8）采购生物制品还应当索取加盖药品生产企业或者药品经营企业原印章的《生物制品批签发合格证》复印件。

9）采购进口药品的，还应当索取加盖供货单位质量检验机构原印章的《进口药品注册证》《进口药品检验报告书》复印件。

10）药品监督管理部门要求的其他材料。

（2）医疗机构应对首次供货单位进行生产、经营资格和质量保障能力的审核。首次从药品生产企业购进药品的，审核内容应包含药品批准文号和质量标准的有效性，药品的包装、标签、说明书等内容和形式的合规性。首次从药品经营企业购进药品的，审核内容应包含药品储运过程质量保障水平和药品配送能力。审核无误后，经过单位药事管理委员会审核批准后方可执行采购。医疗机构应当对销售人员的身份证原件、法人授权委托书进行核对。

3. 票据、记录　医疗机构购进药品时应当索取、留存供货单位的合法票据，并应当建立药品采购记录，做到票、账、货相符。合法票据至少应包括税票和随货清单，随货清单上必须标明供货单位名称、药品通用名称、批准文号、规格、生产厂商、产品批号、数量、价格、中标序号等内容。票据保存期不得少于 3 年。采购记录应当包含药品的通用名称、剂型、规格、生产厂商、供货单位、数量、价格、购货日期等内容。

4. 采购计划　采购计划应结合临床需求变化和库存周转情况合理制订，既要保证目录内药品有适宜的储备，又要降低药品周转成本，提高周转率。基层医疗机构在控制经营成本的同时，应优先采购《国家基本药物目录》《国家基本医疗保险、工伤保险和生育保险药品目录》内药品。

对临床急需药品应按照本单位规定程序及时采购，并做好记录，定期进行评估，做好预案，储备适当常用应急药品，并备存可提供应急采购供货的供应商及联系方式。

（二）药品验收入库要点

药学部门药库管理人员或社区站验收人员等收到药品时，都有责任按照规定程序和要求对所有购入药品进行收货、验收，验收合格后，方可入库。验收时，重点核对票、账、货三个方面是否一致。此外，还需重点验收以下内容。

1. 药品包装与说明书

（1）内包装：封口应严密、无渗漏、无破损等。

（2）外包装：应防潮、防震动。须印有体积、重量以及小心轻放、请勿倒置、防潮等储运图示标志及危险药品的包装标志。最小包装必须附有药品说明书。

（3）内标签：应当包含药品通用名称、适应证或功能主治、规格、用法用量、生产日期、产品批号、有效期、生产企业等。

（4）外标签：应当注明药品通用名称、成分、性状、适应证或功能主治、用法用量、不良反应、禁忌、注意事项、贮藏、生产日期、产品批号、有效期、批准文号、生产企业等。

2. 药品合格证明文件　验收药品应当按照药品批号查验同批号的检验报告书。供货单位为批发企业的，检验报告书应当加盖其质量管理专用章原印章。检验报告书的传递和保存可以采用电子数据形式，但应当保证其合法性和有效性。

3. 药品抽样验收检查　按照规定，对每次到货药品进行逐批抽样验收，验收人员对抽样药品的外观、包装、标签、说明书以及相关证明文件逐一进行检查、核对。

验收抽取的样品应当具有代表性。同一批号的药品应当至少检查一个最小包装，但生产企业有特殊质量控制要求或打开最小包装可能影响药品质量的，可不打开最小包装。破损、污染、渗液、封条损坏等包装异常以及零货、拼箱的，应当开箱检查至最小包装。外包装及封签完整的原料药、实施批签发管理的生物制品，可不开箱检查至最小包装。

4. 产品质量检查（外观检查） 大多数药品的质量变化可在外观性状上反映出来，因此对药品外观性状检查是药品入库验收的重要内容（表1-6）。

表1-6 常见剂型药品外观质量检查要点

剂型	检查要点
片剂	应完整光洁、边缘整齐、片形一致、色泽均匀、字迹清晰、无杂斑、无异物
胶囊剂	外观整洁，不得有黏结、变形、漏粉（液）或囊壳破裂等现象，不得有异臭
颗粒剂	应干燥、颗粒均匀、色泽一致、无吸潮、软化、结块、潮解等现象
注射剂	药液澄明度好，色泽均匀，无变色、浑浊、沉淀、霉变
口服液	无爆瓶、外凸、漏液、霉变现象，药液颜色正常，药液气味、黏度符合该药品的基本物理性状
合剂、糖浆剂	无结晶、浑浊、沉淀、破漏、异物、霉变、异臭、酸败等
栓剂	包装是否严密，外形大小应一致。无变形、膨胀、软化、霉变、异臭等现象
散剂	无吸潮结块、发黏、生霉、变色等
丸剂	无虫蛀、霉变、黏结、色斑、裂缝等
冻干制品	应为白色疏松粉末（无菌冻干粉）或疏松块状物，无融化现象

（1）检查方法：通过视觉、触觉、听觉、嗅觉，采用比较法，对药品剂型、颜色、味道、气味等情况进行重点检查。

（2）判断依据：根据药品质量标准、药剂学、药物分析及药品说明书的相关知识对药品外在质量进行判断，而药品的内在质量需要药品检验机构依据药品质量标准检验后确定。

5. 特殊药品验收

（1）冷藏、冷冻药品到货时，应当对其运输方式及运输过程的温度记录、运输时间等质量控制状况进行重点检查并记录，不符合温度要求的应当拒收。

（2）特殊管理的药品应当按照相关规定在专库或者专区内验收。

（3）麻醉药品和第一类精神药品验收：全国性批发企业和区域批发企业向医疗机构销售麻醉药品和第一类精神药品，应当将药品送至医疗机构，医疗机构不得自行提货；麻醉药品、第一类精神药品必须严格验收，双人验收，双人入库，清点至最小包装，查验药品的合格证明和其他标识，并将药品的通用名、剂型、规格、批号、有效期、生产厂商、购货数量、购入价格、购入日期、验收人等内容专册登记并录入计算机备查，专用账册的保存期限应当自药品有效期期满之日起不少于5年。

6. 药品验收记录 应当建立真实、完整的药品验收记录，包括药品的通用名称、剂型、规格、批准文号、生产日期、有效期、生产厂家、供货单位、数量、价格、购进日期、验收结果、验收合格数量等内容。验收人员应当在验收记录上签署姓名和验收日期。中药饮片验收记录应当包括品名、规格、批号、产地、生产日期、生产厂家、供货单位、到货数量、验收合格数量等内容，实施批准文号管理的中药饮片还应当记录批准文号。验收记录必须保存至超过药品有效期 1 年，但不得少于 3 年。

7. 药品入库　仓库要及时准确地完成入库业务，做到数量准确、质量完好、搬运迅速、手续简便、把关稳妥、交接认真。除做好入库前的准备工作外，应按核对凭证、大数收点、检查包装、办理交接手续、库内验收、签收等程序完成入库工作。

（三）药品储存养护要点

1. 药品储存　医疗机构应具有与诊疗规模和所使用药品相适应的药库或药房，配备有控温、防潮、避光、通风、防火、防虫、防鼠、防污染等设施设备，按照药品属性、类别、储存条件存放药品，保证药品质量。医疗机构不设置药库的，其药房应布局合理、环境整洁、无污染源，配备必要的设施设备，满足药品储存和安全的要求；采取有效的管理措施，防止药品混淆和污染；指定专门的人员，负责药品的质量管理和有效期巡查。

（1）色标管理：为了有效控制药品的贮存质量，应该对药品按照质量状态分区管理，为了防止库存药品的存放差错，必须对在库的药品实行色标管理。一般情况下，合格库区、发货库区、零货称取库区为绿色；待验库区、退货库区为黄色；不合格库区为红色。

（2）堆垛管理（药品在库的堆放要求）：按批号集中堆放；按效期远近堆放；按外包装图示指引或文字的要求堆放；保持合适的堆垛间隔距离，药品的每一堆垛与地面、墙面、顶面及堆垛之间应保持合适的距离。通常情况，与墙面、顶面的距离应大于 30cm，与地面的距离应大于 10cm，与库房内固定的养护设施及其他装置的距离应大于 30cm，堆垛之间的距离应有利于药品搬运、识别及安全。

（3）分类储存管理：药品储存区、辅助区应与办公区、生活区分开或有效隔离；药品与非药品分开存放；中药材、中药饮片、化学药品、中成药应分别储存、分类存放；处方药与非处方药分开；内用药品与外用药品分开；性能相互影响、容易串味的品种与其他品种分开；养护条件差异较大（如温湿度等）的品种分开存放；合格药品与退货药品、超过有效期药品、变质药品等不合格药品分开存放；特殊管理的药品应专库或专柜存放，包括麻醉药品、一类精神药品、毒性药品、放射性药品；易燃、易爆、强腐蚀性等危险性药品应专库存放。

（4）温湿度管理：药品应按贮藏温度、湿度要求，分别贮存于阴凉库或常温库、冷藏库内。

1）阴凉库：温度不高于 20℃。

2）常温库：温度保持在 10～30℃。

3）冷库：冷藏温度保持在 2～10℃，冷冻温度保持在 -25～-10℃。

4）相对湿度：各库房相对湿度保持在 35%～75%。

（5）有效期管理：药品有效期是指在药品在规定的贮藏条件下能够符合国家药品标准，保持质量不变而有效的期限。《中华人民共和国药品管理法》规定，超过有效期的药品为劣药。因此，医疗机构应对在库的药品有效时间进行控制管理。

　　建立有效期药品的定期报告制度及管理制度。半年预警报告及逐月定期报告。购进药品验收入库时做好药品有效期登记工作，以便查阅核对。有效期药品出库时应按批号出库，近期先出。过期药品不得出库与发放，必须按制度及程序处理，直至销毁。

　　2．药品养护　医疗机构应制订和执行药品储存、养护管理制度，配备必需的养护设备，采取必要的养护措施，保证药品质量。医疗机构应根据药品的周转情况，对储存的药品定期进行养护和检查，对储存设施设备进行维护，并建立药品养护档案。

　　（1）影响药品养护的因素：药品因自身不稳定的特性在养护时需注意养护条件：部分药品易水解、氧化；部分药品易挥发、吸湿、风化等。

　　此外，空气、温度、湿度、光线、微生物也是影响药品贮藏质量的重要因素。

　　（2）温湿度控制：库房温湿度应每天上下午各查看一次。阴凉库温度不高于20℃；常温库温度保持在10～30℃；冷库冷藏温度保持在2～10℃，冷冻温度保持在−25～−10℃；各库房相对湿度保持在35%～75%。

　　（3）遮光和避光措施：对光敏感的药物除药品的包装必须采用遮光容器或其他遮光材料包装外，药品在贮存期间尽量放置于阴暗处。对门、窗、灯具等采取相应的措施进行遮光，特别是一些大包装药品，在分发之后剩余的药品应及时遮光密闭，防止漏光，避免药物遇光氧化分解，影响质量。

　　遇光容易分解失效的药物：氨茶碱、硝普钠、米卡芬净钠、硝酸甘油、尼莫地平、氟罗沙星、依诺沙星、甲钴胺、水溶性维生素、辅酶Q10、顺铂、维生素 K_1、硫酸长春新碱、对氨基水杨酸、甲氨蝶呤、氧氟沙星、肾上腺素、异丙肾上腺素、去甲肾上腺素、多巴胺、吗啡、酚磺乙胺、两性霉素 B、维生素 C。

　　（4）防鼠防虫防霉

　　1）防鼠措施：库房入口设置挡鼠板；库内无人时，应随时关好库门、窗；堵塞一切可能进入老鼠的通道；定期灭鼠；加强药库的清洁卫生，不要随便堆放杂物，防止鼠害。

　　2）防虫措施：入库验收时要注意包装周围和四角是否有虫迹、抽样检验药材内外是否有虫；经常有目的、有重点地进行在库检查，发现虫害问题及时处理；注意控制中药的含水量，大多数中药材的含水量控制在13%以下可以预防虫害；控制好库房内的温湿度。

　　3）防霉：控制好药材的含水量（主要为中药材）；控制好库内的温湿度。

　　（5）防火：药品的包装大部分属于可燃性材料，所以防火是一项常规性的工作，在药库内应该配备消防用具和灭火器。特别是易燃易爆药品要定期检查，如酒精。

　　（6）中药饮片的储存与养护：中药饮片种类繁多、规格复杂，在贮藏和保管过程中往往易受外界因素如温湿度、光照等影响，直接或间接引起药物变质，从而影响疗效。因此，中药饮片的管理与养护是中药库的一项非常重要的工作。

　　中药饮片在受潮后容易发霉变质；含盐质多的中药材受潮后容易泛潮，如动物药类；干燥的空气易使一些中药失去原有的水分，出现碎裂、干枯，失去原来的色泽；含脂肪较多的中药饮片若贮藏不当，易出现酸败。因此，中药饮片在贮藏时很容易发生虫蛀、霉变、泛油、变色、枯朽、风化、腐烂、失味等质量问题。

针对中药材的特性，必须特别注意贮存条件和养护。一般应选择干燥通风的库房，室内温度不超过 30℃，相对湿度不超过 60%；库房内要注意避免阳光照射，有通风设施；药材堆垛时应留有间隙，不可过挤。当空气相对湿度过高时，要注意除湿，除湿的最简捷的方法是用生石灰除去空气中多余的水分。中药饮片在贮存过程中应注意经常倒垛，保证中药材的质量。

（7）需要重点养护的品种

1）易氧化的药品：维生素 E、维生素 A、维生素 D、维生素 C、叶酸等。

2）易水解的药品：硝酸甘油、阿司匹林、氯霉素、四环素、青霉素、头孢类抗生素。

3）易吸湿的药品：蛋白银、枸橼酸铁铵、胃蛋白酶、淀粉酶、青霉素等。

4）易风化的药品：硫酸钠、咖啡因、磷酸可待因等。

5）易挥发的药品：吸入性麻醉剂、乙醇、挥发油、樟脑、薄荷油、碘仿、十滴水等。

6）具升华性的药品：碘、碘仿、樟脑、薄荷油、麝香草酚等。

7）易发生冻结的药品：含有药物的水剂、以烯醇作为溶媒的制剂、鱼肝油乳、松节油乳、氢氧化镁乳剂、氢氧化铝凝胶等。

8）近效期、首营、已发现不合格的相邻批号的药品。

任务分析

本次任务要求为按药品相关法规要求规范进行药品采购、验收、储存与养护；保障药品供应和药品安全，分析如下。

（一）药品采购

药品采购工作需在药事管理与药物治疗委员会或上级主管部门相关要求下进行，确定《药品供应目录》《药品处方集》与工作流程等。由药学专业技术人员承担药品采购工作，对于无药学部门的基层医疗卫生机构需在上级主管部门指导下进行药品采购。

药品采购计划：由药事管理与药物治疗委员会根据上级主管部门相关要求，结合《国家基本药物目录》《国家处方集》《国家基本医疗保险、工伤保险和生育保险药品目录》《处方管理办法》与临床实际需求确定采购目录和计划。

供应商资质审核：固定供货渠道，规范实施采购，保证临床用药安全性。加强对供应商及销售人员资质审核，特别是首营单位与首营药品的资质审核，确保供货商、药品、销售人员合法性，同时留存相关材料。

采购记录：购进药品时及时索要供货单位的合法票据，建立药品详细采购记录，做到票、账、货相符。记录与票据保持至少 3 年。

（二）药品验收入库

1. 重点验收票、账、货是否一致。

2. 药品包装与说明书：内外包装完整性，内外标签标识完整性。

3. 药品合格证明文件：药品检验报告书、合格证。

4. 药品抽样检查：检查至最小包装。

5. 药品质量检查：根据药品各剂型的特点，进行外观检查，初步判断药品质量。

6. 特殊药品验收：冷藏、冷冻药品应重点检查运输方式及运输过程温度记录；特殊管理药品在规定专库或专区进行验收。

7. 药品验收记录：建立真实、完整的药品验收记录。记录保存超过药品有效期1年。

8. 药品入库：根据药品分类及储存要求入库。

（三）药品储存与养护

药品储存：色标管理、堆垛要求、分类要求、温湿度要求、效期管理均需参照药品经营质量管理规范进行，保障药品质量安全。

药品养护：建立养护管理制度，配备必要的养护设备及必要的养护措施（温度、湿度、光照、防虫、防鼠、防霉、防火、防盗等）。根据药品自身的特性（温度、湿度、光照等），对存储要求较高的药品重点进行养护，并做好养护记录。

任务实施与评分标准

任务实施与评分标准见表1-7。

表1-7　任务实施与评分标准

考核项目	内容要点		分值	得分
理论知识 （15分）	药品采购、验收、储存与养护的流程（5分）		5	
	药品采购、验收、储存与养护的法规要求（5分）		5	
	影响药品储存与养护的因素（5分）		5	
操作技能 （70分）	药品采购 （15分）	首营单位及首营品种资质审核（10分）	10	
		规范建立采购记录（5分）	5	
	药品验收 （35分）	票、账、货核对（10分）	10	
		药品包装、标签、合格证明文件验收（10分）	10	
		规范抽样检查（5分）	5	
		规范建立验收记录（5分）	5	
		规范进行药品入库（5分）	5	
	药品储存 （10分）	规范进行药品储存工作（10分）	10	
	药品养护 （10分）	规范进行药品养护工作（10分）	10	
综合评价 （15分）	过程熟练规范（10分）		10	
	细心细致（5分）		5	
合计			100	

（谭思荣）

任务四

药品相关法律法规

药事管理以宪法与法律为管理依据，通过政府制定相关法律，实行相关管理措施作为管理手段。药事法规是国家关于药品管理工作的法律法规、规章等规范性文件的总称，是从事药品研制、生产、经营、使用、检验、进出口和监督管理的单位、个人都必须严格遵守和认真执行的行为规范，是国家药品监督管理部门实施药品监督管理的依据，为我国药学的健康发展奠定了法律基础。

一、《中华人民共和国药品管理法》

《中华人民共和国药品管理法》是为了加强药品管理，保证药品质量，保障公众用药安全和合法权益，保护和促进公众健康而制定的法律，是与药品监督管理最为直接和密切的法律。现行药品管理法是 2019 年 8 月 26 日由中华人民共和国第十三届全国人民代表大会常务委员会第十二次会议修订通过并颁布，自 2019 年 12 月 1 日起施行。

现行的《中华人民共和国药品管理法》分为总则、药品研制和注册、药品上市许可持有人、药品生产、药品经营、医疗机构药事管理、药品上市后管理、药品价格和广告、药品储存和供应、监督管理、法律责任、附则，共 12 章，155 条。全面体现了最严谨的标准、最严格的监管、最严厉的处罚、最严肃的问责。

最新版《中华人民共和国药品管理法》主要有以下特点：

1. **鼓励创新**　引入药品上市许可持有人制度，药品上市许可持有人对药品全生命周期承担主体责任；健全审评机制，强化审评队伍的能力建设，完善与注册申请人的沟通交流机制，建立专家咨询制度，进一步优化审评流程，提高审评效率，为药物创新释放制度红利；实施优先审评审批，对临床急需的短缺药、防治重大传染病和罕见病等疾病的新药、儿童用药开设绿色通道；进一步优化临床试验，将临床试验由批准制调整为到期默示许可制，将临床试验机构由认证管理调整为备案管理，进一步提高临床试验机构的审评审批效率；建立关联审评审批。在审评审批药品时，将化学原料药、辅料、直接接触药品的包装材料和容器调整为与制剂一并审评审批，进一步加快审评审批的速度。

2. **加大惩罚力度**　提高了惩罚力度，对无证生产经营、生产销售假药等违法行为，罚款数额由货值金额的 2 ~ 5 倍提高到 15 ~ 30 倍，生产销售劣药的违法行为的罚款，也从货值金额的 1 ~ 3 倍提高到 10 ~ 20 倍；加大了资格罚力度，对假劣药违法行为责任人的资格罚由 10 年禁业提高到终身禁业，对生产销售假药被吊销许可证的企业，10 年内不受理其相应申请；落实"处罚到人"，对严重违法的企业，在对企业依法处罚的同时，对企业法定代表人、主要负责人、直接负责的主管人员和其他责任人员也予以处罚。

3. **体现民生**　以人民健康为中心，将药品管理和人民的健康紧密结合，明确规定保护和促进公众健康；保障短缺药品供应，国家实行短缺药品清单管理制度、建立药品供求监测体系、实行短缺药品优先审评制度等；实行附条件审批，对于治疗严重危及生命且尚无有效治疗手段的疾病，以及公共卫生方面急需的药品，临床试验已有数据显示疗效，并且能够预测临床价值的可以附条件审批，以提高临床急需药品的可及性；修改了假药、劣药范围，对于未经批准进口少量境外合法上市的药品，情节较轻的，可以减轻或者免于处罚。

二、其他相关药品法律法规

药品相关法律法规见表 1-8。

表 1-8　药品相关法律法规

法律法规名称	实施日期
《中华人民共和国药品管理法》（2019 年第二次修订）	2019 年 12 月 1 日
《中华人民共和国疫苗管理法》	2019 年 12 月 1 日
《中华人民共和国中医药法》	2017 年 7 月 1 日
《中华人民共和国药品管理法实施条例》（2019 年第二次修订）	2002 年 9 月 15 日
《药品经营质量管理规范》（2016 年修正）	2016 年 7 月 13 日
《药品经营和使用质量监督管理办法》	2024 年 1 月 1 日
《医疗机构药事管理规定》	2011 年 3 月 1 日
《处方管理办法》	2007 年 5 月 1 日
《处方药与非处方药分类管理办法》	2000 年 1 月 1 日
《药品说明书和标签管理规定》	2006 年 6 月 1 日
《麻醉药品和精神药品管理条例》（2016 年第二次修订）	2005 年 11 月 1 日
《医疗机构麻醉药品、第一类精神药品管理规定》	2005 年 11 月 14 日
《医疗用毒性药品管理办法》	1988 年 12 月 27 日
《药品类易制毒化学品管理办法》	2010 年 5 月 1 日
《医院处方点评管理规范》	2010 年 2 月 10 日
《药品不良反应报告和监测管理办法》	2011 年 7 月 1 日
《医疗机构制剂配制质量管理规范》	2001 年 3 月 13 日

（谭思荣）

模块二 药物选择与安全教育

药物选择的基本原则

任务目标

1. 掌握药物选择（合理用药）的基本原则。
2. 能根据药物选择的基本原则进行药物治疗的选择和调整。

任务导入

患者，女，56岁，诊断为稳定型心绞痛，1个月前发病，病史和各种检查无其他异常，确定的治疗目标是尽快终止发作。

要求：请为该患者制订合理给药方案。

相关理论知识

临床药物治疗的核心问题是合理用药，广义地讲，合理用药是指以当代系统的医学和药学知识指导用药，使药物治疗达到有效、安全、经济、适当的基本要求，这个基本要求也是合理用药的基本原则。用药合理性是相对的，并不是绝对的，不存在绝对无不良反应的药物。

世界卫生组织（WHO）提出的合理用药标准包含：确保药物质量安全有效；开具处方的药物应适宜；在适宜的时间，给予患者价格适中的药物；正确地调剂处方；以准确的剂量、正确的用法和用药时间使用药物。

（一）有效性

有效性是选择药物的首要标准，是药物用于临床、达到预期疗效的唯一保障，只有利大于弊，药物治疗的有效性才有实际意义。药物有效指药物的作用应是确切的，所选药物的适应证应与病情相符合，给药（包括剂量、给药方式、时间间隔）要与患者状况相符合。

药物能否发挥效应，取决于药物浓度能否达到最低有效需要浓度，因此理想的药物应具有很好的药动学特征。药物的药效学特征是药物疗效有效的基础，药物效应的发挥主要是通过与靶点结合后引起机体生理生化功能改变体现的。因此，要实现理想的药物治疗效果，必须综合考虑药物和患者的因素，只有在患者的实际获益大于药物带来的不适或损害的情况下，药物治疗的有效性才有实际意义。

药物方面的因素：药物的生物学特性、理化性质、剂型、剂量、给药途径及药物之间的相互作用等因素均会影响药物治疗的有效性。应根据病情选择针对病因或对症治疗的药物，选择生物利用度高且能维持有效血药浓度的剂型和给药途径，尽量避免合用可能产生不良相互作用的药物，以取得满意的治疗效果。

机体方面的因素：患者的年龄、性别、体重、精神状态、病理状态、遗传特征和生物节律等对药物治疗效果均可产生重要影响。许多疾病的早期药物治疗最有可能取得满意疗效，所以抓住有限的治疗时机很重要，如肿瘤的治疗。机体生理、心理状态良好，积极配合药物治疗也是取得满意疗效的关键。因此，采用积极的支持疗法改善患者生理状况，并教育患者保持客观的态度也很重要。

药物治疗的依从性是指患者遵从医嘱或治疗建议的程度，对药物治疗有很大的影响。不依从可能造成机体对药物作用缺乏应有的反应，疾病进一步发展，导致急诊和住院治疗的可能性增大，甚至死亡的危险性增加。因此，可以通过以下方式提高患者的依从性：建立良好的医患关系；简化治疗方案，特别是针对老年患者采用每日使用 1 次的长效制剂、缓释或控释制剂；加强用药指导，向患者提供用药指导可使患者正确认识药物、使用药物，充分发挥药物应有的疗效，尽可能减少药物的不良反应；加强监督检查，医药卫生人员应经常督促、检查患者的医嘱执行情况；改进药品包装及用药交代提示。

（二）安全性

安全性是药物治疗的前提。药物在发挥防治疾病作用的同时，可能对机体产生不良反应或改变病原体对药物的敏感性，从而可能造成器官功能或组织结构损害、依赖性或病原体耐药性的产生。药物必须经过临床前药理和毒理学评价以及临床试验，确定能够满足基本安全性后才可以进入临床。

安全性的主要内容包括：

1. **药物的禁忌证**　禁忌证是由药物的作用机制和患者的病理生理特性决定的。

2. **配伍用药**　一般不宜超过 3~4 种。过多的同类型或相似副作用的药物合用时，会加重不良反应，且药物之间可能产生相互作用或因配伍不当而造成有效成分损坏或失效。

3. **特殊人群用药**　妊娠期及哺乳期妇女、小儿、老年人、肝肾功能不全者、过敏体质者，因其生理、生化功能有异于一般人或病理性变化影响药动学或药效学，因此在给药时要格外注意。

4. **加强观察**　为了避免和减轻不良反应的发生，用药前应了解患者的体质和既往用药史，在用药过程中加强观察，遇有不良反应立即进行分析，决定是否停药或采取适宜措施。

安全性问题产生的原因包括药物固有的生物学特性、药物制剂中不符合标准的有毒有害物质超标或有效成分含量过高、药物的不合理使用等。

（三）经济性

经济性是合理用药的基本要素。药物治疗的经济性就是要以最低的药物成本实现最佳的治疗效果。根据有效性和安全性的原则选择的药物可能超出了患者的支付能力，从而影响患者的依从性，所以在选择药物时，要考虑到治疗成本、患者的经济情况、医疗保险等情况。另外，考虑药物治疗成本时应注重治疗的总成本，而不是单一的药费。

治疗的经济性表现为：控制药物需求的不合理增长，改变盲目追求新药、高价药的现象；控制有限药物资源的不合理配置；控制被经济利益驱动的不合理过度药物治疗，如随意选用进口药或高价药。

近些年来，如何控制医疗费用的快速增长已经成为世界关注的难题。造成药品费用增长的因素有两个方面：一方面是合理性的因素，包括人口增加和老龄化、疾病谱改变、慢性病患病率增加、环境污染和药品研发成本大幅增加等。另一方面是不合理的因素，包括药品价格管理体系存在某些缺陷、医院补偿机制不完善、药物使用不合理、药品销售行为不规范以及抗生素滥用等。因此，要控制药品费用急剧上升的趋势，既要遏制用药不合理现象，也要从多方面采取综合治疗的措施（如带量采购）。

（四）适当性

药物治疗的适应性原则体现了"以患者为中心"的指导思想。用药适宜性是实现合理药物治疗的基本要求，也是用药过程合理性的评判指标，即要求将适当的药品，以适当的剂量，在适当的时间，经适当的途径，给适当的患者，使用适当的疗程，达到最终治疗目标。目的是充分发挥药物的治疗作用，尽量减少药物对人体所产生的危害，减轻由于给药操作不当给患者带来的痛苦，从而迅速有效地治愈疾病或缓解症状，控制疾病的发展，尽早恢复健康。

综上所述，有效、安全、经济和适宜是合理选择药物的基本要求，是药物治疗中应遵循的原则。随着医学的发展，许多疾病的诊治和药物的使用都已经制订了公认、权威和规范的指南或共识。在给患者实施药物治疗时，医师要熟悉这些指南或共识，同时还要教育患者了解这些指南或标准，尽量按公认的指南或标准去选择用药，减少随意性和盲目性，这也是保证合理用药的重要措施。

任务分析

制订药物治疗方案时，首先应确定治疗目的，其次根据患者病情和药物的适应证选择合适的药物种类、用药时机、剂型和给药方案，选择合理的药物配伍，确定合适的疗程。

（一）识别和评估患者的症状和体征，提供非处方药物信息

自我药疗是指在没有医师或其他医务工作者的指导下，患者恰当地应用非处方药来缓解轻度、短期的症状及不适，或治疗轻微的疾病。医师及药师要对公众进行用药安全教育，指导患者正确使用非处方药进行治疗。

（二）治疗药物选择的基本原则及方法

药物治疗方案制订的一般原则：合理的药物治疗方案可以使患者获得有效、安全、经济、适当的药物治疗。应考虑以下几个方面：

1. 为药物治疗创造条件，如改善环境、生活方式等。

2. 确定治疗目的，选择合适的药物"消除疾病、去除诱因、预防发病、控制症状、治疗并发症，为其他治疗创造条件或增加其他疗法的疗效"。

3. 选择合适的用药时机，强调早治疗。

4. 选择合适的剂型和给药方案。

5. 选择合理的配伍用药。

6. 确定合适的疗程。

7. 药物与非药物疗法相结合。

选择治疗药物时，可参考权威的国内外专科诊疗指南、国家发布的临床路径、大规模随机对照临床试验的结果、专家共识，并结合临床经验及患者的个体情况作出决策。

（三）制订和调整给药方案的基本步骤及方法

1．制订和调整给药方案的基本步骤

（1）获取患者的基本信息（体重、年龄、性别、烟酒嗜好、肝肾疾病史、过敏史等）。

（2）按药品说明书或诊疗指南建议的给药方案进行治疗。

（3）患者评估：从药效学（疗效、不良反应）和药动学（血药浓度）两方面进行评估。

（4）根据评估结果，必要时调整给药方案。

2．制订给药方案 对于大多数药物来说，采用药品说明书推荐的标准给药方案能够保证有效、安全的治疗结果。对于治疗窗窄、个体间变异大的药物，或者机体功能状态异常的患者，则有必要采用个体化给药方法。

（1）根据半衰期制订给药方案

1）半衰期＜30min：维持药物的有效浓度有较大的困难。治疗指数低的药物一般要静脉滴注给药；治疗指数高的药物也可分次给药，但维持剂量要随给药间隔时间延长而增大，这样才能保证血药浓度始终高于最低有效浓度。

2）半衰期为30min～8h：主要考虑治疗指数和用药的安全性。治疗指数低的药物每个半衰期给药1次，也可静脉滴注给药；治疗指数高的药物可每1～3个半衰期给药1次。

3）半衰期为8～24h：每个半衰期给药1次；如果需要立即达到稳态，可首剂加倍。

4）半衰期＞24h：每天给药1次较为方便，可提高患者对医嘱的依从性；如果需要立即达到治疗浓度，可首剂加倍。

（2）根据稳态需要浓度均值制订治疗方案：通过调整给药剂量或给药间隔时间，达到所需稳态需要浓度均值。此方案通常是随稳态需要浓度均值和给药间隔时间而调整剂量。

制订给药方案时，还要考虑有效血药浓度范围、中毒剂量，因此，在制订给药方案时应注意个体化给药，综合考虑药物和机体对用药的影响。

3．**调整给药方案**　治疗过程中应密切关注和预测疾病的发展趋势，如果出现下述情况：治疗窗改变，药 - 时曲线改变；治疗窗和药 - 时曲线均改变，要及时进行调整，实行个体化治疗。

调整给药方案的途径包括改变日剂量、改变给药间隔或两者同时改变。日剂量决定药 - 时曲线水平位置的高度，给药间隔影响药 - 时曲线上下波动的程度。应根据药物的药动学与药效学特点确定选择何种方式。

任务实施与评分标准

任务实施与评分标准见表 1-9。

表 1-9　药物选择的基本原则评价表

评价项目	评价内容	分值	得分
理论知识 （15 分）	药物选择（合理用药）的基本原则（5 分）	5	
	药物治疗方案的制订步骤（5 分）	5	
	制订给药方案的方法（5 分）	5	
基本技能 （70 分）	获取患者基本信息（体重、年龄、性别、烟酒嗜好、肝肾疾病史、过敏史等）（10 分）	10	
	依据药物选择（合理用药）原则选择合适药物（20 分）	20	
	依据药物选择（合理用药）原则制订给药方案（20 分）	20	
	依据药物选择（合理用药）原则调整给药方案（20 分）	20	
综合评价 （15 分）	仪表整洁，态度和蔼，言语恰当（5 分）	5	
	治疗方案制订与调整规范（5 分）	5	
	逻辑清晰，体现以患者为中心（5 分）	5	
合计		100	

（谭思荣）

任务二

用药指导及用药安全教育

任务目标

1．掌握时间、服用方式、饮食等对药物疗效的影响；掌握药品相关作用对药物疗效的影响。

2．能对常见药品进行用药指导及用药安全教育。

3．能对患者进行健康宣教。

任务导入

患者，女，60岁，体形肥胖，5年前无明显诱因下出现烦渴、多饮、多尿症状，在当地医院检查空腹血糖为11.2mmol/L，确诊为糖尿病，给予二甲双胍缓释片及阿卡波糖胶囊进行治疗。

要求：请从药品的服用方式、饮食、生活习惯、药物相互作用等方面，对该患者进行用药指导和用药安全教育。

相关理论知识

药物具有治疗作用的双重性和用途的多重性，不仅药物之间有相互作用，药物与疾病、药物与饮食之间还有相互作用，在临床给患者进行用药指导时需熟悉并掌握相关内容，在用药安全教育时必须告知，提高患者对药品的认知程度，以期提高药物的临床疗效。

（一）药品名称及疗效

告诉患者正确的药品名称，使患者正确选用药品，避免误用。需要用通俗的语言，简单明了地告知患者药物的作用，提高患者对药物治疗的认知度，提高患者的用药依从性。

（二）药物治疗的意义

药物的作用分为预防作用和治疗作用，统称为防治作用。预防作用是指利用药物进行疾病的预防，而治疗作用是药物的主要作用，一般分为对症治疗和对因治疗。对症治疗是改善疾病的症状但不能消除体内的致病因素，虽不能消除病因，但能缓解症状，减轻患者痛苦；对因治疗的目的是消除致病因素。治疗疾病时对症治疗与对因治疗同等重要，医师及药师要根据患者的病情正确地说明药物的治疗意义。

（三）药物的用法用量（用量、服药时间、用法）

1．用量　在确定患者的用药剂量时必须先确定患者的各项身体生理指标，做到用药个体化，以求达到药物疗效的最佳化。给药剂量应考虑患者的年龄、体重、肝肾功能等因素。

在向患者交代药品用量时，应使用清晰易懂的计数单位，如片、颗、袋、瓶等，不要使用专业计量单位，比如mg、g等。对某些口服的液体制剂应教会患者正确使用量具量取后服用；外用的滴耳剂、滴眼剂、喷鼻剂、局部用软膏和乳膏剂等的正确用量和使用方法要交代清楚。

对于老年人、儿童、妊娠期和哺乳期妇女等特殊人群用药要特别注意，一定要告知其谨遵医嘱，不要随意增减剂量，否则容易引起不良反应或者达不到治疗效果。如老年人对中枢神经系统药物敏感性较高，在使用该类药物时，要从小剂量开始，根据耐受性和效果逐渐增加至治疗剂量；新生儿的肾功能较差，一般药物剂量宜偏小。

2．**服药时间**　影响药物疗效的因素很多，其中时间是最重要的因素之一。药物在体内的吸收、分布、代谢、排泄都与时间有着必然的联系。因此选择最佳给药时间，可以达到使药物疗效最佳而不良反应最小的目的（表1-10）。

表1-10　常见药物适宜用药时间

服药时间	药品	原因
清晨	泼尼松、地塞米松等糖皮质激素	减少对下丘脑-垂体-肾上腺皮质系统的反馈抑制而避免导致肾上腺皮质功能下降
	依那普利、氯沙坦等抗高血压药	有效控制杓型高血压
	氟西汀、帕罗西汀等抗抑郁药	抑郁、焦虑等症状，常表现为晨重晚轻
	呋塞米、螺内酯等利尿药	避免夜间排尿次数过多
	硫酸镁等盐类泻药	可迅速在肠道发挥作用
	阿苯达唑、甲苯咪唑等驱虫药	减少人体对药物的吸收，增加药物与虫体的直接接触
餐前	枸橼酸铋钾、硫糖铝等胃黏膜保护药	可使药物充分地附着于胃壁，形成一层保护屏障
	甲氧氯普胺、多潘立酮等胃动力药	利于促进胃蠕动和食物向下排空，有助于消化
	格列本脲、格列齐特等降血糖药	餐前服用疗效好，血浆达峰浓度时间比餐中服用早
	头孢拉定、头孢克洛、阿莫西林、阿奇霉素等抗菌药	餐前服用有助于药物吸收
餐中	二甲双胍、阿卡波糖、格列美脲等降糖药	减少对胃肠道的刺激
	酵母、胰酶、淀粉酶等助消化药	餐中服用可避免被胃酸破坏
	吡罗昔康、美洛昔康等非甾体抗炎药	减少对胃黏膜的刺激
	熊去氧胆酸	可以减少胆汁、胆固醇分泌，利于结石中胆固醇的溶解
	伊马替尼、乙胺丁醇、对氨基水杨酸	减少对消化道的刺激
餐后	阿司匹林、对乙酰氨基酚等非甾体抗炎药	减少对胃肠道的刺激
	维生素 B_1、B_2	随食物缓慢进入小肠，有利于药物吸收
	西咪替丁、雷尼替丁、法莫替丁	餐后胃排空延缓，有更多的抗酸和缓冲作用时间
睡前	艾司唑仑、地西泮、苯巴比妥等镇静催眠药	失眠者睡前服用
	沙丁胺醇、二羟丙茶碱	哮喘多在凌晨发作，睡前服用止喘效果好
	洛伐他汀、氟伐他汀等调血脂药	肝脏合成胆固醇时间多在夜间，晚餐后服用疗效好
	苯海拉明、氯苯那敏等抗过敏药	服药后容易嗜睡，睡前服用安全并有助于睡眠
	补钙药碳酸钙	清晨和睡前服用可以减少失误影响钙的吸收。如选用含钙量较高的钙片，则宜睡前服用，因为人血钙水平在后半夜清晨最低，睡前服用可使钙得到更好地利用
	缓泻药	服用后12h排便，于次日清晨泻下

3．**用法**　在发药时，需要向患者交代清楚药物是口服还是外用等。根据药物的剂型的不同，指导患者掌握该药品的使用方法（可参见前文药物的常见剂型及临床应用）。

（四）药物的不良反应及对策、注意事项及禁忌证

1．**药物的不良反应**　药物的不良反应是合格药品在正常用法用量下出现的与用药目的无关的有害反应。药品不良反应是药品固有特性所引起的，任何药品都有可能引起不良反应。在指导患者用药时，要将可能发生的不良反应及对策告知给患者。

（1）很可能出现具有前兆症状的有害事件：如氨基糖苷类抗生素（嘴唇麻木感，脑神经障碍）、洋地黄类（恶心症状）、乙胺丁醇（球后视神经炎，视敏度降低、辨色力受损等）。

（2）给患者日常生活带来影响：在药品说明书中注明"需要避免驾车或机器操作等"；药物引起的眩晕，如降压药、三环类抗抑郁药；降糖药引起的低血糖反应。

（3）不影响生活，但由于大小便颜色变化导致患者用药依从性下降：如服用铁剂后尿液变黑褐色；大便颜色可能变化，如铁剂（黑色）、铋剂（黑褐色）。

（4）饮食、饮酒、吸烟等药物之间的相互作用。

2．**注意事项及禁忌证**　药品的注意事项及禁忌证在药品说明书中已经注明，但是在进行用药指导时要加强提醒患者。

实施患者用药指导时要首先确认患者的情况，患者可分为普通人群和特殊人群，特殊人群包括孕妇、哺乳期妇女、儿童、老人、肝肾功能不全患者等，在用药指导时对特殊人群必须足够重视（详见后文特殊人群用药）。特别老年患者的理解力和记忆力减弱，给老年患者进行用药指导时需有其亲属陪同。

（五）药物相互作用

药物具有治疗作用的双重性和用途的多重性，不仅药物之间有相互作用，药物与疾病、药物与饮食之间还有相互作用。

1．**药物与疾病的相互作用**　有些患者患有多种疾病，所以用药时应考虑该患者本次就诊以外的其他基础性疾病可能对本次疾病诊疗所使用的药物存在的相互影响。如有腹泻倾向患者使用胃肠动力药莫沙必利或镇吐药甲氧氯普胺时会加重腹泻。肝肾功能不全患者，肝脏代谢及肾脏排泄功能偏低，药物清除率会降低。

2．**药物之间的相互作用**

（1）药动学相互作用

1）影响吸收：消化道 pH 改变影响药物的吸收：如碳酸氢钠、胃酸分泌抑制药等降低阿司匹林、保泰松、四环素类、喹诺酮类等弱酸性药物的吸收；碳酸氢钠能增加氨茶碱、大环内酯类抗生素等弱碱性药物的吸收。

消化道中吸附、螯合，减少药物的吸收：考来烯胺可吸附阴离子型及弱酸类药物，如甲状腺素、华法林等；钙盐、铁剂、氢氧化铝、枸橼酸铋钾等含二价或三价金属离子的化

合物在胃肠道内容易与四环素、青霉胺、氟喹诺酮类等药物发生螯合作用，形成难溶性和难以吸收的物质。

胃肠道排空速率影响药物吸收：甲氧氯普胺、多潘立酮等促胃动力药可以减少药物的吸收；抗酸药、止泻药、镇静催眠药可延迟药物的吸收。

2）影响分布：不同药物的血浆蛋白结合率不同。当两种药物合用时，结合力强的药物可以把结合力弱的药物置换出来，使后者游离型药物浓度增高，引起不良反应。如氟西汀与华法林同服，会使华法林的游离型血药浓度升高，超出安全范围而引起药源性疾病。

3）影响代谢：一些药物能通过改变药物代谢酶活性而增加或降低另一些药物的药效和毒性。酶诱导相互作用，如肝药酶诱导剂利福平可使许多其他药物的代谢大大加速，导致其药效减弱。酶抑制作用，如大环内酯类抗生素罗红霉素抑制茶碱的肝代谢，可使茶碱的血药浓度增高，导致毒性反应。

4）影响排泄：主要表现在肾小管分泌和重吸收方面。如双香豆素降低氯磺丙脲的排泄；碱化尿液可增加巴比妥类、磺胺类药物的排泄；酸化尿液可以增加吗啡、抗组胺药、氨茶碱等药物的排泄。

（2）药效学相互作用主要包括两方面：药物疗效的相加、协同或拮抗作用；药物毒副作用的相加、协同或拮抗作用。

例如β内酰胺类抗生素与β内酰胺酶抑制剂合用增加抗感染效果；磺胺类抗菌药物磺胺甲噁唑（SMZ）和甲氧苄啶（TMP）合用可从多个途径阻断细菌叶酸的合成，增强抗菌效果。

（3）配伍相容性：配伍相容性是指两种或多种药物在体外同一容器（输液袋、输液瓶、雾化装置等）中或同一输液管路中混合配伍时，发生的物理相容性（颜色变化、浑浊、沉淀、相分离、渗透压变化等）或化学稳定性（pH变化、药物浓度变化、新化合物产生）的异常变化，而这些理化反应能够影响药物治疗的安全性和有效性。

影响药物配伍禁忌的主要有温度、浓度、溶媒、混合时间、光照等。要严格按照药品说明书进行注射剂的配伍。

（4）化学药与中药的联合应用：化学药与中药联合用药可取长补短，发挥独特疗效和各自优势，以达到协同增效、优势互补、降低毒性、降低不良反应的目的（表1-11、表1-12）。

表 1-11　化学药与中药联合用药获益情况

化学药	中药	效果
四环素、呋喃唑酮、磺胺甲噁唑	黄连、黄柏	治疗痢疾、细菌性腹泻有协同作用，疗效成倍提升
氢化可的松	甘草	在抗炎、抗变态反应方面有协同作用
地高辛、维生素 B_{12}	黄芩、砂仁、木香、陈皮	对肠道蠕动有明显抑制作用，可延长在小肠上部的停留时间，有利于吸收

续表

化学药	中药	效果
间羟胺、多巴胺等升压药	丹参注射液	加强升压作用，延长升压药作用时间
链霉素	甘草酸	降低链霉素对第Ⅷ对脑神经的毒害
呋喃唑酮	甘草	治疗肾盂肾炎，既可防治其胃肠道不良反应，又可保留呋喃唑酮的杀菌作用
氯氮平	石麦汤（生石膏、炒麦芽）	流涎消失率为82.7%
可乐定、氢氯噻嗪	珍珠层粉、野菊花膏粉、芦丁	有较好的降压及改善症状的结果，可乐定的剂量比单用减少60%

表1-12 化学药与中药联合用药应规避的情况

化学药	中药	联合应用效果
复方利血平片	中成药止咳定喘膏、麻杏石甘片、防风通圣丸	同服影响降压效果
普罗帕酮、奎尼丁	益心丹、麝香保心丸、六神丸	同服可致心搏骤停
苯巴比妥、氯苯那敏	人参酒、舒筋活络酒	同服可加强对中枢神经系统的抑制而发生危险
对乙酰氨基酚	人参酒、舒筋活络酒	加重肝损害
吗啡、哌替啶、可待因	蛇胆川贝液	均抑制呼吸，同服易致呼吸衰竭
甲氧氯普胺	舒肝丸	两者作用相反
异烟肼	昆布片	不得合用
阿托品、咖啡因、氨茶碱	小活络丹、香连片、贝母枇杷膏	同服易增加毒性
阿司匹林	风湿酒、国公酒、壮骨酒、骨刺消痛液	同服可引起食欲缺乏、恶心，严重时可致消化道出血
乳酶生	黄连上清片	可使乳酶生失去消化能力
氢氧化铝、碳酸氢钠、氨茶碱	保和丸、山楂丸、乌梅丸、五味子	同服可降低疗效
胰酶、胃蛋白酶、多酶片	解暑片、麻仁丸、牛黄解毒片	有抑制胰酶、蛋白酶助消化的作用
乳酶生等活菌制剂	金银花、连翘、黄芩、鱼腥草等及其中成药	后者可降低前者制剂的活性

3．药物与食物之间的相互作用

（1）饮水对药物疗效的影响

1）宜多饮水的药物：平喘药、利胆药、蛋白酶抑制剂、双膦酸盐、抗痛风药、抗结石药、电解质（口服补液盐）、磺胺类药物、氨基糖苷类抗生素、氟喹诺酮类药物。

2）限制饮水的药物：某些治疗胃病的药物（苦味健胃中药、胃黏膜保护剂、需要直接嚼碎吞服的胃药）。

3）不宜用热水送服的药物：含消化酶的药物（不超过40℃）、维生素类、减毒活疫苗（凉开水送服）、含活菌类药物（整肠生、乳酶生等）。此类药物遇热易被破坏失活。

（2）饮酒对药物疗效的影响：酒的主要成分是乙醇，饮用后人体先是兴奋，随之对中枢神经系统出现抑制，并扩张血管，刺激或抑制肝药酶代谢系统。有些药也可延迟酒的代谢和分解。药与酒相互作用或降低疗效，或增加不良反应发生率。因此服药前后，宜注意饮酒对药物疗效的影响。

（3）茶对药物疗效的影响：茶叶中的鞣酸会与药物中的多种金属离子相结合而影响药物的吸收。茶叶中的咖啡因与催眠药的作用相拮抗；茶叶中的咖啡因和茶碱能兴奋中枢神经，加快心率，与抗心律失常药的作用相悖。

（4）咖啡对药物疗效的影响：长期大量饮用咖啡易导致缺钙，诱发骨质疏松。咖啡因为黄嘌呤类化合物，与单胺氧化酶抑制剂合用可造成过度兴奋、血压升高。咖啡可刺激胃液和胃酸的分泌，胃溃疡或胃酸病理性高分泌状态患者不宜饮用。

（5）食醋对药物疗效的影响：食醋的主要成分是乙酸。食醋不宜与磺胺类药同服。饮用氨基糖苷类抗生素时宜使尿液呈碱性。服用抗痛风药时不宜多食醋，宜同时服用碳酸氢钠，以减少药物对胃肠道的刺激并利于尿酸的排泄。

（6）盐对药物疗效的影响：有肾炎、风湿病伴有心脏损害、高血压患者，要严格限制食盐的摄取，建议摄入量控制在 6g/d 以下。

（7）脂肪或蛋白质对药物疗效的影响：口服灰黄霉素时，可适当多食脂肪；口服脂溶性维生素（维生素 A、D、E、K）或维 A 酸时，可适当多食脂肪；缺铁性贫血患者在服用硫酸亚铁时，如大量食用高脂肪食物，会抑制胃酸的分泌，从而减少铁的吸收。

口服左旋多巴时，宜少吃高蛋白食物；服用肾上腺皮质激素治疗类风湿关节炎时，宜多吃高蛋白食物；高蛋白饮食可增加茶碱的肝清除率、降低华法林的抗凝效果；服用抗结核药异烟肼时，不宜食用富含组胺的鱼类。

（8）吸烟对药物疗效的影响：烟草中含大量环芳香烃类化合物，这类成分是肝细胞色素 P450 酶系统中 CYP1A1、CYP1A2 的诱导剂，在药动学方面与吸烟存在相互作用的药物有：抗凝血药（华法林、肝素等）；H_2 受体阻断剂（西咪替丁）；中枢兴奋药（咖啡因）；拟胆碱药（他克林）；平喘药（茶碱）；麻醉药（丙泊酚）；降糖药（胰岛素）。

（9）葡萄柚汁对药物疗效的影响：葡萄柚汁主要影响细胞色素 P4503A4（CYP3A4）代谢并抑制其的活性。因此，通过 CYP3A4 代谢的药物与葡萄柚汁同服会引起生物利用度增加。主要影响的药物有：钙通道阻滞剂（非洛地平、尼莫地平、硝苯地平、维拉帕米）；免疫抑制剂（环孢素）；羟甲基戊二酸甲酰辅酶 A 还原酶抑制剂（辛伐他汀、洛伐他汀、阿托伐他汀）；镇静催眠药（三唑仑、咪达唑仑、地西泮）。

（六）药源性疾病

药源性疾病是由药物诱发的疾病，属于医源性疾病的一种。具体是指在预防、诊断、治疗或调节生理功能过程中，出现与用药有关的人体功能异常或组织损伤，所引起的一系列临床症状。

1．诱发因素

（1）患者因素：年龄、性别、遗传、基础疾病、过敏反应、不良生活方式均可诱发药源性疾病。

（2）药物因素：药物本身的副作用、药物过量、毒性反应、继发反应、后遗效应、"三致（致癌、致畸、致突变）"；药物配伍变化；药物相互作用；药物使用不当；药物辅料等。

2．药源性疾病临床表现

药源性疾病常见临床表现见表 1-13。

表 1-13 药源性疾病常见临床表现

药源性疾病	常见临床表现
药源性胃肠道疾病	非甾体抗炎药常引起消化系统疾病，布洛芬、吲哚美辛、萘普生、吡罗昔康、阿司匹林等，均曾有引起胃出血、胃穿孔、十二指肠溃疡穿孔、粪隐血的报道
	硫酸亚铁、抗酸药、吡喹酮、丙戊酸钠、氨茶碱都可引起恶心、呕吐
	氯丙嗪、阿米替林、氯氮平、多塞平、抗组胺药、阿托品、东莨菪碱、苯海索等可引起肠蠕动减慢甚至肠麻痹
药源性肝脏疾病（肝损伤，最主要的药源性疾病）	麻醉剂：氟烷、异氟烷
	抗菌药物：异烟肼、利福平、酮康唑、磺胺类药物
	抗惊厥药物：苯妥英钠、丙戊酸钠、卡马西平
	解热镇痛抗炎药：对乙酰氨基酚、吡罗昔康、双氯芬酸、舒林酸
	唑类抗真菌药：酮康唑、氟康唑、伊曲康唑
	他汀类：洛伐他汀、辛伐他汀、普伐他汀、氟伐他汀、阿托伐他汀都能导致肝酶升高或肝功能损害
	其他：沙坦类抗高血压药、拉贝洛尔、烟酸、水杨酸类、乙醇、奎尼丁
药源性肾脏疾病	氨基糖苷类药物有直接肾毒性，氨基糖苷类抗生素肾毒性由大到小为：新霉素、阿米卡星、庆大霉素、妥布霉素、奈替米星、链霉素
	高浓度快速滴注抗病毒药物阿昔洛韦或失水患者大剂量口服
	非甾体抗炎药抑制肾脏的环氧合酶，从而使前列腺素合成障碍，引起多种肾损害。丙酸衍生物类（布洛芬）、吲哚乙酸衍生物类（吲哚美辛）、水杨酸类（阿司匹林）
	血管收缩药去甲肾上腺素、去氧肾上腺素等，可引发肾血管痉挛而导致急性肾衰竭、少尿或无尿
	顺铂、含有马兜铃酸的中药
药源性血液疾病	引起再生障碍性贫血的药物：氯霉素、吲哚美辛、阿司匹林、对乙酰氨基酚、环磷酰胺、甲氨蝶呤、氯喹、苯妥英钠、甲硫氧嘧啶、卡比马唑、复方磺胺甲噁唑、磺胺异噁唑等
	引起溶血性贫血的药物：苯妥英钠、氯丙嗪、吲哚美辛、保泰松、甲基多巴、氯磺丙脲、维生素 K、异烟肼、利福平、对氨基水杨酸、氯喹、磺胺类
	引起粒细胞减少症的药物：氯霉素、磺胺类、复方阿司匹林、吲哚美辛、异烟肼、甲硫氧嘧啶等
	引起血小板减少症的药物：阿糖胞苷、环磷酰胺、白消安、噻嗪类利尿药

药源性疾病	常见临床表现
药源性神经疾病	可引起锥体外系反应的药物：氯丙嗪及其衍生物发生率最高。利血平、氟哌啶醇、甲基多巴、左旋多巴、碳酸锂、甲氧氯普胺和吡罗昔康等也可引起锥体外系反应
	可引起癫痫发作的药物：中枢神经兴奋药中的哌甲酯、茶碱、咖啡因、可待因、麻黄碱等；几乎所有的抗精神病药；抗心律失常药利多卡因、美西律；抗菌药如异烟肼、两性霉素 B 等；抗疟药如氯喹、乙胺嘧啶、奎宁等
	可引起听神经障碍的药物：氨基糖苷类、奎宁、氯喹、水杨酸类及依他尼酸等
药源性高血压	三环类抗抑郁药
	单胺氧化酶抑制药
	含钠注射液
	糖皮质激素、盐皮质激素
	收缩血管平滑肌，使血压升高：曲马多、萘甲唑啉、麻黄碱、伪麻黄碱、去氧肾上腺素、麦角碱、麦角新碱
	人促红细胞生成素

3．防治　减量或停用致病药物；加速致病药物排泄；使用拮抗药物（如鱼精蛋白可使肝素失去抗凝活性）；调整治疗方案（个体化用药）。

（七）药物的储存

应告知患者药品的正确保管方法，在药品外标签（包装盒）及药品说明书中会注明：

1．常温阴凉处保管　常温指 10～30℃，阴凉处指不高于 20℃。

2．冷藏保管　冷藏指 2～8℃。需冷藏保管的药品主要为生物制剂及部分蛋白类药品，主要包括白蛋白、丙种球蛋白、干扰素等其他生物制品。需要注意的是冷藏保管的药品严禁冷冻保存。

3．避光保管　一些药品容易受到光线影响而变质，如亚铁盐、利血平、维生素 C、肾上腺素等。这些药品需避光保存，否则会使药品氧化分解而失效，甚至是产生毒性物质。此类药品不得放置在阳光直射的地方，用遮光的黑帘或黑纸遮住，或放入不透明抽屉及柜中。

4．避免儿童触及　所有药物均应放置在婴幼儿及儿童不能触及处。不少药物是糖丸、糖衣片、糖浆剂，儿童将其当"糖"服用，而造成身体损伤。

任务分析

本次任务要求为导入病例做用药指导及用药安全教育，分析如下。

（一）分析患者基本情况

1．患者基本情况　女，60 岁，肥胖，糖尿病。

2．治疗药物　二甲双胍缓释片、阿卡波糖胶囊。

（二）完善患者资料

1. **其他疾病**　是否有其他疾病。
2. **其他药物**　是否服用其他药物。
3. **生活习惯**　了解患者饮食习惯、运动习惯等生活习惯。

（三）进行用药指导与用药安全教育

1. **交代用法用量**　需结合老年人特点，恰当交代用法用量，提高用药依从性。
2. **交代用药时间**　缓释片服药时间，阿卡波糖餐中服用。
3. **交代可能出现的药品不良反应**　低血糖、胀气等，包含药源性疾病。
4. **药物相互作用**　是否服用其他药物，查看说明书，其他药物是否会对二甲双胍及阿卡波糖产生影响，特别是与中药的联合用药。
5. **交代饮食注意事项**　限制糖分摄入，限制饮酒等
6. **交代药品保存**　二甲双胍缓释片、阿卡波糖胶囊可常温保存。

任务实施与评分标准

任务实施与评分标准见表 1-14。

表 1-14　用药指导及用药安全教育评价表

考核项目	内容要点	分值	得分
理论知识（15分）	用药指导的注意事项（3分）	3	
	药物的用法用量（用量、服用时间、用法）（3分）	3	
	药物的不良反应及注意事项（3分）	3	
	药物的相互作用（3分）	3	
	药源性疾病（3分）	3	
基本技能（70分）	完整获取的患者及使用药品相关资料（10分）	10	
	根据患者基本情况进行用法用量指导（10分）	10	
	根据患者情况进行药品不良反应、注意事项、药源性疾病的指导（20分）	20	
	进行药物相互作用的交代（10分）	10	
	进行饮食、运动等生活习惯的指导（10分）	10	
	进行药品保存的指导（10分）	10	
综合评价（15分）	仪表整洁，态度和蔼，言语恰当（5分）	5	
	指导过程熟练规范（5分）	5	
	逻辑清晰，体现以患者为中心（5分）	5	
合计		100	

（谭思荣）

项目二
常见疾病及特殊人群用药指导

模块一 常见呼吸系统疾病用药指导

任务一
急性上呼吸道感染用药指导

任务目标

1. 掌握急性上呼吸道感染的临床特征。
2. 能对急性上呼吸道感染患者制订合适的治疗方案。
3. 能对急性上呼吸道感染患者选择合适的治疗药物，并进行用药指导。

任务导入

患者，男，52岁。2d前无明显诱因开始打喷嚏、鼻塞、流清水样鼻涕，发热伴头痛症状，体温最高38.5℃。症状持续2d，诊断为急性上呼吸道感染。

要求：请为该患者推荐治疗方案，并指导患者合理用药。

相关理论知识

（一）定义与分类

急性上呼吸道感染（acute upper respiratory infection，AURI）是由各种病毒和/或细菌侵犯鼻、咽或喉部等而引起的急性炎症的总称。以病毒多见，占70%~80%，细菌感染占20%~30%。

根据病因和病变范围的不同，分为以下类型：

1. **普通感冒** 又称急性鼻炎或上呼吸道卡他，以鼻咽部卡他症状为主要临床表现。起病较急，发病同时或数小时后可有喷嚏、鼻塞、流清水样鼻涕等症状。2~3d后鼻涕变稠，常伴咽痛、流泪、味觉减退、呼吸不畅、声嘶等。一般无发热及全身症状，或仅有低热、不适、轻度畏寒、头痛。体检可见鼻腔黏膜充血、水肿、有分泌物，咽部轻度充血。一般5~7d可痊愈。

2. **急性病毒性咽炎或喉炎**

（1）急性病毒性咽炎：临床特征为咽部发痒或灼热感，咳嗽少见，一般咽痛不明显。当吞咽疼痛时，常提示有链球菌感染。体检咽部明显充血水肿，颌下淋巴结肿大且触痛。

（2）急性病毒性喉炎：临床特征为声嘶、发声困难，常有发热、咽痛或咳嗽。体检可见喉部水肿、充血，局部淋巴结轻度肿大和触痛，可闻及喉部的喘鸣音。

3. **急性疱疹性咽峡炎** 多于夏季发作，儿童多见，偶见于成年人。表现为明显咽痛、发热，体检可见咽充血，软腭、悬雍垂、咽及扁桃体表面有灰白色疱疹及浅表溃疡，周围有红晕，以后形成疱疹。病程约1周。

4.**急性咽结膜热**　急性咽结膜热是一种表现为急性滤泡性结膜炎，并伴有上呼吸道感染和发热的病毒性结膜炎，常发生于夏季，儿童多见，游泳者易于传播。临床主要表现为发热、咽炎、结膜炎三大症状。病程4~6d。

5.**细菌性咽炎及扁桃体炎**　起病急、临床表现为咽痛、畏寒、发热（体温可达39℃以上）。体检可见咽部明显充血，扁桃体肿大、充血，表面可有黄色脓性分泌物，可伴有颌下淋巴结肿大、压痛，肺部无异常体征。

（二）诊断步骤

1.**病史**　以上呼吸道卡他症状、咽干、咽痒为临床表现，可合并发热、头痛，咽炎患者可出现咽痒、咽痛。

2.**查体**　鼻腔黏膜、咽部充血、水肿、有分泌物，颌下淋巴结肿大且触痛，扁桃体肿大、充血，表面有黄色脓性分泌物。肺部常无异常体征，如存在上气道梗阻，可闻及喉部的喘鸣音。

3.**辅助检查**

（1）外周血常规：病毒性感染时外周血白细胞计数正常或偏低，淋巴细胞比例升高；细菌性感染时，外周白细胞总数和中性粒细胞比例增多，有核左移现象。

（2）胸部X线检查：一般无须此项检查，如需鉴别肺炎时可考虑。

（三）诊断方法

根据病史、流行病学、鼻咽部的症状体征，结合血常规可作出临床诊断，一般无须病因诊断。

（四）鉴别诊断

急性上呼吸道感染需与初期表现为感冒样症状的其他疾病相鉴别，如过敏性鼻炎、流行性感冒、急性传染病前驱症状（如麻疹、流行性出血热、流行性脑脊髓膜炎、脊髓灰质炎、伤寒、斑疹伤寒等）。

（五）基层医疗机构转诊指征

1.患者持续高热，体温＞39℃，且经常规抗病毒、抗感染治疗3d无效。

2.患者存在上气道梗阻，有窒息的风险。

3.短时间内出现呼吸或循环系统衰竭症状及体征者。

4.出现风湿病、肾小球肾炎或病毒性心肌炎等严重并发症者。

5.一般情况差、患有严重基础疾病（如慢性心力衰竭、糖尿病等）或长期使用免疫抑制剂者。

（六）治疗

一般无须积极抗病毒治疗，以对症处理、休息、戒烟、多饮水、保持室内空气流通和防治继发细菌感染为主。一般不用抗菌药物，如合并细菌感染，可根据上呼吸道感染常见病原菌经验性选用抗菌药物。

1．对症治疗

（1）一般治疗：发热、病情较重或年老体弱的患者应卧床休息，多饮水，保持室内空气流通，防止受凉。

（2）解热镇痛药：有头痛、发热、全身肌肉酸痛等症状者，可酌情使用解热镇痛药，如对乙酰氨基酚、阿司匹林、布洛芬等。

（3）抗鼻塞、抗过敏的复方制剂：有鼻塞、鼻黏膜充血、水肿、咽痛等症状者，可应用盐酸伪麻黄碱等可选择性收缩上呼吸道黏膜血管的药物，也可用1%麻黄碱滴鼻。有频繁喷嚏、多量流涕等症状的患者，可酌情选用马来酸氯苯那敏、氯雷他定或苯海拉明等抗过敏药物。临床常用于缓解感冒症状的药物均为复方非处方药（OTC）制剂。因为这类药物有头晕、嗜睡等不良反应，故宜在睡前服用，驾驶员和高空作业者避免使用。

（4）镇咳：对于咳嗽症状较为明显者，可给予氢溴酸右美沙芬、可待因等镇咳药。

2．病因治疗

（1）抗病毒药物治疗：一般无须进行积极抗病毒治疗。

（2）抗菌药物治疗：单纯病毒感染无须使用抗菌药物，有外周血白细胞计数升高、咽部脓苔、咳黄痰等细菌感染证据时，可酌情使用青霉素、第一代头孢菌素、大环内酯类或喹诺酮类。极少需要根据病原菌选用敏感的抗菌药物。

（3）中医辨证施治：有些中成药如银翘片、双黄连、抗病毒颗粒、鱼腥草等有辛凉解表、清热解毒作用。中医中药治疗感冒有一定效果，但目前尚缺乏高质量的临床研究证据。

（七）健康管理

1．避免诱发因素　避免受凉、过度疲劳，注意保暖；保持室内空气新鲜、阳光充足；在高发季节少去人群密集的公共场所；戒烟；防止交叉感染。

2．增强免疫力　注意劳逸结合，加强体育锻炼，提高机体抵抗力及抗寒能力。

3．识别并发症并及时就诊　药物治疗后症状不缓解，或出现耳鸣、耳痛、外耳道流脓等中耳炎症状，或恢复期出现胸闷、心悸，眼睑浮肿、腰酸或关节疼痛者，及时就诊。

（八）常用药物选择

急性上呼吸道感染常用药物选择见表2-1。

表2-1 急性上呼吸道感染常用药物选择

分类	名称	用法用量	用药目的	禁忌证	不良反应	注意事项
解热镇痛药	对乙酰氨基酚	成人口服，0.3～0.6g/次，每4小时1次或4次/d，1日量不宜超过2g	用于急性上呼吸道感染引起的发热、头痛、肌肉痛等	对乙酰氨基酚过敏者禁用	偶见皮疹、血小板减少症及粒细胞缺乏症。长期大量用药会导致肝肾功能异常，出现不良反应及时停药	长期服用对乙酰氨基酚可致肝损害，可增强抗凝药的抗凝作用
	布洛芬	成人口服，0.2～0.4g/次，每4～6小时1次。缓释片：0.3～0.6g/次，2次/d。缓释胶囊：0.3g/次，2次/d	适用于成人和儿童发热	对布洛芬过敏及对阿司匹林过敏的哮喘患者禁用；哺乳期妇女禁用；鼻息肉综合征、血管性水肿患者禁用	主要不良反应为消化道症状，少数患者可出现胃溃疡和消化道出血。其他不良反应包括神经系统症状、肾功能不全	饮酒或与非甾体抗炎药同用可增加胃肠道不良反应；布洛芬可增强降糖药（包括口服降糖药）的作用
	吲哚美辛	栓剂，直肠给药，50～100mg/次，50～100mg/d。1日剂量不宜超过200mg	用于高热的对症解热，可迅速大幅度短暂退热	对吲哚美辛、阿司匹林及其他非甾体抗炎镇痛药过敏者禁用。用于妊娠晚期的后3个月可使胎儿动脉导管闭锁，妊娠期女禁用。活动性溃疡病、溃疡性结肠炎及其他上消化道疾病及有病史者禁用。可使癫痫、帕金森病及精神病患者病情加重，禁用	常见的不良反应如消化不良、胃痛，胃出血及胃穿孔；神经系统不良反应主要有头痛、头晕、焦虑及失眠等，严重者可有精神行为障碍或抽搐等；可出现血尿、水肿、肾功能不全，在老年人多见；可出现各型皮疹，最严重的为大疱性多形红斑（Stevens-Johnson综合征）；造血系统受抑制而出现再生障碍性贫血、白细胞减少或血小板减少等；可出现过敏反应如哮喘、血管性水肿及休克等。出现不良反应及时停药	饮酒或与糖皮质激素、促肾上腺皮质激素同用，可增加胃肠道溃疡或出血的风险；与肝素、口服抗凝药及溶栓药合用时，使抗凝药作用加强；与胰岛素或口服降糖药合用，可增强降糖药效或需调整降糖药物的剂量
抗变态反应药	马来酸氯苯那敏	成人口服，4～8mg/次，3次/d。老年人酌情减量，哺乳期、妊娠期妇女慎用	适用于上感引起的喷嚏、流涕等	新生儿和早产儿、癫痫患者、接受单胺氧化酶抑制药治疗者禁用；对马来酸氯苯那敏过敏及辅料过敏者禁用	常见不良反应有嗜睡、疲劳、口干、咽干、咽痛。少见的不良反应有皮肤瘀斑及出血倾向、胸闷、心悸等	

续表

分类	名称	用法用量	用药目的	禁忌证	不良反应	注意事项
抗变态反应药	苯海拉明	成人口服，25～50mg/次、2～3次/d，饭后服	适用于上感引起的喷嚏、流涕等	对苯海拉明及辅料过敏者禁用；新生儿、早产儿禁用	常见嗜睡、疲劳、头晕、头痛、倦乏、口干、恶心、呕吐、注意力不集中、共济失调。停药后可消失	与对氨基水杨酸合用可降低后者血药浓度。避免和中枢神经系统抑制药合用
	氯雷他定	成人10mg/次、1次/d	用于上感引起的喷嚏、流涕等	对氯雷他定及辅料过敏者禁用	罕见的不良反应有视物模糊、血压降低或升高、心悸、晕厥、运动功能亢进、肝功能改变、黄疸、肝炎、肝坏死、脱发、癫痫发作等	肝功能受损者应减低剂量
	西替利嗪	成人10mg/次、1次/d，或5mg/次、2次/d	用于上呼吸道感染引起的打喷嚏、流涕等	对本药或其他哌嗪衍生物过敏者禁用；终末期肾衰竭肌酐清除率≤10ml/min的患者禁用	偶见嗜睡、头痛、头晕、激动、胃肠不适；过敏反应罕见	
镇咳药	喷托维林	成人口服，25mg/次、3～4次/d	用于各种原因引起的干咳	对喷托维林或制剂辅料过敏者禁用	偶有便秘、轻度头痛、头晕、嗜睡、口干、恶心、腹泻等	
	右美沙芬	片剂、糖浆剂、颗粒剂，成人15～30mg/次、3～4次/d；缓释片剂，30mg/次、2次/d，不可掰碎服用	主要用于各种原因引起的干咳	对氢溴酸右美沙芬及其辅料成分过敏者；妊娠3个月内妇女；哺乳期妇女；有精神病史；使用单胺氧化酶抑制剂停药不满2周的患者	偶有头晕、轻度嗜睡、口干、便秘及恶心等	不得与单胺氧化酶抑制剂及其他抗抑郁药并用；不宜与中枢神经系及其他中枢抑制药物并用，因可增强对中枢的抑制作用
抗感冒药复方制剂	苯丙哌林	成人口服，20～40mg/次、3次/d	用于刺激性干咳，急、慢性支气管炎及各种原因引起的咳嗽均可使用	对苯丙哌林过敏者禁用	主要有乏力、头晕、上腹不适、食欲缺乏、皮疹等不良反应	
	美扑伪麻片	口服1片/次，每6小时服1次，24h内不超过4次	用于普通感冒或流行性感冒引起的发热、头痛、四肢酸痛、打喷嚏、流鼻涕、鼻塞、咳嗽、咽痛等症状	严重肝肾功能不全者禁用	主要有困倦，有时有轻度头晕、乏力、恶心、上腹不适、口干、食欲缺乏和皮疹等	与其他解热镇痛药同用，可增加肾毒性的危险

续表

分类	名称	用法用量	用药目的	禁忌证	不良反应	注意事项
抗感冒药复方制剂	复方氨酚烷胺片	成人口服，1片/次，2次/d	适用于缓解普通感冒及流行性感冒引起的发热、头痛、四肢酸痛、打喷嚏、流鼻涕、鼻塞、咽痛等症状	严重肝肾功能不全者禁用	有时有轻度头晕、乏力、恶心、上腹不适、口干、食欲缺乏和皮疹等	
	阿莫西林	成人口服，0.5g/次，每6～8小时1次，一日剂量不超过4g	用于敏感菌所致的下列感染：肺炎链球菌、溶血性链球菌、流感嗜血杆菌所致呼吸道感染	对青霉素过敏及青霉素皮肤试验阳性患者禁用	胃肠道反应如恶心、呕吐、腹泻等；过敏反应如皮疹；药物热和哮喘等；少数患者ALT及AST可轻度增高；偶有白细胞减少、嗜酸性粒细胞增多等	
	头孢氨苄	成人口服，250～500mg/次，每6小时1次，最高剂量4g/d。链球菌咽峡炎患者，口服，每12小时500mg或采用头孢氨苄缓释胶囊，一日剂量分2次口服	适用于敏感菌所致的急性扁桃体炎、急性咽炎等较轻、中度感染	对头孢氨苄及其他头孢菌素类过敏者禁用	恶心、呕吐、腹泻和腹部不适等胃肠道反应较多见；皮疹、药物热等过敏反应少见	
抗菌药物	阿奇霉素	口服，常用量：第1天，0.5g顿服，第2～5天，0.25g/d顿服。或0.5g/d顿服，连服3d	适用于化脓性链球菌引起的急性咽炎、急性扁桃体炎以及流感嗜血杆菌、卡他莫拉菌引起的上感。对链球菌引起的上感。对阿奇霉素、红霉素或其他任何一种对大环内酯类药物过敏者禁用	对阿奇霉素、红霉素或其他任何一种大环内酯类药物过敏者禁用	服药后可出现腹痛、腹泻、恶心等胃肠道反应，其发生率较红霉素低；极少出现头晕、头痛及发热、皮疹等过敏反应；可出现一过性的中性粒细胞减少、血清氨基转移酶升高；较严重的不良反应有角膜糜烂、重症多形性红斑、中毒性表皮剥脱坏死、血管性水肿、过敏性休克和重症肌无力	

续表

分类	名称	用法用量	用药目的	禁忌证	不良反应	注意事项
抗菌药物	左氧氟沙星	慢性支气管炎急性细菌感染加重，0.4g/d，分2次服，或0.5g/d，顿服，疗程7d	适用于肺炎链球菌、流感嗜血杆菌、支原体等非典型病原体所致的上感	对喹诺酮类药过敏者，18岁以下儿童及青少年，妊娠期、哺乳期妇女禁用左氧氟沙星身制剂；特殊疾病状态、有重症患无力史者避免使用；肾衰竭，有肌腱疾病史或肾脏、心脏或肺移植患者慎用；有Q-T间期延长、未纠正的低钾血症患者避免使用	常见不良反应包括皮疹，胃肠道不良反应如腹泻、恶心、神经系统，如头晕、头痛、失眠等。严重不良反应包括心血管系统反应，如主动脉瘤或夹层、心搏骤停、Q-T间期延长、室性心动过速，皮肤不良反应如多形性红斑、Stevens-Johnson综合征；肝脏不良反应，如肝衰竭，肝功能衰竭；肾脏不良反应，如急性肾炎，神经系统，如谵妄、癫痫发作。左氧氟沙星可能导致血糖紊乱，注意监测血糖	

任务分析

本次任务要求为导入病例推荐治疗方案，并指导患者合理用药，分析如下。

（一）归纳病例特点

性别：男。

年龄：52 岁。

主要症状特点：打喷嚏、鼻塞、流清水样鼻涕，发热伴头疼，体温最高 38.5℃。

诊断：急性上呼吸道感染。

（二）确定治疗原则

1. 对症治疗 ① 一般治疗：发热患者应卧床休息，多饮水，保持室内空气流通，防止受凉。② 解热镇痛药：根据患者发热情况，可使用对乙酰氨基酚 0.3 ~ 0.6g/ 次，口服，每 4 小时 1 次或 4 次 /d。③ 抗鼻塞、抗过敏的复方制剂：可酌情选用马来酸氯苯那敏、氯雷他定或苯海拉明等抗过敏药物。

2. 抗菌药物治疗 外周血白细胞计数升高、咽部脓苔、咳黄痰等细菌感染证据时，可酌情使用青霉素、第一代头孢菌素、大环内酯类或喹诺酮类。

（三）用药指导

治疗药物的用药指导见表 2-2。

表 2-2 治疗药物的用药指导

药物名称	用法用量	注意事项
对乙酰氨基酚	0.3 ~ 0.6g/ 次，口服，每 4 小时 1 次或 4 次 /d	1. 超剂量使用对乙酰氨基酚可致肝损害。长期应用检测肝脏生物化学指标 2. 尽量避免合用含有对乙酰氨基酚或其他解热镇痛的药品 3. 该药为对症治疗，用于解热连续使用不得超过 3d，用于止痛不得超过 5d 4. 服药期间不能饮酒或含有乙醇的饮料 5. 肝肾功能不全、孕妇及哺乳期妇女慎用

任务实施与评分标准

任务实施与评分标准见表 2-3。

表 2-3 任务实施与评分标准

考核项目	内容要点	分值	得分
理论知识（15 分）	急性上呼吸道感染的判断标准（5 分） 急性上呼吸道感染的治疗原则（5 分） 急性上呼吸道感染的常用治疗药物（5 分）	15	

续表

考核项目		内容要点	分值	得分
诊疗技能 （70分）	明确疾病诊断 （6分）	询问患者病因，明确患者病情特点（2分） 监测患者血常规、体温等指标，并观察患者其他症状（2分） 根据患者症状及检查指标判断患者疾病类型（2分）	6	
	确定治疗目标 （4分）	依据患者疾病类型和意愿，医生与患者共同确定治疗目标 （4分）	4	
	确定治疗方案 （15分）	针对治疗目标，综合考虑患者病情和药物特性，按照安全、有效、经济、适当的原则选择合适的治疗药物，选择药物错误不得分 药物选择： 药物名称、剂型正确（5分） 药物规格正确（5分） 药物剂量正确（5分）	15	
	药物治疗 （45分）	药物介绍： 介绍药物名称及数量（5分） 介绍用法用量（5分） 介绍不良反应（5分） 介绍药物的储存（5分）	20	
		用药指导： 用药注意事项（5分） 给出用药指导策略（5分） 对患者进行用药教育（5分） 对患者进行健康教育（5分） 对患者提出的疑问能够给出合理的回答（5分）	25	
综合评价 （15分）		1. 用药指导过程迅速熟练（5分） 2. 仪表整洁，言语恰当（5分） 3. 逻辑清晰，体现临床思维（5分）	15	
合计			100	

（郑超君）

任务二

支气管哮喘用药指导

任务目标

1. 掌握支气管哮喘的临床特征。
2. 能对支气管哮喘患者制订合适的治疗方案。
3. 能对支气管哮喘患者选择合适的治疗药物，并进行用药指导。

任务导入

　　患者，男，30岁。1个月前天气转凉后出现咳嗽，多为阵发性干咳，偶有少许白色黏痰，咳嗽与体位、时间无明显关系，痰量极少不好估计，感胸闷喘息，活动后明显，清晨发作较多，结合实验室检查指标，诊断为支气管哮喘。

要求：请为该患者推荐治疗方案，并指导患者合理用药。

相关理论知识

（一）定义

支气管哮喘简称哮喘，是由多种细胞和细胞组分参与的气道慢性炎症性疾病，这种慢性炎症导致了气道高反应性的发生和发展。临床上表现为反复发作的喘息、气急、胸闷、咳嗽等症状，常在夜间和/或清晨发作、加剧，同时伴有可变的气流受限。哮喘是一种异质性疾病。

（二）诊断与鉴别诊断

哮喘的诊断应根据临床表现及提示可变气流受限的一些辅助检查等，综合分析确定。根据以下一些临床特征，并排除其他疾病时可诊断为哮喘。

1. 临床表现

（1）反复发作喘息、气急，伴或不伴胸闷或咳嗽，夜间及晨间多发，常与接触变应原、冷空气、物理或化学性刺激以及上呼吸道感染、运动等有关。

（2）发作时双肺可闻及散在或弥漫性哮鸣音，呼气相延长。

（3）上述症状和体征可经治疗缓解或自行缓解。

2. 辅助检查

（1）支气管舒张试验：吸入支气管舒张剂后第1秒用力呼气容积（FEV_1）增加 > 12%，且其绝对值增加 > 200ml。

（2）呼气流量峰值（PEF）及其变异率测定：连续2周或以上监测PEF，平均每日昼夜PEF变异率 > 10%。

（3）支气管激发试验阳性。

3. 鉴别诊断　哮喘应与左心功能不全、慢性阻塞性肺气肿、上气道阻塞性病变、支气管扩张、嗜酸性粒细胞肉芽肿性血管炎、变态反应性支气管肺曲霉病等疾病相鉴别。

（三）疾病严重程度分层

哮喘根据临床表现可分为急性发作期、慢性持续期和临床缓解期。急性发作期根据症状、体征和辅助检查分为轻度、中度、重度和危重度4级。慢性持续期和临床缓解期属于非急性发作期，其严重度评估采用哮喘控制水平分级，分为良好控制、部分控制和未控制3个等级。临床缓解期指经过治疗或未经治疗症状和体征消失，肺功能（FEV_1或PEF）≥ 80%预计值，并维持3个月以上。非急性发作期的长期规范管理是哮喘治疗的重点。

（四）药物治疗原则

不同的分期、分级，哮喘的治疗不同，最终目标是既要达到当前控制，又要降低未来风险。急性发作期和慢性持续期的治疗目标不同：急性发作期治疗目标主要为尽快缓解症状、解除气流受限和改善低氧血症。慢性持续期治疗目标在于达到哮喘症状的良好控制，维持正常活动水平，尽可能减少急性发作、肺功能不可逆损害和药物相关不良反应的风险。

哮喘急性发作期治疗原则是去除诱因，根据严重程度不同，给予相应治疗方案，如使用支气管扩张剂、合理氧疗、适时足量全身使用糖皮质激素。哮喘慢性持续期的长期治疗主要以药物吸入治疗为主，强调规律用药，应遵循分级治疗和阶梯治疗的原则。根据哮喘病情严重程度和控制水平选择相应的 5 级方案（表 2-4），大部分哮喘患者根据病情评估，治疗方案可从第 2 级或第 3 级治疗开始，各治疗级别方案中都应该按需使用缓解药物以迅速缓解症状，规律使用控制药物以维持症状的控制。根据疾病控制水平和风险因素水平等，采取升级或降级治疗。

表 2-4　不同级别的治疗方案

治疗方案	第 1 级	第 2 级	第 3 级	第 4 级	第 5 级
首选控制药物	不需使用	低剂量 ICS/LABA	中 / 高剂量 ICS/LABA	中 / 高剂量 ICS/LABA	添加治疗，如 LAMA、口服激素、IgE 单克隆抗体等
其他可选控制药物	低剂量 ICS	LTRA、低剂量茶碱	中高剂量 ICS、低剂量 ICS/LTRA（或加茶碱）	中高剂量 ICS、低剂量 ICS/LABA 加 LAMA 高剂量 ICS/LTRA（或加茶碱）	
缓解药物			按需使用 SABA 或 ICS/福莫特罗复合制剂	按需使用 SABA 或 ICS/福莫特罗复合制剂	

注：ICS 吸入性糖皮质激素；SABA 短效 β_2 受体激动剂；LTRA 白三烯受体拮抗剂；LABA 长效 β_2 受体激动剂；LAMA 长效抗胆碱能药物。

升级治疗：如果使用当前治疗方案不能使哮喘得到控制，并排除和纠正影响哮喘控制的因素（如吸入方法不正确、依从性差、持续暴露于触发因素、存在合并症、诊断错误等）后，治疗方案应该升级直至达到哮喘控制为止。

降级治疗：当哮喘症状达良好控制且肺功能稳定至少 3 个月后，治疗方案可考虑降级。选择合适时机才能进行降级治疗，避开呼吸道感染、妊娠、旅游等；每一次降级治疗都应视为一次试验，使患者参与到治疗中，记录哮喘状态（症状控制、肺功能、危险因素），书写哮喘行动计划，密切观察症状控制情况、PEF 变化，并定期随访；通常每 3 个月减少吸入性糖皮质激素（ICS）剂 25% ~ 50% 是安全可行的。另外，正确选择及使用吸入装置是哮喘药物治疗中至关重要的环节。吸入装置操作比较复杂，装置使用错误非常普遍，患者依从性不佳也是很大的问题，将直接影响治疗的效果。因此，对哮喘药物治疗还需重视患者的用药教育及全程管理。

（五）常用药物选择

支气管哮喘常用药物选择见表 2-5。

表2-5　支气管哮喘常用药物选择

分类	名称	用法用量	用药目的	禁忌证	不良反应	注意事项
	布地奈德	本品的剂量应个体化，根据哮喘患者的综合评估选择合适的剂量，并在治疗过程中密切监护哮喘控制水平，根据具体情况调整吸入剂量。剂量范围：成人100～1 600µg/d，儿童100～800µg/d，2次/d吸入	布地奈德的气雾剂和粉雾剂适用于哮喘的长期抗炎治疗。雾化吸入混悬液则任任人混悬液用于哮喘急性发作期	对布地奈德及制剂辅料过敏者禁用	吸入药物全身吸收少，全身不良反应少。含ICS的吸入剂常见不良反应以口咽部等局部不良反应为主。吸入后有些患者可能出现口咽部不适感、声音嘶哑、甚至念珠菌感染。还可能引起等咽喉水肿等过敏性反应，呼吸道症状（如呼吸困难和/或支气管痉挛）等全身不良反应	布地奈德可代树人乳汁，使用时高权衡母亲的受益与母乳喂养婴儿暴露于微量布地奈德中的风险
	氟替卡松	1. 16岁以上人群：100～1 000µg/次，2次/d 2. 4～16岁儿童：50～100µg/次，2次/d。老年患者、肝肾功能损害者无须调整剂量	氟替卡松气雾剂适用于哮喘的长期抗炎治疗；雾化人混悬液用于哮喘急性发作期	对氟替卡松及制剂辅料过敏者禁用	同上	
	倍氯米松	成人50～100µg/次，3～4次/d，每日最大剂量≤1 000µg。儿童用量按年龄酌减，每日最大剂量达到≤400µg。当哮喘控制后，所有患者都需减量至最低有效维持剂量	倍氯米松气雾剂适用于哮喘的长期抗炎治疗；雾化人混悬液用于哮喘急性发作期	对倍氯米松及制剂辅料过敏者禁用	同上	
平喘药	布地奈德福莫特罗粉吸入剂	仅用于经口吸入。用药剂量应个体化，根据哮喘患者的综合评估选择合适的剂量，并在治疗过程中密切监护哮喘控制水平，根据具体情况调整吸入剂量。当哮喘控制后，所有患者都需减量至最低有效维持剂量 1. 成人（≥18岁）：每次160µg/4.5µg或320µg/9.0µg，2次/d。有些患者可能需要使用每揿320µg/9.0µg，2次/d 2. 青少年（12～17岁）：每次160µg/4.5µg或320µg/9.0µg，2次/d 3. 儿童（6～11岁）：建议使用每揿80µg/4.5µg规格，1～2吸/次，2次/d 4. 6岁以下儿童因现有数据有限，不建议6岁以下儿童使用本品	用于需要联合应用ICS和长效β_2受体激动剂（LABA）的哮喘患者的常规治疗；ICS和按需使用短效β_2受体激动剂（SABA）不能很好地控制症状的患者；或应用ICS和LABA，症状已得到良好控制的患者	对布地奈德、福莫特罗或吸入乳糖（含少量牛乳蛋白质）过敏者禁用	常见不良反应以口咽部等局部不良反应为主，特别是含有ICS的制剂。布地奈德/福莫特罗中含有布地奈德，吸入后有些患者可能出现布地奈德后的口咽部不适感、声音嘶哑、甚至念珠菌感染。该药最常见的全身性不良反应是由于福莫特罗引起的震颤和心悸，这些不良反应通常可在开始治疗的几天内减弱或消失。另外，还可能引起等咽喉水肿、血管性水肿等过敏性反应，呼吸道症状（如呼吸困难和/或气管痉挛）等，以及心律失常，头痛、头晕、肌肉痉挛及高血糖（罕见）等	

续表

分类	名称	用法用量	用药目的	禁忌证	不良反应	注意事项
	沙美特罗/氟替卡松粉吸入剂	仅用于经口吸入。1揿/次，2次/d（由于沙美特罗使用剂量规定，该制剂任何一种规格，每天均不能超过2次，每次不能超过1揿）。根据哮喘患者的综合评估个体化选择合适的剂量（3种规格，所有患者都需减量）。当哮喘控制后，所有患者都需减量至最低有效维持剂量 1. 成人和青少年（≥12岁）：1揿/次，2次/d（根据哮喘症状选择合适的规格） 2. 儿童（4～11岁）：1揿/次，2次/d（使用50μg/100μg规格）	用于可逆性气道阻塞性疾病的规律治疗，包括成人和儿童哮喘；可用于接受有效维持剂量的ICS和LABA的患者，和吸入ICS但仍有症状的患者	本品中含乳糖，对乳糖及牛奶过敏者禁用	常见不良反应以口咽部等局部不良反应为主，特别是含有ICS的制剂。沙美特罗/氟替卡松粉吸入剂含有氟替卡松，吸入后有些患者可能出现口咽部不适感、声音嘶哑、甚至念珠菌感染，正确的吸入方法和吸入后及时漱口可减少局部不良反应的发生。全身不良反应可能引起主要表现为面部、口咽部水肿的过敏性反应，呼吸道症状（如呼吸困难、支气管痉挛）等。沙美特罗可能出现震颤、心律失常、心悸、头痛、关节痛、肌肉痉挛、过敏反应及高血糖（罕见）等	
平喘药	倍氯米松福莫特罗气雾剂	仅用于经口吸入。成人（≥18岁）：1～2揿/次，2次/d，每日最大剂量为4揿。用药剂量应个体化，根据哮喘患者的综合评估选择合适的剂量，并在治疗过程中密切监测哮喘控制水平。当哮喘控制后，根据具体情况调整吸入剂量。所有患者都需减量至最低有效维持剂量。尚无12岁以下儿童使用经验，12～18岁之间青少年使用的资料也有限，不推荐18岁以下儿童及青少年使用本品	用于哮喘的规律治疗，包括ICS未获得良好控制的患者，ICS和LABA已获得控制的患者	对倍氯米松、莫特罗及其辅料有过敏者禁用	常见不良反应以口咽部等局部不良反应为主，特别是含有ICS的制剂。倍氯米松福莫特罗中含有倍氯米松，吸入后有些患者甚至可能出现口咽部不适感、声音嘶哑，念珠菌感染，正确的吸入方法和吸入后及时漱口可减少局部不良反应的发生。该药的全身性不良反应是由于福莫特罗最常见的震颤和心悸。另外，还可能引起导致敏性水肿等过敏性反应，以及血管性水肿和/或支气管痉挛），以及心律失常、头痛、头晕、肌肉痉挛等	倍氯米松可能代谢人乳汁，除非特别是人类乳罗是否进入人类乳汁不清楚，使用时需权衡对母亲的益处与母乳喂养婴儿的潜于微量药物的暴露风险
	沙丁胺醇	沙丁胺醇气雾剂仅用于经口吸入，对吸气与喷药同步进行困难的患者可借助储雾罐。1～2揿/次，需要时可每4小时重复1次，但24h内宜超过6次	用于缓解哮喘患者的支气管痉挛	对本品任何活性成分或辅料有过敏史者禁用	常见不良反应有骨骼肌肉的震颤（通常手部较为明显）、头痛、心动过速	沙丁胺醇可能代谢入乳汁，除非母来获益大于对新生儿的潜在危险，否则不推荐哺乳期妇女使用。或者使用期间暂停哺乳

续表

分类	名称	用法用量	用药目的	禁忌证	不良反应	注意事项
	茶碱（缓释片）	口服，本缓释片应整片吞服，不可压碎或咀嚼。成人或12岁以上儿童：起始剂量为0.1~0.2g/次，2次/d，早、晚用100ml温开水送服。剂量视病情和疗效调整，但日用量不超过0.9g，分2次服用	用于支气管哮喘、缓解喘息性支气管炎等疾病，缓解喘息症状	对本品过敏的患者、活动性消化溃疡和未经控制的惊厥性疾病患者禁用	常见不良反应为恶心、呕吐、胃部不适、食欲减退等。餐后服用可以减轻其胃肠道不良反应。茶碱的毒性常出现在血清浓度为15~20µg/ml。特别是在治疗早期，多见的不良反应有恶心、呕吐、易激动、失眠等。当血清浓度超过20µg/ml时，可出现心动过速、心律失常；血清中茶碱超过40µg/ml，可发生发热、失水、惊厥等症状，严重的甚至呼吸、心跳停止致死。为防止老年人或患肝肾功能不全患者过量，对患者应注意监测茶碱血药浓度	
平喘药	泼尼松	口服。对于重症哮喘或难治性哮喘、非急性发作期长期联合用药者，宜低剂量使用。根据患者症状控制情况选择合适剂量。一旦哮喘控制，尽快减少口服剂量直至停药。对于急性发作期，根据急性发作严重程度选择剂量，推荐泼尼松每天0.5~1.0mg/kg或等效剂量其他激素5~7d，症状减轻后迅速减量或完全停药	用于应用大剂量ICS/LABA后仍不能控制的持续性哮喘和激素依赖性哮喘；对SABA初始治疗反应不佳在控制药物治疗基础上发急性发作的哮喘患者	对泼尼松及其辅料和肾上腺皮质激素类药物有过敏史患者禁用；高血压、血栓症、胃与十二指肠溃疡、精神病、电解质代谢异常、心肌梗死、内脏手术、青光眼等患者不宜使用；真菌和病毒感染患者禁用	本品较大剂量或长期应用，可引起骨质疏松、伤口愈合不良，并发感染、糖尿病、高血压、消化道溃疡等库欣综合征状等。对下丘脑-垂体-肾上腺轴抑制作用较强，也有患者可出现兴奋等精神症状。口服泼尼松期间应密切监测	

任务分析

本次任务要求为导入病例推荐治疗方案，并指导患者合理用药，分析如下。

（一）归纳病例特点

性别：男。

年龄：30 岁。

主要症状特点：天气转凉后出现阵发性干咳，偶有少许白色黏痰，感胸闷喘息，活动后明显，清晨发作较多。

诊断：支气管哮喘。

（二）确定治疗原则

1. **按需使用缓解药物** 患者哮喘急性发作时，可按需选择 SABA，如沙丁胺醇、特布他林，或 ICS 与福莫特罗复合制剂等。

2. **规律使用控制药物** 哮喘慢性持续期的长期治疗主要以药物吸入治疗为主，应遵循分级治疗和阶梯治疗的原则。可选用孟鲁司特 10mg（1 次 /d）、ICS/LABA、茶碱等，根据病情及时调整剂量。

（三）用药指导

治疗药物的用药指导见表 2-6。

表 2-6　治疗药物的用药指导

药物名称	用法用量	注意事项
布地奈德	成人 100 ~ 1 600μg/d，儿童 100 ~ 800μg/d，2 次 /d 吸入	1. 吸入后有些可能出现口咽部不适感、声音嘶哑，甚至念珠菌感染，故每次用药后需要用水漱口 2. 停药时需逐渐减少剂量，不能突然停止使用 3. 长期高剂量使用可能影响骨密度 4. 长期吸入本品的儿童，需要定期监测身高情况

任务实施与评分标准

任务实施与评分标准见表 2-7。

表 2-7　支气管哮喘的考核项目和评分标准

考核项目	内容要点	分值	得分
理论知识（15分）	支气管哮喘的判断标准（5分） 支气管哮喘的治疗原则（5分） 支气管哮喘的常用治疗药物（5分）	15	

续表

考核项目		内容要点	分值	得分
诊疗技能 （70分）	明确疾病诊断 （6分）	询问患者病因，明确患者病情特点（2分） 进行患者支气管舒张试验，测定呼气流量峰值（PEF）及其变异率，观察患者呼吸、气喘、咳嗽等症状（2分） 根据患者症状及检查指标判断患者疾病类型（2分）	6	
	确定治疗目标 （4分）	依据患者疾病类型和意愿，医生与患者共同确定治疗目标（4分）	4	
	确定治疗方案 （15分）	针对治疗目标，综合考虑患者病情和药物特性，按照安全、有效、经济、适当的原则选择合适的治疗药物，选择药物错误不得分 药物选择： 药物名称、剂型正确（5分） 药物规格正确（5分） 药物剂量正确（5分）	15	
	药物治疗 （45分）	药物介绍： 介绍药物名称及数量（5分） 介绍用法用量（5分） 介绍不良反应（5分） 介绍药物的储存（5分）	20	
		用药指导： 用药注意事项（5分） 给出用药指导策略（5分） 对患者进行用药教育（5分） 对患者进行健康教育（5分） 对患者提出的疑问能够给出合理的回答（5分）	25	
综合评价 （15分）		用药指导过程迅速熟练（5分） 仪表整洁，言语恰当（5分） 逻辑清晰，体现临床思维（5分）	15	
合计			100	

（郑超君）

任务三

急性支气管炎用药指导

任务目标

1. 掌握急性支气管炎的临床特征。

2. 能对不同类型急性支气管炎患者症状有所了解。

3. 能对急性支气管炎患者选择合适的治疗药物，并进行用药指导。

任务导入

患者，男，39 岁。10d 前感冒后出现胸闷、气喘、咳嗽，咯白色痰，体温 37.1℃，入院诊断为急性支气管炎。

要求：请为该患者推荐治疗方案，并指导患者合理用药。

相关理论知识

（一）定义与分类

急性支气管炎（acute tracheobronchitis）是由感染、物理、化学刺激或过敏因素引起的支气管黏膜的急性炎症。临床主要症状为咳嗽和咳痰。常发生于寒冷季节或气温突然变冷时。

（二）临床表现

症状：起病较急，常先有上呼吸道感染症状，继而出现干咳或伴少量黏痰，痰量逐渐增多、咳嗽症状加剧，偶可痰中带血。咳嗽持续时间通常＜ 30d。全身症状较轻，可有轻到中度发热，高热少见。但有研究显示，约 1/4 的患者咳嗽持续时间＞ 30d。如果伴有支气管痉挛，可出现程度不同的胸闷、气喘。全身症状一般较轻，可有轻到中度发热，多在 3 ~ 5d 后降至正常。

（三）诊断

急性起病，主要症状为咳嗽，有至少 1 种其他呼吸道症状如咳痰、气喘、胸痛，并且对于上述症状无其他疾病原因解释，可对本病作出临床诊断，常见的鉴别诊断见表 2-8。

表 2-8　需与急性支气管炎相鉴别的常见疾病

疾病	临床表现	检查
肺炎	肺炎患者的发热温度通常高于急性气管 - 支气管炎患者，且病情可更为严重，肺部检查时可闻及啰音	胸部 X 线检查可见肺炎浸润影
变应性鼻炎	变应性鼻炎患者通常有鼻后滴漏，可引起咳嗽。鼻腔检查时，患者有明显的急性鼻炎表现且伴有咽后壁引流	
急性上呼吸道感染	鼻咽部症状明显；一般无显著的咳嗽、咳痰；肺部无异常体征	
流行性感冒	常有流行病史；起病急骤，全身中毒症状重，可出现高热、全身肌肉酸痛、头痛乏力等症状，但呼吸道症状较轻	根据病毒分离和血清学检查结果可确定诊断

疾病	临床表现	检查
支气管哮喘	常有过敏、鼻炎、湿疹个人史或家族史；症状呈发作性，并有一定的诱因可循，有明显的喘息，通常对支气管舒张剂治疗有反应	部分患者外周血嗜酸粒细胞可升高；胸部 X 线检查正常或过度通气；肺功能有可变的呼气气流受限
肺癌	症状多持续 30d 以上；可出现咯血和 / 或全身症状，例如体重减轻或食欲缺乏	胸部 CT 或胸部 X 线检查可见肺部占位性病变；支气管镜检查可发现支气管管腔内病变
百日咳	百日咳患者中，儿童可出现特征性的"鸡鸣"样吸气性吼声，而在青少年或成人感染患者中则很少出现	百日咳杆菌的培养、聚合酶链反应或直接荧光抗体试验可呈阳性
充血性心力衰竭	可出现咳嗽，同时伴有其他症状和体征，例如劳力性呼吸困难、端坐呼吸、肺部检查啰音、外周性水肿、颈静脉压升高及心脏疾病病史	胸部 X 线检查显示肺血管充血，心影扩大

（四）治疗原则

急性支气管炎与病毒感染最为相关，治疗策略在于最大程度地减轻症状。对于许多轻微咳嗽患者，日常活动及睡眠不受影响时，可选择观察。患者如果出现发热，给予解热镇痛药可有助于缓解其不适。嘱患者适当休息、注意保温、多饮水，避免吸入粉尘和刺激性气体。对于有显著喘鸣、活动后或夜间咳嗽明显的患者，可予对症治疗。但相关对症治疗并不能缩短病程。镇咳、祛痰、解痉、抗过敏药物选择应考虑患者咳嗽咳痰特点、肝肾功能、年龄、职业、伴随用药及药物本身不良反应等因素。根据患者病情及伴随生理情况酌情增减药物用量。

1. **镇咳** 对于频繁或剧烈咳嗽造成的不适，影响学习、生活、工作和睡眠，甚至可能引起气胸、肋骨骨折、晕厥等并发症的患者，可酌情应用右美沙芬、喷托维林、苯丙哌林等镇咳剂。但对于痰多者不宜用可待因、福尔可定等强效镇咳药，以免影响痰液排出。对于白天需要精神警觉（如驾驶员）的患者，慎用可待因或其他含阿片的镇咳剂。可待因和右美沙芬不宜使用时间过长，可能出现药物依赖。兼顾镇咳与祛痰的复方制剂目前在临床应用较为广泛。

2. **祛痰** 复方氯化铵、溴己新、N- 乙酰半胱氨酸、氨溴索。

3. **解痉抗过敏** 对于支气管痉挛（喘鸣）的患者，可给予解痉平喘和抗过敏治疗，如氨茶碱、沙丁胺醇和马来酸氯苯那敏等。目前尚无证据表明吸入或全身性使用皮质类固醇可有效治疗急性气管 - 支气管炎引起的咳嗽。

4. **抗感染治疗** 不推荐对无肺炎的急性单纯性支气管炎进行常规抗菌药物治疗。抗菌药物可能对某些患者（例如老年人存在共病的患者）有益，但应权衡益处与潜在的不良反应以及耐药性。对过去一年曾住院治疗、口服皮质类固醇、患糖尿病或充血性心力衰竭且年龄 ≥ 80 岁的患者，或者存在前述情况中的两项且年龄 ≥ 65 岁的患者，可酌情使用抗菌药物。一般可选用青霉素类、头孢菌素、大环内酯类或氟喹诺酮类。

（五）药学监护

1. 疾病预后　多数患者的预后良好，症状在几周内消退，极少需要进行长期随访。对于高龄、免疫抑制宿主、孕妇需注意病情变化。对于有持续咳嗽（超过 8 周）的患者，可能有必要实施进一步评估，以排除慢性咳嗽的其他病因，例如哮喘（包括咳嗽变异性哮喘）、支气管结核、胃食管反流病等，而不应该反复使用抗菌药物。

2. 患者用药指导及教育　指导吸烟患者戒烟，避免受凉、劳累，防治上呼吸道感染；改善生活卫生环境，避免过度吸入环境中的过敏原和污染物；参加适当的体育锻炼，增强体质。

（六）常用药物选择

支气管炎的常用药物选择见表 2-9。

任务分析

本次任务要求为导入病例推荐治疗方案，并指导患者合理用药，分析如下。

（一）归纳病例特点

性别：男。
年龄：39 岁。
主要症状特点：感冒后出现胸闷、气喘、咳嗽，咯白色痰。
诊断：急性支气管炎。

（二）确定治疗原则

1. 止咳　酌情应用右美沙芬、喷托维林、苯丙哌林等镇咳剂。但对于痰多者不宜用可待因、福尔可定等强效镇咳药，以免影响痰液排出。

2. 化痰　可应用盐酸氨溴索 30mg，3 次 /d；N- 乙酰半胱氨酸 0.6g，2 次 /d。

3. 解痉　对于支气管痉挛（喘鸣）的患者，可给予解痉平喘治疗，如氨茶碱、沙丁胺醇等。

4. 抗感染治疗　不推荐对无肺炎的急性单纯性气管 - 支气管炎进行常规抗菌药物治疗。

5. 其他治疗措施　嘱患者适当休息、注意保温、多饮水，避免吸入粉尘和刺激性气体。

表2-9 支气管炎的常用药物选择

分类	名称	用法用量	用药目的	禁忌证	不良反应	注意事项
	马来酸氯苯那敏	成人：口服：4～8mg/次，3次/d；老年人酌情减量；妊娠期、哺乳期妇女慎用	适用于上感引起的喷嚏、流涕等	新生儿和早产儿、癫痫患者，接受单胺氧化酶抑制药治疗者禁用；对马来酸氯苯那敏及辅料过敏者禁用	常见不良反应有嗜睡、疲劳、口干、咽干、咽痛，少见的不良反应有皮肤瘀斑及出血倾向、胸闷、心悸等	与对氨基水杨酸合用可降低后血药浓度。避免和中枢神经系统抑制药合用
	苯海拉明	成人：口服：25～50mg/次，2～3次/d，饭后服	适用于上感引起的喷嚏、流涕等	对苯海拉明及辅料过敏者禁用；新生儿、早产儿禁用	常见嗜睡、疲劳、头痛、倦乏、注意力不集中、口干、恶心、纳差、共济失调。停药后可消失	
抗变态反应药	氯雷他定	成人：10mg/次，1次/d	用于上感引起的喷嚏、流涕等	对氯雷他定及辅料过敏者禁用	罕见的不良反应有视觉模糊、血压降低或升高、心悸、晕厥、运动功能亢进、肝功能改变、黄疸、肝炎、肝坏死、脱发、癫痫发作等	肝功能受损者应减剂量
	西替利嗪	成人：10mg/次，1次/d 或5mg/次，2次/d	用于上感引起的喷嚏、流涕等	对本药或其他哌嗪衍生物过敏者禁用；终末期肾衰竭[肌酐清除率(Ccr)<10ml/min]患者禁用	偶见嗜睡、头晕、头痛、激动、口干、胃肠不适；罕见过敏反应	
	喷托维林	成人：口服，25mg/次，3～4次/d	用于各种原因引起的干咳	对喷托维林或制剂辅料过敏者禁用	偶有便秘、轻度头晕、嗜睡、口干、恶心、腹泻等	
镇咳药	右美沙芬	成人：片剂、糖浆剂、颗粒剂，15～30mg/次，3～4次/d；缓释片剂，30mg/次，2次/d，不可掰碎服用	主要用于各种原因引起的干咳	对氢溴酸右美沙芬及其辅料成分过敏者，妊娠3个月内妇女、哺乳期妇女，有精神病史、使用单胺氧化酶抑制剂者停药未满2周的患者禁用	偶有头晕、轻度嗜睡、口干、便秘及恶心等	不得与单胺氧化酶抑制剂及抗抑郁药并用；不宜与乙醇及其他中枢神经系统抑制药物并用，因可增强对中枢的抑制作用

续表

分类	名称	用法用量	用药目的	禁忌证	不良反应	注意事项
镇咳药	苯丙哌林	成人：口服，20～40mg/次，3次/d	用于刺激性干咳、急、慢性支气管炎及各种原因引起的咳嗽均可使用	对苯丙哌林过敏者禁用	主要有乏力、头晕、上腹不适、食欲缺乏、皮疹等不良反应	
	氨溴素	成人及6岁以上儿童：10ml/次，3次/d	黏液溶解剂，可用于伴有黏痰的急性或慢性支气管或肺部疾病的祛痰治疗	对盐酸氨溴素和任何其他组分过敏者禁用	主要有胃肠道不适、皮肤和黏膜的过敏反应	
	溴己新	成人：8～16mg/次，3次/d 餐后口服	用于痰液黏稠而不易咳出者	对盐酸溴己新或其辅料成分过敏者禁用	偶有恶心、胃部不适、氨基转移酶升高，通常为一过性，无须处理；严重不良反应有皮疹、遗尿等，如发生应停药就医	
祛痰药	乙酰半胱氨酸	0.6g/次，1～2次/d。温开水溶解（≤40℃），混匀口服	用于痰液黏稠而不易咳出者	乙酰半胱氨酸或任何辅料过敏者禁用	偶有恶心、呕吐、上腹部不适、咳嗽等	乙酰半胱氨酸不应与镇咳药同时服用，因给药初期可液化支气管的分泌物并增加分泌物容量，镇咳药对咳嗽反射的抑制作用可能会导致支气管分泌物的积聚
	桉柠蒎肠溶胶囊	0.3g/次，3次/d。餐前半小时凉开水送服，不可打开或嚼破后服用	黏液溶解型祛痰药，用于痰液黏稠而不易咳出者	对本品过敏者禁用	胃肠道不适及过敏反应，如皮疹、面部水肿、呼吸困难和循环衰竭等	
	羧甲司坦	成人：10ml/次，3次/d	适用于患有呼吸道疾病且排痰困难者，尤其是在急性支气管炎和慢性支气管炎急性发作	消化道溃疡活动期患者禁用；对本品过敏者禁用	恶心、胃部不适、腹泻、轻度头痛以及皮疹等	应避免同时服用强效镇咳药，以免痰液堵塞气道

（三）用药指导

治疗药物的用药指导见表 2-10。

表 2-10　治疗药物的用药指导

药物名称	用法用量	注意事项
乙酰半胱氨酸泡腾片	0.6g，1~2 次 /d	1. 本品溶于半杯温开水后服用，最好夜间服用 2. 偶有恶心、胃部不适、氨基转移酶升高，通常为一过性，无须处理；严重不良反应有皮疹等，如发生严重不良反应，应停药就医 3. 本品含有阿斯巴甜（一种苯丙氨酸的来源），苯丙酮尿症患者不宜服用

任务实施与评分标准

任务实施与评分标准见表 2-11。

表 2-11　急性支气管炎的考核项目和评分标准

考核项目		内容要点	分值	得分
理论知识（15 分）		急性支气管炎的判断标准（5 分） 急性支气管炎的治疗原则（5 分） 急性支气管炎的常用治疗药物（5 分）	15	
诊疗技能（70 分）	明确疾病诊断（6 分）	询问患者病因，明确患者病情特点（2 分） 观察患者咳嗽咳痰、胸闷气喘等症状，根据情况测量血常规、体温等指标（2 分） 根据患者症状及检查指标判断患者疾病类型（2 分）	6	
	确定治疗目标（4 分）	依据患者疾病类型和意愿，医生与患者共同确定治疗目标（4 分）	4	
	确定治疗方案（15 分）	针对治疗目标，综合考虑患者病情和药物特性，按照安全、有效、经济、适当的原则选择合适的治疗药物，选择药物错误不得分 药物选择： 药物名称、剂型正确（5 分） 药物规格正确（5 分） 药物剂量正确（5 分）	15	
	药物治疗（45 分）	药物介绍： 介绍药物名称及数量（5 分） 介绍用法用量（5 分） 介绍不良反应（5 分） 介绍药物的储存（5 分）	20	
		用药指导： 用药注意事项（5 分） 给出用药指导策略（5 分） 对患者进行用药教育（5 分） 对患者进行健康教育（5 分） 对患者提出的异议对患者提出的疑问能够给出合理的回答（5 分）	25	

续表

考核项目	内容要点	分值	得分
综合评价 （15分）	用药指导过程迅速熟练（5分） 仪表整洁，言语恰当（5分） 逻辑清晰，体现临床思维（5分）	15	
合计		100	

（郑超君）

任务四

慢性阻塞性肺疾病用药指导

任务目标

1. 掌握慢性阻塞性肺疾病的临床特征。
2. 能对慢性阻塞性肺疾病患者制订合适的治疗方案。
3. 能对慢性阻塞性肺疾病患者选择合适的治疗药物，并进行用药指导。

任务导入

患者，男，62岁。6年前开始间断咳嗽，咳痰，咳白色黏液痰，多于受凉后或季节变换时发作，每年持续3个月以上时间，症状逐年加重。近5年来出现活动后胸闷、气促，一周前受凉后再发咳嗽、咳痰，为中量白色黏液痰，间断黄色脓痰，感活动后气促加重，夜间平卧位喘息明显，行肺功能等检查诊断慢性阻塞性肺疾病。

要求：请为该患者推荐治疗方案，并指导患者合理用药。

相关理论知识

（一）病因、发病机制及病理生理

慢性阻塞性肺疾病简称慢阻肺，是呼吸系统疾病中的常见病和多发病，因肺功能进行性减退，严重影响患者的活动能力和生活质量。

慢阻肺与慢性支气管炎和肺气肿关系密切，环境因素如吸烟、粉尘和化学物质、空气污染、呼吸道感染以及机体自身因素均与慢阻肺的发生发展有关。各种因素作用致小气道与肺气肿病变，使小气道阻力明显升高、肺泡弹性回缩力明显降低，造成慢阻肺特征性的持续性气流受限，出现肺通气功能障碍，进而发展导致肺换气功能障碍。以上过程引起缺氧和二氧化碳潴留，可发生不同程度的低氧血症和高碳酸血症，最终出现呼吸衰竭。

（二）典型症状

1. **慢性咳嗽**　常晨间咳嗽明显，夜间阵咳或排痰，随病程发展可终身不愈。

2. **咳痰**　常为白色黏液或浆液泡沫性痰，清晨排痰较多，急性期痰量增多，可出现脓痰。

3. **气短或呼吸困难**　慢阻肺的标志性症状，早期在较剧烈活动时出现，后逐渐加重。

4. **喘息和胸闷**　部分患者特别是重度患者或急性加重时出现喘息。

（三）诊断标准

1. **拟诊**　有吸烟等慢性阻塞性肺疾病高危因素史，有慢性咳嗽、咳痰、进行性加重的呼吸困难等典型症状可拟诊。

2. **确诊**　需要肺功能检查，使用支气管扩张剂后，第一秒用力呼气量（FEV_1）与用力肺活量（FVC）的百分比 < 70%，可以确认存在不可逆的气流受限。

（四）病情评估

稳定期病情严重程度评估如下。

1. **肺功能评估**　使用慢性阻塞性肺疾病全球倡议（global initiative for chronic obstructive lung disease，GOLD）分级，根据 FEV_1 下降幅度进行气流受限严重度分级（表 2-12）。

表 2-12　气流受限严重度分级

肺功能分级	患者 FEV_1 占预计值百分比
GOLD 1 级：轻度	≥ 80%
GOLD 2 级：中度	50% ~ 80%
GOLD 3 级：重度	30% ~ 49%
GOLD 4 级：极重度	< 30%

2. **症状评估**　采用改良版英国医学研究委员会呼吸困难问卷（modified British medical research council，mMRC）（表 2-13）评估呼吸困难程度，采用慢阻肺评估测试（CAT）问卷（表 2-14）评估慢阻肺患者的健康损害程度。

表 2-13　mMR 呼吸困难问卷评估慢阻肺患者的健康损害程度

mMRC 分级	呼吸困难症状
0 级	剧烈活动时才出现呼吸困难
1 级	平地快步行走或爬缓坡时出现呼吸困难
2 级	由于呼吸困难，平地行走时比同龄人慢或需要停下来休息

续表

mMRC 分级	呼吸困难症状
3 级	平地行走 100m 左右或数分钟后即需要停下来喘气
4 级	因严重呼吸困难而不能离开家，或在穿衣脱衣时即出现呼吸困难

表 2-14   慢阻肺患者自我评估测试 CAT 问卷

症状	评分	症状
我从不咳嗽	0 1 2 3 4 5	我一直咳嗽
我一点痰也没有	0 1 2 3 4 5	我有很多痰
我没有胸闷的感觉	0 1 2 3 4 5	我感到非常胸闷
我爬一个小坡或上一层楼不感到呼吸困难	0 1 2 3 4 5	我爬一个小坡或上一层楼感到严重的呼吸困难
我在家里的任何活动都不受到慢阻肺的影响	0 1 2 3 4 5	我在家里的任何活动都很受慢阻肺的影响
虽然有肺部疾病，但我有信心外出	0 1 2 3 4 5	因为肺部病情，我完全没有信心外出
我睡眠很好	0 1 2 3 4 5	因为肺部病情，我完全睡不好
我感到精力充沛	0 1 2 3 4 5	我完全没有精力

（3）急性加重风险评估：慢阻肺急性加重是指咳嗽、咳痰、呼吸困难比平时加重，或痰量增多，或咳黄痰，需要改变用药方案。上一年发生 2 次或以上急性加重，或者 1 次及 1 次以上需要住院治疗的急性加重，均提示今后急性加重风险增加。

依据上述肺功能、症状、急性加重风险等，即可对稳定期慢阻肺患者的病情严重程度作出综合评估，并依据评估结果选择稳定期的主要治疗药物（图 2-1）。

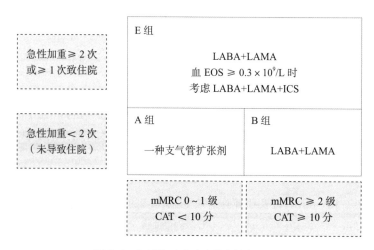

图 2-1   COPD 患者稳定期病情主要治疗药物示意图

注：A 组，低风险，症状少；B 组，低风险，症状多；E 组，高风险。EOS，嗜酸性粒细胞；LABA，长效 β_2 受体激动剂；LAMA，长效抗胆碱能药物；ICS，吸入糖皮质激素。

（五）治疗原则

1．稳定期的治疗

（1）教育与管理：劝导吸烟的患者戒烟，因职业或环境粉尘、刺激性气体所致者，应脱离污染环境。

（2）长期家庭氧疗：一般采用鼻导管吸氧，氧流量 1～2L/min，吸氧时间＞15h/d。治疗目标：休息、睡眠和活动过程中维持 SpO_2 ＞90%。

（3）康复治疗：可以使因进行性气流受限、严重呼吸困难而很少活动的患者加强活动能力、提高生活质量，是稳定期患者的重要治疗手段。

（4）药物治疗

1）支气管扩张剂：支气管扩张剂是现有控制症状的主要措施，包括肾上腺素受体激动剂（短效制剂如沙丁胺醇、长效制剂如沙美特罗）、抗胆碱药（短效制剂如异丙托溴铵、长效制剂如噻托溴铵）、茶碱类药（茶碱缓释或控释片，0.2g，每12小时1次；氨茶碱，0.1g，3次/d）。

2）糖皮质激素：主要针对高风险患者（E组），常用剂型有沙美特罗加氟替卡松、福莫特罗加布地奈德。

3）祛痰药物：对痰不易咳出者可应用盐酸氨溴索 30mg，3次/d；N-乙酰半胱氨酸 0.6g，2次/d；或羧甲司坦 0.5g，3次/d。

2．急性加重期治疗

患者出现咳嗽、咳痰、呼吸困难比平时加重，或痰量增多，或咳黄痰时，及时确定急性加重的原因（多为细菌或病毒感染）及病情的严重程度，根据病情严重程度决定门诊或住院治疗。

（六）常用药物选择

慢性阻塞性肺疾病常用药物选择见表 2-15。

任务分析

本次任务要求为导入病例推荐治疗方案，并指导患者合理用药，分析如下。

（一）归纳病例特点

性别：男。

年龄：62岁。

主要症状特点：6年前开始间断咳嗽，咳痰，咳白色黏液痰。每年持续3个月以上时间，症状逐年加重。近5年来出现活动后胸闷、气促，一周前受凉后再发咳嗽、咳痰，为中量白色黏液痰，间断黄色脓痰，感活动后气促加重，夜间平卧位喘息明显。

诊断：慢性阻塞性肺疾病。

表2-15 慢性阻塞性肺疾病常用药物选择

分类	名称	用法用量	用药目的	禁忌证	不良反应	注意事项
	异丙托溴铵	1. 异丙托溴铵气雾剂：仅用于经口吸入，对吸气与气喘药同步进行有困难的患人，可借助储雾罐。20~40µg/次，3~4次/d，每日总剂量不可超过12揿 2. 吸入用异丙托溴铵溶液：500µg/次，3~4次/d，可用生理盐水稀释到2~4ml，置雾化器中吸入	用于预防和治疗慢性阻塞性气道疾病有关的呼吸困难	禁用于对异丙托溴铵及其辅料或阿托品及其衍生物过敏者。闭角性青光眼患者、有排尿困难的前列腺增生者慎用	吸入时可能出现局部刺激症状。全身不良反应较常见的有口干、头痛、咽喉刺激、咳嗽、胃肠动力障碍（包括便秘、腹泻、呕吐）、恶心和头晕等。偶见视物模糊、眼压升高、眼痛、心悸、支气管痉挛、尿潴留等	
	噻托溴铵	1. 噻托溴铵粉雾吸入剂：须放入吸附装置中才可吸入，不得吞服。18µg/次，1次/d 2. 噻托溴铵雾化吸入剂：5µg/次，1次/d	用于慢阻肺的维持治疗	禁用于对噻托溴铵、阿托品及其衍生物（如异丙托溴铵）或对含有牛奶蛋白的赋形剂水乳糖过敏的患者	吸入药物全身吸收少，全身不良反应少。主要全身性不良反应与抗胆碱能特性有关，如头晕、头痛、视物模糊、青光眼、排尿困难等，但均为少见，通常为一过性，往往不需要特殊处理	
平喘药	布地奈德	本品的剂量应个体化，根据哮喘患者的综合评估选择合适的剂量，并在治疗过程中密切监护哮喘控制水平，根据具体情况调整哮喘吸入剂量。剂量范围：成人100~1600µg/d，儿童100~800µg/d，2次/d吸入	布地奈德的气雾剂和干粉雾剂适用于哮喘的长期抗炎治疗；雾化吸入混悬液则任任用于哮喘急性发作期	对布地奈德及制剂辅料过敏者禁用	吸入药物全身吸收少，全身不良反应少。含ICS的吸入剂常见不良反应以口咽部等局部不良反应为主。吸入后使患者可能出现口咽部不适感，声音嘶哑，甚至念珠菌感染。还可能引起睑痉挛、血管性水肿等过敏性反应，呼吸道症状（如咳嗽、呼吸困难和/或支气管痉挛）等全身不良反应	
	氟替卡松	1. 16岁以上人群：100~1000µg/次，2次/d 2. 4~16岁儿童：50~100µg/次，2次/d。老年患者、肝肾功能损害的患者无须调整剂量	氟替卡松气雾剂适用于哮喘的长期抗炎治疗；雾化吸入混悬液常用于哮喘急性发作期	对氟替卡松及制剂辅料过敏者禁用	同上	
	倍氯米松	成人50~100µg/次，3~4次/d，每日最大剂量≤1000µg。儿童用量按年龄酌减，当哮喘儿童最大剂量≤400µg。每日最大剂量都需减量至最低有效维持剂量控制后，所有患者都需减量至最低有效维持剂量	倍氯米松气雾剂适用于哮喘的长期抗炎治疗；雾化吸入混悬液用于哮喘急性发作期	对倍氯米松及制剂辅料过敏者禁用	同上	

续表

分类	名称	用法用量	用药目的	禁忌证	不良反应	注意事项
平喘药	布地奈德/福莫特罗粉吸入剂	仅用于经口吸入人，用药剂量应个体化，根据哮喘患者的综合评估选择合适的剂量，并在治疗过程中密切监护哮喘吸入剂量水平，根据具体情况调整哮喘吸入剂量。当哮喘控制后，所有患者都需减量至哮喘控制症状的最低有效维持剂量 1. 成人（≥18岁）：每次160/4.5～320/9.0μg，2次/d。有些患者可能需要使用到每次640/18.0μg，2次/d 2. 青少年（12～17岁）：每次160/4.5～320/9.0μg，2次/d 3. 儿童（6～11岁）：建议使用每次80/4.5μg规格，1～2揿/次，2次/d 4. 6岁以下儿童因现有数据有限，不建议6岁以下儿童使用本品	需要联合应用ICS和长效β₂受体激动剂（LABA）的哮喘患者的常规治疗；ICS和"按需"使用短效β₂受体激动剂（SABA）不能很好地控制症状的患者；或应用ICS和LABA，症状已得到良好控制的患者	对布地奈德、福莫特罗或吸入乳糖（含少量牛乳蛋白质）有过敏反应者禁用	常见不良反应以口咽部等局部不良反应为主，特别是含有ICS的制剂。布地奈德、福莫特罗含有布地奈德，吸入后有些患者可能出现口咽部不适感，声音嘶哑，甚至念珠菌感染。该药最常见的全身性不良反应是由于福莫特罗引起的震颤和心悸，这些反应通常可在开始治疗的几天内减弱或消失。另外，还可能引起鼻咽炎、血管性水肿等过敏性反应（如呼吸困难和/或支气管痉挛）等，以及心律失常、头痛、头晕（罕见）、肌肉痉挛等	
	沙美特罗/氟替卡松粉吸入剂	仅用于经口吸入人。1揿/次，2次/d（由于沙美特罗使用剂量规定，该制剂任何一种规格，每天不能超过2次，每次不能超过1揿）。根据哮喘患者的综合评估选择合适的剂量，所有患者都需减量至哮喘最低有效维持剂量 1. 成人和青少年（≥12岁）：1揿/次，2次/d（根据哮喘症状选择合适的规格） 2. 儿童（4～11岁）：1揿/次，2次/d（使用50/100μg规格）	用于可逆性气道阻塞性疾病的规律治疗，包括成人和儿童哮喘；可用于接受有效维持剂量的ICS和LABA的患者，吸入ICS但仍有症状的患者	本品中含乳糖，对乳糖及牛奶过敏者禁用	常见不良反应以口咽部局部不良反应为主，特别是含有ICS的制剂。沙美特罗/氟替卡松粉吸入剂含有氟替卡松，吸入后某些患者可能出现口咽部不适感，声音嘶哑，甚至念珠菌感染，正确的吸入方法和吸入后及时漱口可减少局部不良反应的发生。全身不良反应方面，氟替卡松可能引起的过敏性反应，呼吸道和口咽部水肿等主要表现为面部和口咽部症状（如呼吸困难和/或支气管痉挛）等。沙美特罗可能出现震颤、心律失常、头痛、关节痛、肌肉疼痛、过敏反应及高血糖（罕见）等	

续表

分类	名称	用法用量	用药目的	禁忌证	不良反应	注意事项
平喘药	倍氯米松/福莫特罗气雾剂	仅用于经口吸入。成人（≥18岁）：1～2揿/次，2次/d，每日最大剂量为4揿。用药剂量应个体化，根据哮喘患者的综合评估选择合适的剂量，并在治疗过程中密切监护哮喘控制水平，根据具体情况调整吸入剂量。当哮喘得到良好控制后，所有患者都需减量至最低有效维持剂量。尚无12岁以下儿童使用经验，12～17岁的青少年使用经验也有限，不推荐18岁以下儿童及青少年使用本品	用于哮喘的规律治疗。包括ICS未获得良好控制的患者，ICS和LABA已获得控制的患者	对丙酸倍氯米松、富马酸福莫特罗及其辅料过敏者禁用	常见不良反应以口咽部等局部不良反应为主，特别是含有ICS的制剂。倍氯米松/福莫特罗中含有倍氯米松，吸入后有些患者可能出现口咽部不适感、声音嘶哑，甚至念珠菌感染。正确的吸入方法和吸入后漱口可减少局部不良反应的发生。该药最常见的全身性不良反应是由于福莫特罗引起的震颤和心血管反应。另外，还可能引起荨麻疹、血管性水肿等过敏性反应，呼吸困难、以及心律失常、头痛、头晕、肌肉痉挛等	
	沙丁胺醇	沙丁胺醇气雾剂：仅用于经口吸入，对吸气与喷药同步进行有困难的患者可借助储雾罐。必要时用，1～2揿/次，需要时可每4小时重复1次，但24h内不宜超过6～8次	用于缓解哮喘患者的支气管痉挛	对本品任何活性成分或辅料有过敏史者禁用	常见不良反应有骨骼肌肉的震颤（通常手部最为明显）、头痛、心动过速	
	茶碱（缓释片）	口服，本缓释片应整片吞服，不可压碎或咀嚼。成人或12岁以上儿童：早、晚用100ml温开水送服。起始剂量为0.1～0.2g/次，2次/d，剂量视病情和疗效调整，但日用量不超过0.9g，分2次服用	用于支气管哮喘、缓解喘息性支气管炎等疾病、缓解喘息症状	对本品过敏的患者、活动性消化性溃疡和未经控制的惊厥性疾病患者禁用	常见不良反应为恶心、呕吐、胃部不适、食欲减退等，餐后服用可以减轻胃肠道不良反应。茶碱的毒性常出现在血清浓度为15～20μg/ml，特别是在治疗早期，多见的不良反应有恶心、呕吐、易激动、失眠等；当血清浓度超过20μg/ml时，可出现心动过速、心律失常；血清中茶碱超过40μg/ml，可发生发热、失水、惊厥等症状，严重的甚至呼吸、心跳停止致死。为防止出现药物过量，对于老年人或者肝肾功能不全患者应注意茶碱血药浓度监测	

续表

分类	名称	用法用量	用药目的	禁忌证	不良反应	注意事项
祛痰药	氨溴素	成人及6岁以上儿童：10ml/次、3次/d	黏液溶解剂，可用于伴有黏性痰的急性和慢性支气管和肺疾病的祛痰治疗	对盐酸氨溴索和任何其他组分过敏者禁用	主要有胃肠道不适、皮肤和黏膜的过敏反应	
	溴己新	成人：8～16mg/次、3次/d，餐后口服	用于痰液黏稠而不易咳出者	对盐酸溴己新或其辅料成分过敏者禁用	偶有恶心、胃部不适、氨基转移酶升高，通常为一过性，严重不良反应有皮疹等，如发生严重不良反应，应停药就医	
	乙酰半胱氨酸	0.6g/次，1～2次/d，温开水溶解（≤40℃）混匀口服	用于痰液黏稠不易咳出者	乙酰半胱氨酸任何辅料过敏者禁用	偶有恶心、呕吐、上腹部不适、腹泻、咳嗽等	乙酰半胱氨酸不应与镇咳药同时服用，因给药初期可液化支气管药物的分泌物并增加分泌物容量，镇咳药对咳嗽反射的抑制作用可能会导致支气管分泌物的积聚
	桉柠蒎肠溶软胶囊	0.3g/次，3次/d餐前半小时凉开水送服，不可打开或嚼破后服用	黏液溶解型祛痰药	对本品过敏者禁用	胃肠道不适及过敏反应，如皮疹、面部水肿，呼吸困难和循环衰竭等	

续表

分类	名称	用法用量	用药目的	禁忌证	不良反应	注意事项
祛痰药	羧甲司坦	成人 10ml/次，3 次/d	适用于患有呼吸道疾病且排痰困难（难以通过吐出或气管分泌物而引起气管排斥）者，尤其是在急性支气管疾病期间；急性支气管炎和慢性气管肺病的急性急性发作	消化道溃疡活动期患者禁用；对本品过敏者禁用	恶心、胃部不适、腹泻、轻度头痛以及皮疹等	应避免同时服用强镇咳药，以免痰液堵塞气道
抗菌药物	阿莫西林/克拉维酸钾	成人：1. 口服：625mg/次（4:1）、2 次/d，或375mg/次（2:1）、3 次/d；感染较重者，1 000mg/次（7:1）、2 次/d，或625mg/次（4:1）、3 次/d　2. 静脉给药：1 200mg/次，3～4 次/d	用于急性加重期COPD合并细菌感染的治疗	对青霉素类过敏者及有其他β-内酰胺类过敏性休克史禁用，对克拉维酸钾过敏者禁用	可有恶心、呕吐、腹泻等胃肠道症状，也可能出现失眠、头晕等症状，偶见麻疹和皮疹	
	头孢克洛	成人：缓释片剂，0.375～0.750g/次，2 次/d　片剂或胶囊：0.25～0.50g/次、3 次/d，每日总量≤4g	同上	对本品及其他头孢菌素类过敏者禁用	可有腹泻、恶心等胃肠道症状；偶见皮疹、瘙痒等变态反应	
	头孢曲松	成人：肌内或静脉给药，每24小时1.0～2.0g或每12小时0.5～1.0g。每日最大剂量4.0g	同上	对头孢曲松及其他头孢菌素过敏者禁用；新生儿高胆红素血症者禁用；矫正胎龄不足41周（孕周＋实际年龄）的早产儿禁用	嗜酸粒细胞增多、白细胞减少、血小板减少或增多、腹泻、皮疹及肝酶升高等	

续表

分类	名称	用法用量	用药目的	禁忌证	不良反应	注意事项
	头孢他啶	1. 成人：1～6g/d，每8小时或每12小时给予 2. 特殊人群给药：>65岁老年患者剂量可减至常规剂量的 $\frac{1}{2}\sim\frac{2}{3}$，每日最高剂量一般不超过3g 3. 肾功能不全者，Ccr为31～50ml/min时，每12小时1g；Ccr为16～30ml/min时，每24小时1g；Ccr为6～15ml/min时，每24小时0.5g；Ccr<5ml/min时，每48小时0.5g	同上	对头孢他啶及其他头孢菌素过敏者禁用	一般耐受性好，常见的不良反应主要有静脉炎，局部疼痛或发炎等过敏反应，嗜酸粒细胞增多和血小板增多，肝酶升高，腹泻、恶心等胃肠道反应，斑丘疹或荨麻疹等	
抗菌药物	阿奇霉素	成人：第1天，0.5g顿服；第2～5天，0.25g/d顿服，或0.5g/d顿服，连服3d	同上	对阿奇霉素及其他大环内酯类或酮内酯类药物过敏者禁用	服药后可出现腹痛、腹泻、恶心等胃肠道反应，其发生率较红霉素低。极少出现头晕、头痛及发热，皮疹等过敏反应。可出现一过性的中性粒细胞减少，血清氨基转移酶升高。较严重的不良反应有角膜溃烂、重症多形性红斑、中毒性表皮剥脱性坏死、血管性水肿、过敏性休克和重症肌无力	
	左氧氟沙星	成人：0.5g/次，1次/d		对喹诺酮类药物过敏者；18岁以下儿童及青少年、妊娠期、哺乳期妇女禁用左氧氟沙星全身制剂；特殊疾病状态、有重症肌无力史者应避免使用；肾衰竭、有肌腱疾病史或或肾脏、心脏或肺移植患者慎用；有Q-T间期延长，未纠正的低钾血症患者避免使用	常见不良反应包括皮疹，胃肠道不良反应如腹泻、恶心，神经系统如头晕、头痛，失眠等。严重不良反应包括心血管系统如主动脉瘤或夹层，心搏骤停、Q-T间期延长，室性心动过速、皮肤不良反应如多形性红斑，Stevens-Johnson综合征，肝脏不良反应如肝炎、肝衰竭，肾脏不良反应如急性肾功能衰竭，周围神经系统病变、癫痫发作—巴雷综合征，神经系统如舌兰-巴雷综合征，癫痫发作。左氧氟沙星可能导致血糖紊乱，注意监测血糖	

续表

分类	名称	用法用量	用药目的	禁忌证	不良反应	注意事项
	莫西沙星	成人：0.4g/次，1次/d。口服及静脉给药剂量相同	同上	参考左氧氟沙星	参考左氧氟沙星	
	环丙沙星	1. 成人：静脉给药0.4g/次，8～12小时1次。口服剂量0.25g约相当于静脉剂量0.2g 2. 肾功能不全者，Ccr＞30ml/min时无须调整剂量；Ccr为5～30ml/min时，0.2～0.4g/次，每18～24小时1次 3. 肝功能不全者根据具体情况调整剂量	用于急性加重期COPD合并有铜绿假单胞菌危险因素的细菌感染者	参考左氧氟沙星	常见不良反应包括皮疹，胃肠道不良反应如恶心、呕吐、腹泻，肝功能异常、头痛等；严重不良反应包括心血管系统如心肌梗死、血管炎，肝脏不良反应如肝功能衰竭、肝炎，肾脏不良反应如急性肾功能衰竭、结晶尿、血尿，皮肤不良反应如再生障碍性贫血，血液系统及骨骼系统不良反应如重症肌无力，肌肉、神经系统不良反应如定向能力障碍等	
抗菌药物	哌拉西林/他唑巴坦	成人：3.375g/次，每6小时1次；4.5g/次，每8小时1次；或2.25g/次，每8～12小时1次，血液透析患者为2.25g/次，每8～12小时1次，透析结束后补充0.75g	用于急性加重期COPD合并有铜绿假单胞菌感染风险者	对青霉素类、头孢菌素类过敏者以及对β-内酰胺酶抑制剂过敏者禁用	常见皮疹、瘙痒、斑丘疹、疱疹等皮肤反应；腹泻、恶心、呕吐等消化道反应；注射局部刺激反应、疼痛、过敏反应；血栓性静脉炎和水肿等；头晕、焦虑等中枢神经系统反应等	
	阿米卡星	1. 成人：每次15mg/kg，2天1次（推荐）；或每次7.5mg/kg，2次/d。成人不超过1.5g/d，疗程不超过10d 2. 肾功能不全者，Ccr为50～90ml/min时，每12小时给予常规剂量（7.5mg/kg）的60%～90%；Ccr为10～50ml/min时，每24～48小时用常规剂量的20%～30%	用于铜绿假单胞菌等敏感菌为革兰氏阴性杆菌所致严重下呼吸道感染	对阿米卡星或其他氨基糖苷类过敏的患者禁用	可发生听力减退、耳鸣或耳部饱满感；少数患者亦可发生眩晕、步履不稳等症状。有一定肾毒性，大多为可逆性，停药后即见减轻，但亦有个别报道出现肾功能衰竭，用药过程中应密切监测患者听力及肾功能。少见软弱无力、瞌睡、呼吸困难等神经肌肉阻滞作用。其他不良反应有头痛、麻木、针刺感染、震颤、抽搐、关节痛等	

（二）确定治疗原则

1．**支气管扩张剂** 支气管扩张剂是现有控制症状的主要措施，包括肾上腺素受体激动剂（短效制剂如沙丁胺醇，长效制剂如沙美特罗）、抗胆碱药（短效制剂如异丙托溴铵，长效制剂如噻托溴铵）、茶碱类药（茶碱缓释或控释片，0.2g，每12小时1次；氨茶碱，0.1g，3次/d）。

2．**糖皮质激素** 综合评估患者病情严重程度，若符合高风险患者（E组），常用剂型有沙美特罗加氟替卡松、福莫特罗加布地奈德。

3．**抗生素** 初始经验性治疗可选用青霉素类药物，氟喹诺酮类药物、大环内酯类药物，或四环素类药物，后期根据药敏结果及时调整抗菌药物。

4．**祛痰药物** 患者若痰不易咳出，可应用盐酸氨溴索30mg，3次/d；N-乙酰半胱氨酸0.6g，2次/d；或羧甲司坦0.5g，3次/d。

5．**长期家庭氧疗** 一般可采用鼻导管吸氧。

（三）用药指导

治疗药物的用药指导见表2-16。

表2-16 治疗药物的用药指导

药物名称	用法用量	注意事项
吸入用异丙托溴铵溶液	500g/次、3～4次/d	1. 狭角性青光眼倾向、前列腺增生患者慎用 2. 使用后可能出现过敏反应，一旦发生及时停药 3. 本品可致眼压增高、瞳孔散大等，尽量避免雾化液进入眼睛

任务实施与评分标准

任务实施与评分标准见表2-17。

表2-17 慢性阻塞性肺疾病的考核项目和评分标准

考核项目	内容要点		分值	得分
理论知识（15分）	慢性阻塞性肺疾病的判断标准（5分） 慢性阻塞性肺疾病的治疗原则（5分） 慢性阻塞性肺疾病的常用治疗药物（5分）		15	
诊疗技能（70分）	明确疾病诊断（6分）	询问患者病因，明确患者病情特点（2分） 进行肺功能检查，并观察患者咳嗽咳痰、胸闷气喘等其他症状（2分） 根据患者症状及检查指标判断患者疾病类型（2分）	6	
	确定治疗目标（4分）	依据患者疾病类型和意愿，医生与患者共同确定治疗目标（4分）	4	

续表

考核项目		内容要点	分值	得分
诊疗技能 （70分）	确定治疗方案 （15分）	针对治疗目标，综合考虑患者病情和药物特性，按照安全、有效、经济、适当的原则选择合适的治疗药物，选择药物错误不得分 药物选择： 药物名称、剂型正确（5分） 药物规格正确（5分） 药物剂量正确（5分）	15	
	药物治疗 （45分）	药物介绍： 介绍药物名称及数量（5分） 介绍用法用量（5分） 介绍不良反应（5分） 介绍药物的储存（5分）	20	
		用药指导： 用药注意事项（5分） 给出用药指导策略（5分） 对患者进行用药教育（5分） 对患者进行健康教育（5分） 对患者提出的疑问能够给出合理的回答（5分）	25	
综合评价 （15分）		用药指导过程迅速熟练（5分） 仪表整洁，言语恰当（5） 逻辑清晰，体现临床思维（5分）	15	
合计			100	

（张慧莉）

模块二 常见消化系统疾病用药指导

消化性溃疡用药指导

任务目标

1. 掌握消化性溃疡的临床特征。
2. 能对不同类型消化性溃疡患者症状有所了解。
3. 能对消化性溃疡患者选择合适的治疗药物，并进行用药指导。

任务导入

患者，男，44岁，半年来反复出现进食后腹痛、腹胀，口苦，反酸，常于进食生冷食物后出现症状。检查后诊断为消化性胃溃疡。

要求：请为该该患者推荐治疗方案，并指导患者合理用药。

相关理论知识

（一）定义

消化性溃疡指在各种致病因子的作用下，黏膜发生炎性反应、坏死、脱落形成溃疡，溃疡的黏膜坏死、缺损、穿透黏膜肌层，严重者可达固有肌层或更深。病变可发生于食管、胃或十二指肠，也可发生于胃-空肠吻合口附近或含有胃黏膜的麦克尔憩室内，其中以胃、十二指肠最常见。

（二）消化性溃疡临床表现

典型的消化性溃疡临床表现具有慢性、周期性、节律性上腹痛的特点。疼痛部位：胃溃疡在上腹偏左，十二指肠溃疡在上腹偏右。疼痛性质及时间：多呈隐痛、灼痛或胀痛。胃溃疡患者饭后30min后出现疼痛，至下次餐前缓解。十二指肠溃疡患者有空腹痛、半夜痛，进食可以缓解。常伴反酸、烧心、嗳气等症状，可伴心理综合征。

（三）消化性溃疡的诊断

对怀疑有消化性溃疡的患者的诊断思路：① 确定有无溃疡存在；② 辨别溃疡的良恶性；③ 确定溃疡的类型；④ 判断溃疡分期；⑤ 明确消化性溃疡的病因；⑥ 了解有无合并症。

1. 电子胃镜检查　电子胃镜是确诊消化性溃疡的首选方法。在胃镜直视下，消化性溃疡通常呈圆形、椭圆形或线形，边缘锐利，基本光滑，为灰白色或灰黄色苔膜所覆盖，周围黏膜充血、水肿，略隆起。

2. 钡剂造影　消化性溃疡的影像特征为壁龛或龛影，是由硫酸钡混悬液填充溃疡的凹陷部分所造成。在正面观，龛影呈圆形或椭圆形，边缘整齐。因溃疡周围的炎性水肿而形成环形透亮区。胃溃疡的龛影多见于胃小弯，且常在溃疡对侧见到痉挛性胃切迹。十二指肠溃疡的龛影常见于球部，通常比胃的龛影小。

3. 幽门螺杆菌（Hp）的诊断

（1）非侵入性检测：临床应用的非侵入性 Hp 检测试验中，尿素呼气试验是最受推荐的方法。非侵入性 Hp 检测试验包括尿素呼气试验、粪便抗原试验和血清学试验。尿素呼气试验，包括 ^{13}C 尿素呼气试验和 ^{14}C 尿素呼气试验，是临床最常应用的非侵入性试验，具有 Hp 检测准确性相对较高、操作方便和不受 Hp 在胃内灶性分布影响等优点。

（2）血清学检测：基于单克隆抗体的粪便抗原试验，检测 Hp 准确性与尿素呼气试验相似。

（3）胃镜下活组织检查：若患者无活组织检查（以下简称活检）禁忌，可选择活检，推荐快速尿素酶试验作为 Hp 检测方法，最好从胃窦和胃体各取 1 块活检。

（4）细菌培养与分子生物技术：如准备行 Hp 药物敏感试验，可采用培养或分子生物学方法检测。培养诊断 Hp 感染特异性高，培养出的 Hp 菌株可用于药物敏感试验和细菌学研究。但培养有一定技术要求，敏感性偏低，因此不推荐单纯用于 Hp 感染的常规诊断。

（四）治疗原则

消化性溃疡的治疗目的在于缓解症状、促进溃疡愈合、防止并发症、预防复发，治疗的重点在于削弱各种损害因素对胃及十二指肠黏膜的损害、提高防御因子以增强对黏膜的保护。具体的方法包括消除病因、降低胃酸、保护胃黏膜、根除 Hp 等。通常十二指肠溃疡治疗 4~6 周，胃溃疡治疗 6~8 周，特殊类型溃疡的治疗时间要适当延长。

1. 降低胃内酸度　降低胃内酸度是缓解疼痛、促进溃疡愈合的主要措施，常用降低胃酸药物有抑酸剂、制酸剂。抑酸剂首选质子泵抑制剂（PPI），常用的药物有奥美拉唑、兰索拉唑等；抑酸治疗也可选用 H_2 受体拮抗剂，常用药物有西咪替丁、雷尼替丁、法莫替丁等。制酸剂如氢氧化铝、铝碳酸镁等，一般用于临时给药以缓解症状，不作长期治疗。

2. 黏膜保护剂　黏膜保护剂是促进黏膜修复、提高溃疡愈合质量的基本手段，联合应用胃黏膜保护剂可提高消化性溃疡的愈合质量，有助于减少溃疡的复发。对老年人消化性溃疡、难治性溃疡、巨大溃疡、复发性溃疡建议在抗酸、抗幽门螺杆菌治疗同时，配合应用胃黏膜保护剂。常用胃黏膜保护剂有铋剂（枸橼酸铋钾、胶体果胶铋等）、硫糖铝、米索前列醇、复方谷氨酰胺等，胆汁结合剂适用于伴胆汁反流者，有考来烯胺、铝碳酸镁等，后者兼有抗酸、保护黏膜作用。

3．根除幽门螺杆菌治疗　对 Hp 阳性的消化性溃疡，无论初发或复发，有无并发症均应根除 Hp，这是促进溃疡愈合和防止复发的基本措施。

4．非甾体抗炎药（NSAIDs）诱发溃疡的治疗　对 NSAIDs 诱发的溃疡，应首选质子泵抑制剂治疗。PPI 能高效抑制胃酸分泌，显著改善患者的胃肠道症状，预防消化道出血，并能促进溃疡愈合。H_2 受体拮抗剂仅能预防 NSAIDs 十二指肠溃疡的发生，而不能预防胃溃疡的发生。胃黏膜保护剂可增加前列腺素合成、清除并抑制自由基、增加胃黏膜血流等作用，对 NSAIDs 溃疡有一定的治疗作用。Hp 感染会增加 NSAIDs 相关消化道并发症的风险，是一个独立的危险因素，在接受长期 NSAIDs 治疗前检查并根除 Hp 对患者有益。对于 NSAIDs 所致的溃疡，建议停用 NSAIDs 药物，如因原发疾病治疗的需要而不能停药者，可换用选择性环氧合酶 -2（COX-2）抑制剂，并同时服用 PPI。

5．饮食治疗　消化性溃疡的进食原则是易消化、富营养、少刺激。应避免刺激性食物、烟酒、咖啡、浓茶等。

6．心理治疗　神经精神和心理因素与消化性溃疡的关系十分密切，调节神经功能，避免精神刺激，调整心态十分重要。应保持心情舒畅、乐观、平和，树立战胜疾病的信心，针对患者实际情况，进行心理疏导，可酌情给予镇静剂或抗抑郁药。

7．并发出血的治疗　消化性溃疡并发急性出血时，应尽可能做急诊胃镜检查，24h 内的胃镜干预能够改善高危患者的预后。

8．手术治疗　手术治疗不是消化性溃疡的首选方法，然而，对于有上消化道大出血、幽门梗阻、难治性溃疡、十二指肠球部或球后明显狭窄等患者，经内科治疗无效，或者急性穿孔或巨型溃疡、重度异型增生，甚至有恶性病变倾向的患者，应考虑外科手术治疗。

（五）药学监护

1．疗效评估　总疗效判定标准临床治愈：症状全部消失，溃疡瘢痕愈合或无痕迹愈合，Hp 根除。显效：主要症状消失，溃疡达 H_2 期（愈合期 2 期），Hp 根除。有效：症状有所减轻，溃疡达 H_1 期（愈合期 1 期），Hp 减少（由 +++ 变为 +）。无效：症状、内镜及 Hp 检查均无好转者。

2．患者用药指导及教育　应对患者进行常规用药教育，并且告知所使用的药物、目的、用法用量和可能的不良反应及处理等，提高用药依从性。养成良好生活习惯，饮食清淡，心态平和，避免焦虑。

（六）常用药物选择

消化性溃疡的常用药物选择见表 2-18。

表 2-18 消化性溃疡的常用药物选择

分类	药物	用法用量	禁忌证	不良反应	注意事项
	奥美拉唑	20mg/次，1次/d，口服	已知对奥美拉唑过敏者禁用		口服肠溶片必须整片吞服，用50ml以上液体送服。药片不可咀嚼或压碎，可将其分散于水或微酸液体中（如果汁），分散液必须在30min内服用
	兰索拉唑	30mg/次，1次/d，口服	已知对兰索拉唑过敏者禁用		PTP包装的药物应从PTP薄板中取出后服用
	泮托拉唑	40mg/次，1次/d，口服	1. 已知对本品中任何成分过敏者禁用 2. 在根除幽门螺杆菌感染的联合治疗中，伴有中、重度肝肾功能损害的患者禁用	长期使用PPI（一般为6个月以上），需警惕其可能相关的潜在不良影响，如肺炎、小肠细菌过度生长、艰难梭状芽孢杆菌感染、自发性细菌性腹膜炎、骨质疏松与骨折、肾脏疾病、维生素B12和铁吸收不良、低镁血症等	口服：肠溶片不能咀嚼或咬碎，应在早餐前1h配水完整服用
	雷贝拉唑	20mg/次，1次/d，口服	已知对雷贝拉唑、其他苯并咪唑类化合物或本品中任一成分过敏者禁用		肠溶衣片不能咀嚼或压碎，应整片吞服
	艾司奥美拉唑	20mg/次，1次/d，口服	对艾司奥美拉唑、其他苯并咪唑类化合物或本品中任何其他成分过敏者禁用		对于存在吞咽困难的患者，可将片剂溶于半杯不含碳酸盐的水中（不应使用其他液体，因肠溶包衣可能被溶解），搅拌，直至片剂完全崩解，立即或在30min内服用，再加入半杯水漂洗后饮用。微丸不应被嚼碎或压破
抑酸药	西咪替丁	成人，200～400mg/次，2～4次/d	孕妇及哺乳期妇女禁用	常见不良反应有恶心、皮疹、便秘、头晕等	
	雷尼替丁	成人，150mg/次，2次/d	8岁以下儿童禁用。孕妇及哺乳期妇女禁用	常见不良反应有头痛、头晕、腹泻、皮疹、肌痛、疲劳等	
	法莫替丁	成人，20mg/次，2次/d	孕妇及哺乳期妇女禁用	常见不良反应有头痛、头晕、腹泻、皮疹、肌痛、疲劳、失眠、多梦等	

续表

分类	药物	用法用量	禁忌证	不良反应	注意事项
抗酸药	氢氧化铝	成人 600～900mg/次，3 次/d	对本品过敏者禁用	老年人长期服用，可致骨质疏松。肾功能不全者长期使用可能会有铝蓄积中毒，出现精神症状	
	铝碳酸镁	成人 500～1 000mg/次，3 次/d	对本品过敏者禁用；严重肾功能不全者禁用；低磷血症患者禁用	偶见便秘、稀便，口干和食欲缺乏	
促胃动力药	多潘立酮	成人 10mg/次，3 次/d	机械性消化道梗阻、消化道出血、穿孔患者禁用。增加胃动力有可能产生危险时（例如前述症状）禁用。分泌催乳素的垂体肿瘤（催乳素瘤）、嗜铬细胞瘤患者禁用。中重度肝功能不全的患者禁用。对多潘立酮或本品任一成分过敏者禁用	偶见口干、头痛、失眠、神经过敏、头晕、嗜睡、倦怠、腹部痉挛、腹泻、反流、胃灼热感、皮疹、瘙痒、等麻疹、口腔炎、结膜炎等。有时可导致血清催乳素水平升高、溢乳、男子乳房女性化，女性月经不调等，但停药后即可恢复正常	
	莫沙必利	成人：5mg/次，3 次/d，饭前服用	对莫沙必利或本品任一成分过敏者禁用	偶见口干、心悸，嗜酸性粒细胞增多、甘油三酯和 ALT 升高等	
	伊托必利	成人：50mg/次，3 次/d，饭前 15～30min 服用	对本品任一成分过敏者禁用	腹泻，唾液分泌增加，睡眠障碍，白细胞减少和皮疹、疲乏、手指发麻和手抖等不良反应	
黏膜保护剂	硫糖铝	成人：10～20ml/次，2～4 次/d，餐前 1 小时及睡前服用	习惯性便秘者禁用	可见口干、便秘。偶有腰痛、眩晕、消化不良、恶心、皮疹等	
	枸橼酸铋钾	成人：220mg，2 次/d	肾功能不全者禁用，孕妇及哺乳期妇女禁用	偶见恶心、便秘	服药期间粪便呈黑色属正常现象
	米索前列醇	成人：0.4mg/次，2 次/d；或 0.2mg/次，4 次/d	妊娠和计划妊娠的妇女禁用	常见不良反应为腹泻	

续表

分类	药物	用法用量	禁忌证	不良反应	注意事项
抗菌药物	阿莫西林	成人：1g/ 次，2 次 /d	青霉素皮试阳性者禁用	大剂量青霉素可致青霉素脑病（肌肉痉挛、抽搐、昏迷等）及精神病、癫痫发作	对青霉素过敏的患者应使用甲硝唑代替阿莫西林
	克拉霉素	成人：0.5g/ 次，2 次 /d	大环内酯类药物过敏者禁用	不良反应主要有胃肠道反应、头痛、转氨酶升高、过敏反应（皮疹、等麻疹及 Stevens-Johnson 综合征）	
	甲硝唑	成人：0.4g/ 次，3 次 /d	孕妇及哺乳期妇女禁用	不良反应以消化道反应最为常见：神经系统有头痛、眩晕、大剂量可致抽搐、等麻疹、膀胱炎、排尿困难、口中金属味及白细胞减少等，停药后自行恢复	

任务分析

本次任务要求为患者推荐治疗方案，并指导患者合理用药，分析如下。

（一）归纳病例特点

性别：男。

年龄：44岁。

主要症状特点：进食生冷食物后出现腹痛、腹胀，口苦，反酸。

诊断：消化性胃溃疡。

（二）确定治疗原则

1. **降低胃酸** 根据病情，可口服PPI或者H_2受体拮抗剂，如西咪替丁、艾司奥美拉唑等，或使用制酸剂，如氢氧化铝。

2. **黏膜保护剂** 联合应用胃黏膜保护剂可提高消化性溃疡的愈合质量，可选用铋剂（枸橼酸铋钾、胶体果胶铋等）、硫糖铝、米索前列醇等。

3. **根除幽门螺杆菌** 若患者Hp（+），则应使用阿莫西林或克拉霉素。

4. **其他治疗措施** 应避免刺激性食物、烟酒、咖啡、浓茶和非甾体抗炎药。保持心情舒畅、乐观、平和。

（三）用药指导

治疗药物的用药指导见表2-19。

表2-19 治疗药物的用药指导

药物名称	用法用量	注意事项
奥美拉唑	20mg/次，1次/d，口服	口服肠溶片必须整片吞服，用50ml以上的液体送服。药片不可咀嚼或压碎，可将其分散于水或微酸液体中（如果汁），分散液必须在30min内服用

注：长期使用PPI（一般为6个月以上），需警惕其可能相关的潜在不良影响，如肺炎、小肠细菌过度生长、难辨梭状芽孢杆菌感染、自发性细菌性腹膜炎、骨质疏松与骨折、肾脏疾病、维生素B_{12}和铁吸收不良、低镁血症等。

任务实施与评分标准

任务实施与评分标准见表2-20。

表2-20 消化性溃疡的考核项目和评分标准

考核项目	内容要点	分值	得分
理论知识（15分）	消化性溃疡发病起因（3分） 消化性溃疡发病机制（3分） 消化性溃疡临床表现及分型（3分） 消化性溃疡的一般治疗（3分） 常用治疗消化性溃疡药物的用药注意事项（3分）	15	

续表

考核项目		内容要点	分值	得分
诊疗技能 （70分）	明确疾病诊断 （6分）	询问患者病因，明确患者病情特点（2分） 并观察患者其他症状（2分） 根据患者症状及检查指标判断患者疾病类型（2分）	6	
	确定治疗目标 （4分）	依据患者疾病类型和意愿，医生与患者共同确定治疗目标（4分）	4	
	确定治疗方案 （15分）	针对治疗目标，综合考虑患者病情和药物特性，按照安全、有效、经济、适当的原则选择合适的治疗药物，选择药物错误不得分 药物选择： 药物名称、剂型正确（5分） 药物规格正确（5分） 药物剂量正确（5分）	15	
	药物治疗 （45分）	药物介绍： 介绍药物名称及数量（5分） 介绍用法用量（5分） 介绍不良反应（5分） 介绍药物的储存（5分）	20	
		用药指导： 用药注意事项（5分） 给出用药指导策略（5分） 对患者进行用药教育（5分） 对患者进行健康教育（5分） 对患者提出的疑问能够给出合理的回答（5分）	25	
综合评价 （15分）		用药指导过程迅速熟练（5分） 仪表整洁，言语恰当（5分） 逻辑清晰，体现临床思维（5分）	15	
合计			100	

（文琰章）

任务二

胃食管反流病用药指导

任务目标

1. 掌握胃食管反流病的临床特征。

2. 能对胃食管反流病患者制订合适的治疗方案。

3. 能对胃食管反流病患者选择合适的治疗药物，并进行用药指导。

任务导入

陈某，男，32岁，因反酸、烧心半年入院，患者有抽烟史5年，每天1包，有长期饮酒史8年，平时喜欢高脂肪食物，Hp（＋），入院后确诊为胃食管反流病。

要点：请为该患者推荐治疗方案，并指导患者合理用药。

相关理论知识

（一）定义

胃食管反流病（gastroesophageal reflux disease，GERD）是指胃十二指肠内容物反流入食管引起反酸、烧心等症状，反流也可引起口腔、咽喉、气道等食管邻近的组织损害，出现食管外表现，如哮喘、慢性咳嗽、特发性肺纤维化、声嘶、咽喉炎和牙齿酸蚀症等。根据反流是否导致食管黏膜糜烂、溃疡，分为糜烂性食管炎（erosive esophagitis，EE）、非糜烂性反流病（nonerosive reflux disease，NERD）。其中NERD最常见，NERD存在食管黏膜破损称反流性食管炎（reflux esophagitis，RE），如食管下段的复层鳞状上皮被单层柱状上皮替代则称为Barrett食管（Barrett's esophagitis，BE）。

（二）胃食管反流病临床表现

1. 烧心和反流是GERD最常见的典型症状。

2. 胸痛、上腹痛、上腹部烧灼感、嗳气等为GERD的不典型症状。有报道显示，我国GERD患者胸痛和上腹痛的比例分别为37.6%和35.5%。

3. GERD可伴随食管外表现，包括哮喘、慢性咳嗽、特发性肺纤维化、声嘶、咽喉症状和牙齿酸蚀症等。

（三）胃食管反流病的诊断

诊断思路：① 对疑诊GERD的患者主要进行上消化道内镜检查、PPI试验，必要时可进行食管pH监测、24h食管pH-阻抗监测、无线胶囊监测等检查，并应注意与功能性烧心相鉴别。② 以不典型症状或食管外症状为主要表现者，应在排除相关原发病基础上，进行GERD的诊断。存在上腹痛、上腹部烧灼感、嗳气等症状时应进行上消化道内镜、彩超、腹部CT等相关检查以排除胃炎、消化性溃疡、功能性消化不良、肝胆胰疾病，甚至消化道肿瘤等病变。胸痛应注意排除心源性胸痛和其他非心源性胸痛（食管动力障碍性疾病如胡桃夹食管等）后进行GERD相关诊断流程；存在咳嗽、咽喉症状、哮喘和牙齿酸蚀症等必要时需呼吸、耳鼻喉、口腔等专科协助诊断。③ 经上消化道内镜检查阴性的GERD为NERD，存在食管远端黏膜破损的为RE，经病理证实食管远端鳞状上皮被柱状上皮取代者为BE。

1. **PPI试验** PPI试验简便、有效，可作为GERD的初步诊断方法，对于拟诊患者或疑有反流相关食管外症状的患者，尤其是消化内镜检查阴性时，可采用 PPI 诊断性治疗，服药后如症状明显改善，则支持酸相关 GERD 的诊断。食管反流监测是 GERD 有效的检查方法。对于具有反流症状的初诊患者建议行上消化道内镜检查。如患者不存在吞咽困难等症状，不推荐做食管钡剂造影检查。不建议将下食管括约肌测压作为 GERD 的常规诊断手段。

2．内镜检查　内镜检查是确诊反流性食管炎的主要方法，反流性食管炎的严重程度常用洛杉矶分类法分级。正常：食管黏膜无破损；A 级：食管黏膜有破损，但无融合，病灶长径＜ 0.5cm；B 级：食管黏膜有破损，病灶长径＞ 0.5cm，但无融合；C 级：食管黏膜破损且有融合，范围＜食管周径的 75%；D 级：食管黏膜有破损且有融合，范围＞食管周径的 75%。

（四）治疗原则

GERD 的治疗应根据病情采用综合性和个体化的治疗原则，治疗目标为减轻或缓解患者临床症状，提高生活质量，防止食管狭窄、出血、癌变等并发症的发生。

1．生活方式干预　改变生活方式是治疗 GERD 的基础，而且应贯穿于整个治疗过程。

（1）减轻体重：尽量控制体重使 BMI ＜ 25kg/m^2。

（2）改变睡眠习惯：抬高床头 15° ~ 20°，睡前 3h 不再进食。

（3）戒烟、限制饮酒。

（4）避免降低食管下端括约肌压力的食物：浓茶、咖啡、可乐、巧克力等。

（5）避免降低管下端括约肌压力和影响胃排空的药物：硝酸甘油、抗胆碱能药物、茶碱、钙通道阻滞剂等。

（6）减少引起腹压增高因素：肥胖、便秘、穿紧身衣、长时间弯腰劳作等。

2．药物治疗

（1）质子泵抑制剂（PPI）：为 GERD 治疗的首选药物，适用于症状重、有严重食管炎的患者。奥美拉唑一般为 20mg、2 次 /d 常规剂量口服，其他 PPI 包括艾司奥美拉唑、兰索拉唑、泮托拉唑和雷贝拉唑等。单剂量 PPI 无效可改用双倍剂量，一种无效可换用另一种 PPI。推荐疗程 8 ~ 12 周。对于出现食管裂孔疝等并发症的患者，PPI 剂量通常需要加倍。PPI 短期应用的潜在不良反应包括白细胞计数减少、头痛、腹泻、食欲缺乏。长期应用的不良反应包括维生素缺乏、矿物质缺乏、继发性感染、骨质疏松、髋部骨折、肠道菌群移位等。不良反应明显者可更换 PPI。

（2）H$_2$ 受体拮抗剂（H$_2$ receptor antagonist，H$_2$RA）：适合于轻、中症患者。常用药物有西咪替丁、雷尼替丁、法莫替丁和罗沙替丁等，一般采用常规剂量，分次服用。H$_2$RA 安全性好，但患者年龄大、伴肾功能损害和其他疾病时，易发生不良反应，常见腹泻、头痛、嗜睡、疲劳、便秘等，因此 H$_2$RA 对老年 GERD 患者需慎用。

（3）促胃动力药：多潘立酮为一种作用较强的多巴胺受体拮抗剂，在基层医院应用较为普及，剂量为 10mg、3 次 /d。莫沙必利、伊托必利等为新型促胃动力药。促胃动力药不推荐单独用于 GERD 的治疗，多与抑酸药联合使用。促胃动力药物存在一定的不良反应，如腹痛、腹泻、口干等消化系统，以及心悸、心电图 Q-T 间期延长等心血管系统不良反应，多潘立酮亦可使血催乳素水平升高，引起非哺乳期泌乳，更年期后妇女或男性患者出现乳房胀痛等不良反应。

（4）黏膜保护剂：主要包括硫糖铝和枸橼酸铋钾，黏膜保护剂不良反应较少，少数患者可引起便秘、皮疹、消化不良、恶心等不良反应。

（5）抗抑郁或焦虑治疗：三环类抗抑郁药和选择性 5- 羟色胺再摄取抑制剂可用于伴有抑郁或焦虑症状的 GERD 患者的治疗。

3．手术治疗

（1）GERD 的内镜治疗：目前用于 GERD 的内镜下治疗手段主要分为射频治疗、内镜下胃腔内缝合或折叠治疗、内镜下注射或植入技术类。

（2）抗反流手术：能减少反流次数及控制反流症状。适用于存在病理性酸反流，药物抑酸不足或药物治疗有效但患者不愿意长期服用药物的情况。

（五）健康教育

1. 避免饮食过多、过快、过饱；避免睡前进食、餐后立即卧床等；避免刺激性饮食，如烟、酒、咖啡、浓茶、辛辣食物等。

2. 肥胖会使腹内压增加，诱发胃食管反流，鼓励肥胖患者减轻体重。

3. 积极治疗便秘、慢性咳嗽等可诱发腹压增加的疾病。

4. 睡眠时抬高床头，一般床头抬高 15°～20°，以减少反流发生。

5. **用药依从性教育**　向患者详细介绍采用的治疗方案，治疗药物的使用方法及可能出现的不良反应等，鼓励患者足量足疗程治疗，避免随意减药或停药等。

6. **心理指导**　GERD 特点是病情慢性迁延反复，容易使患者思想负担加重，依从性差。通过积极交流沟通，消除患者顾虑和心理障碍，建立起战胜疾病的信心。

（六）常用药物选择

胃食管反流病的常用药物选择见表 2-21。

任务分析

本次任务要求为导入病例推荐治疗方案，并指导患者合理用药，分析如下。

（一）归纳病例特点

性别：男。

年龄：32 岁。

主要症状特点：反酸、烧心半年。

主要症状特点：抽烟史 5 年，饮酒史 8 年，喜欢高脂肪食物，Hp（＋）。

诊断：胃食管反流病。

表 2-21　胃食管反流病的常用药物选择

分类	药物	用法用量	禁忌证	不良反应	注意事项
	奥美拉唑	胃食管反流病：20mg/次，2次/d，口服	已知对奥美拉唑过敏者禁用		口服肠溶片必须整片吞服，至少用 50ml 液体送服。药片不可咀嚼或压碎，可将其分散于水或微酸液体中（如果汁），分散液必须在 30min 内服用
	兰索拉唑	30mg/次，1次/d，口服	已知对兰索拉唑过敏者禁用		PTP 包装的药物应从 PTP 薄板中取出后服用
	泮托拉唑	40mg/次，1次/d，口服	已知对本品中任何成分过敏者禁用；在根除幽门螺杆菌感染的联合治疗中，伴有中、重度肝肾功能损害的患者禁用	长期使用 PPI（一般为 6 个月以上），需警惕其可能相关的潜在不良影响，如肺炎、小肠细菌过度生长、难辨梭状芽孢杆菌感染、自发性细菌性腹膜炎、骨质疏松与骨折、肾脏疾病、维生素 B$_{12}$ 和铁吸收不良、低镁血症等	肠溶片不能咀嚼或咬碎，应在早餐前 1 小时配合液服用
	雷贝拉唑	20mg/次，1次/d，口服	已知对雷贝拉唑、其他苯并咪唑类化合物或本品中任一成分过敏者禁用		肠溶片不能咀嚼或压碎，应整片吞服
抑酸药	艾司奥美拉唑	反流性食管炎：40mg/次，1次/d	对艾司奥美拉唑、其他苯并咪唑类化合物或本品中任何其他成分过敏的患者禁用		对于存在吞咽困难的患者，可将片剂溶于半杯不含碳酸盐的水中（不应使用其他液体，因肠溶包衣可能被溶解），搅拌、直至片剂完全崩解，立即或在 30min 内服用，再加入半杯水漂洗后饮用。微丸绝不应被嚼碎或压破
	伏诺拉生	成人：1次/d，20mg/次	正在接受阿扎那韦或利匹韦林治疗的患者禁用；妊娠或可能妊娠的患者不应服用	常见不良反应：全血细胞减少症、粒细胞缺乏症、白细胞减少症、血小板减少症、大肠炎、血便、腹痛、腹泻等	
	西咪替丁	成人：200～400mg/次，2～4次/d	孕妇及哺乳期妇女禁用	常见不良反应有恶心、皮疹、便秘、头晕等	
	雷尼替丁	成人：150mg/次，2次/d	8 岁以下儿童禁用。孕妇及哺乳期妇女禁用	常见不良反应有头痛、头晕、泻、皮疹、肌痛、疲劳等	
	法莫替丁	成人：20mg/次，2次/d	孕妇及哺乳期妇女禁用	常见不良反应有头痛、头晕、腹泻、皮疹、肌痛、疲劳、失眠、多梦等	

续表

分类	药物	用法用量	禁忌证	不良反应	注意事项
抗酸药	氢氧化铝	成人：600~900mg/次，3次/d	对本品过敏者禁用	老年人长期服用，可致骨质疏松，肾功能不全者长期使用可能会有铝蓄积中毒，出现精神症状	
	铝碳酸镁	成人：500~1000mg/次，3次/d	对本品过敏者禁用；严重肾功能不全者禁用；低磷血症者禁用	偶见便秘、稀便、口干和食欲缺乏	
促胃动力药	多潘立酮	成人：10mg/次，3次/d	机械性消化道梗阻、消化道出血、穿孔者禁用。增加胃动力有可能产生危险时（例如前述症状）禁用。分泌催乳素的垂体肿瘤（催乳素瘤）、嗜铬细胞瘤、乳癌患者禁用。中重度肝功能不全的患者禁用。对多潘立酮或本品任一成分过敏者禁用	偶见口干、头痛、失眠、神经过敏、头晕、嗜睡、倦怠、腹部痉挛、腹泻、反流、恶心、胃灼热感、皮疹、瘙痒等。口腔炎、结膜炎。有时导致血清催乳素水平升高、溢乳、男子乳房女性化、女性月经不调等，但停药后即可恢复正常	
	莫沙必利	成人：5mg/次，3次/d，饭前服用	对莫沙必利或本品任一成分过敏者禁用	见口干、心悸、嗜酸性粒细胞增多、三氯甘油和ALT升高等	
	伊托必利	成人：50mg/次，3次/d，饭前15~30min服用	对伊托必利或本品任一成分过敏者禁用	腹泻、唾液分泌增加、睡眠障碍、白细胞减少和皮疹、疲乏、手指发麻和手抖等不良反应	
黏膜保护剂	硫糖铝	成人：10~20ml/次，2~4次/d，餐前1小时及睡前服用	习惯性便秘者禁用	可见口干、便秘。偶有腰痛、腹泻、眩晕、消化不良、恶心、皮疹等	
	枸橼酸铋钾	成人：220mg，2次/d	肾功能不全者禁用，孕妇及哺乳期妇女禁用	偶见恶心、便秘	服药期间同类便呈黑色属正常现象
	米索前列醇	成人：0.4mg/次，2次/d；或0.2mg/次，4次/d	妊娠和计划妊娠的妇女、哺乳期妇女禁用	常见不良反应为腹泻	

分类	药物	用法用量	禁忌证	不良反应	注意事项
抗菌药物	阿莫西林	成人：1g/次，2次/d	青霉素皮试阳性者禁用	大剂量青霉素可致青霉素脑病（肌肉痉挛、抽搐、昏迷等）及精神病、癫痫发作	对青霉素过敏的患者应使用甲硝唑代替阿莫西林
	克拉霉素	成人：0.5g/次，2次/d	大环内酯类药物过敏者禁用	不良反应主要有胃肠道反应、头痛、转氨酶升高、过敏反应（皮疹、荨麻疹及Stevens-Johnson综合征）	
	甲硝唑	成人：0.4g/次，3次/d	孕妇及哺乳期妇女禁用	不良反应以消化道反应最为常见；神经系统有头痛、眩晕、大剂量可致抽搐、荨麻疹、膀胱炎、排尿困难、口中金属味及白细胞减少等，停药后自行恢复	

（二）确定治疗原则

1. 降低胃酸 根据病情，可口服伏诺拉生、PPI 或者 H_2 受体拮抗剂，如西咪替丁，或使用制酸剂，如氢氧化铝。

2. 黏膜保护剂 可选用铋剂（枸橼酸铋钾、胶体果胶铋等）、硫糖铝、米索前列醇等。

3. 根除幽门螺杆菌 患者 Hp（＋），则应使用阿莫西林或克拉霉素，根除 Hp。

4. 促胃动力药 可选用多潘立酮 10mg/ 次，3 次 /d，或莫沙必利、伊托必利等。

5. 其他治疗措施 应戒烟、限制饮酒、避免浓茶，避免刺激性饮食，保持心情舒畅。

（三）用药指导

治疗药物的用药指导见表 2-22。

表 2-22　治疗药物的用药指导

药物名称	用法用量	注意事项
奥美拉唑	20mg/ 次，1 次 /d，口服	口服肠溶片必须整片吞服，用 50ml 以上液体送服。药片不可咀嚼或压碎，可将其分散于水或微酸液体中（如果汁），分散液必须在 30min 内服用
多潘立酮	成人 10mg/ 次，3 次 /d	机械性消化道梗阻、消化道出血、穿孔患者禁用；增加胃动力有可能产生危险时（例如前述症状）禁用；分泌催乳素的垂体肿瘤（催乳素瘤）、嗜铬细胞瘤、乳癌患者禁用；中重度肝功能不全的患者禁用；对多潘立酮或本品任一成分过敏者禁用

注：长期使用 PPI（一般为 6 个月以上），需警惕其可能相关的潜在不良影响，如肺炎、小肠细菌过度生长、艰难梭状芽孢杆菌感染、自发性细菌性腹膜炎、骨质疏松与骨折、肾脏疾病、维生素 B_{12} 和铁吸收不良、低镁血症等。

任务实施与评分标准

任务实施与评分标准见表 2-23。

表 2-23　胃食管反流病的考核项目和评分标准

考核项目	内容要点		分值	得分
理论知识（15 分）	胃食管反流病发病起因（3 分） 胃食管反流病发病机制（3 分） 胃食管反流病的治疗原则（3 分） 胃食管反流病药物的用药注意事项（3 分） 胃食管反流病的诊断评估（3 分）		15	
诊疗技能（70 分）	明确疾病诊断（6 分）	询问患者病因，明确患者病情特点（2 分） 观察患者其他症状（2 分） 根据患者症状及检查指标判断患者疾病类型（2 分）	6	
	确定治疗目标（4 分）	依据患者疾病类型和意愿，医生与患者共同确定治疗目标（4 分）	4	

续表

考核项目		内容要点	分值	得分
诊疗技能 （70分）	确定治疗方案 （15分）	针对治疗目标，综合考虑患者病情和药物特性，按照安全、有效、经济、适当的原则选择合适的治疗药物，选择药物错误不得分 药物选择： 药物名称、剂型正确（5分） 药物规格正确（5分） 药物剂量正确（5分）	15	
	药物治疗 （45分）	药物介绍： 介绍药物名称及数量（5分） 介绍用法用量（5分） 介绍不良反应（5分） 介绍药物的储存（5分）	20	
		用药指导： 用药注意事项（5分） 给出用药指导策略（5分） 对患者进行用药教育（5分） 对患者进行健康教育（5分） 对患者提出的疑问能够给出合理的回答（5分）	25	
综合评价 （15分）		用药指导过程迅速熟练（5分） 仪表整洁，言语恰当（5分） 逻辑清晰，体现临床思维（5分）	15	
合计			100	

（文琰章）

模块三　常见心血管系统疾病用药指导

任务一
高脂血症用药指导

任务目标

1. 掌握高脂血症的临床特征。
2. 能对高脂血症患者制订合适的治疗方案。
3. 能对高脂血症患者选择合适的治疗药物，并进行用药指导。

任务导入

患者，女，35岁。体形较胖，无明显症状和体征。健康体检时化验血脂，结果如下：甘油三酯（TG）2.06mmol/L，血清总胆固醇（TC）8.82mmol/L，血清低密度脂蛋白胆固醇（LDL-C）2.8mmol/L，血清高密度脂蛋白胆固醇（HDL-C）0.87mmol/L。初步诊断为高胆固醇血症。

要求：请为该患者推荐治疗方案，并指导患者合理用药。

相关理论知识

（一）诊断

高脂血症泛指各种原因导致的血清胆固醇、甘油三酯等成分异常，包括高胆固醇血症、高甘油三酯血症、混合型高脂血症以及低 HDL-C 血症等。糖尿病、肾病综合征、甲状腺功能减退症、系统性红斑狼疮等疾病，以及利尿剂、糖皮质激素等药物的使用均可导致继发性高脂血症。

（二）高脂血症的诊断评估

根据《中国成人血脂异常防治指南》（2016年修订版）的建议，中国成人血清总胆固醇（TC）$\geqslant$ 6.22mmol/L（240mg/dl），低密度脂蛋白胆固醇（LDL-C）$\geqslant$ 4.14mmol/L（160mg/dl），高密度脂蛋白胆固醇（HDL-C）< 1.04mmol/L（40mg/dl），甘油三酯（TG）$\geqslant$ 2.26mmol/L（200mg/dl），诊断为血脂异常及高脂血症。

（三）检查项目

主要有胆固醇（TC）、低密度脂蛋白胆固醇（LDL-C）、高密度脂蛋白胆固醇（HDL-C）、甘油三酯（TG）的检查。

（四）治疗

1. 治疗原则 高脂血症患者经严格饮食控制 3~6 个月后，血脂水平仍明显增高者，特别是对中老年人和有其他危险因素存在的患者，如有糖尿病、高血压和心血管疾病家族史者，必须给予药物治疗。药物治疗期间仍需坚持饮食治疗。

2. 治疗目标 血脂异常治疗的首要目标是降低 LDL-C 水平，不同危险等级的治疗目标见表 2-24。

表 2-24 不同危险等级治疗目标值

单位：mol/L（mg/dl）

危险等级	开始药物治疗	治疗目标值
低危（10 年危险性＜5%）	TC ≥ 6.99（270） LDL-C ≥ 4.92（190）	TC ＜ 6.22（240） LDL-C ＜ 4.14（160）
中危（10 年危险性 5%~10%）	TC ≥ 6.22（240） LDL-C ≥ 4.14（160）	TC ＜ 5.18（200） LDL-C ＜ 3.37（130）
高危（冠心病，或冠心病等危症，10 年危险性 10%~15%）	TC ≥ 4.14（160） LDL-C ≥ 2.59（100）	TC ＜ 4.14（160） LDL-C ＜ 2.59（100）
极高危（急性冠脉综合征或缺血性心血管病合并糖尿病）	TC ≥ 4.14（160） LDL-C ≥ 2.07（80）	TC ＜ 3.11（120） LDL-C ＜ 2.07（80）

3. 生活方式干预 对确诊高脂血症的患者，应立即启动并长期坚持生活方式干预，即饮食控制，减重运动。严格控制脂肪的摄取量，患者每人每日油脂的摄入量不应多于 25g，并减少食用动物油（猪油、牛油等）及以动物油为原料制成的食品。饮食烹调用油宜选用富含不饱和脂肪酸的植物油（玉米油、葵花籽油、橄榄油等）。

4. 药物治疗

（1）调脂药物 主要有他汀类、贝特类、烟酸类、胆酸螯合剂等。相比于其他降血脂药物，他汀类药物可更好地降低 LDL-C 水平。他汀类药物包括辛伐他汀、阿托伐他汀和瑞舒伐他汀等，均是选择性、竞争性 HMG-CoA 还原酶抑制剂，用于高胆固醇血症的治疗；非诺贝特属于贝特类降脂药，是氯贝丁酯类降血脂药，可抑制低密度脂蛋白和甘油三酯的生成，同时增加其分解代谢。

（2）调脂药物的选择 一般认为合适的降脂药物应具备以下几点：①降脂（尤其降胆固醇）效果确切，在应用常规剂量 4~6 周内能使胆固醇降低 20%（LDL-C 降低 25%）以上，并能降低甘油三酯、升高高密度脂蛋白；②不良反应少，不产生严重的毒性作用；③能明显降低心血管病的病死率和致残率，不增加非心血管病死亡率；④具有良好的成本效益比。药物选择见表 2-25。

表2-25 调节血脂药选用参考

分型		首选药	次选药
单纯型	高胆固醇血症	他汀类	胆酸螯合剂、烟酸、贝特类
	高甘油三酯血症	贝特类	烟酸
	低高密度脂蛋白血症	贝特类、阿昔莫司	他汀类
混合型	高胆固醇为主	他汀类	烟酸、贝特类
	高甘油三酯为主	贝特类	烟酸
	胆固醇、甘油三酯均高	胆酸螯合剂+贝特类	他汀类

（3）长期治疗，定期随诊　治疗4~6周内，应复查血脂达标情况，根据血脂改变调整用药。如血脂未能达标，应增加药物剂量、改用其他降脂药物或联合用药。长期连续用药时，每3~6个月复查肝肾功能、血钙、碱性磷酸酶、肌磷酸激酶等。

（4）联合用药方案　对严重高胆固醇血症，联合应用他汀类与胆酸螯合剂、他汀类与烟酸或他汀类与贝特类；对重度高甘油三酯血症，联合应用鱼油与贝特类。若血脂已降至正常或目标值，继续按同样剂量用药，除非血脂降至很低，一般不必减少药量。

5．常用药物选择　高脂血症常用药物选择见表2-26。

任务分析

本次任务要求为患者推荐治疗方案，并指导患者合理用药，分析如下。

（一）归纳病例特点

性别：女。

年龄：35岁。

主要症状特点：体形较胖，无明显症状和体征。健康体检时化验血脂，结果如下：甘油三酯（TG）2.06mmol/L，血清总胆固醇（TC）8.82mmol/L，血清低密度脂蛋白胆固醇（LDL-C）2.8mmol/L，血清高密度脂蛋白胆固醇（HDL-C）0.87mmol/L。

诊断：高胆固醇血症。

（二）推荐治疗方案

1．经严格的生活方式干预1个月。

2．若血清总胆固醇（TC）< 6.22mmol/L，则继续生活方式干预并定期减少血脂情况；若血清总胆固醇（TC）≥ 6.22mmol/L，则需要同时规范地药物治疗3~6个月，并定期减少血脂情况，随时调整药物品种及剂量。

表2-26 高脂血症常用药物选择

名称	用法用量	适应证	禁忌证	不良反应	注意事项
辛伐他汀	1. 高胆固醇血症：初始剂量10～20mg/次，晚间顿服。心血管事件高危人群推荐初始剂量20～40mg/次，晚间顿服。调整剂量应间隔4周以上 2. 冠心病：每晚服用20mg作为起始剂量，如需调整剂量，可参考高胆固醇血症	高脂血症、冠心病	1. 对本品过敏者禁用 2. 活动性肝脏疾病或无法解释的血清氨基转移酶持续升高的患者禁用 3. 妊娠期妇女和哺乳期妇女禁用 4. 禁止与强CYP3A4抑制剂①联合应用 5. 禁止与吉非贝齐、环孢素或达那唑联合应用	常见恶心、腹泻、皮疹、消化不良、瘙痒、脱发、眩晕	1. 严重肾功能不全者应慎用，大量饮酒者，有肝病史患者。对于有弥散性的肌痛、肌无力及肌酸激酶（CK）升高至大于正常值10倍以上的情况应考虑忌肌病，须立即停止本品的治疗 2. 以下情况应慎用：大量饮酒者，并密切监测
阿托伐他汀	常用的起始剂量为10mg，1次/d。剂量调整时间间隔应为4周或更长。最大剂量为80mg，1次/d	高脂血症、冠心病	活动性肝脏病患者，包括原因不明的GOT和/或GPT持续升高、已知对本品中任何成分过敏的患者，妊娠期妇女禁用	肌痛、腹泻、恶心、GPT升高和其他肝酶升高最常见。严重不良反应包括横纹肌溶解症与肌病肝酶异常等	1. 对于出现肌酸激酶水平显著升高，或确诊、疑诊肌病的患者应停用 2. 患者如有急性、严重情况预示疾病或有危险因素（如严重性感染、低血压、大的外科手术、创伤、严重代谢、内分泌和电解质紊乱、未控制的癫痫发作）易诱发继发于横纹肌溶解的肾功能衰竭时，应停用 3. 过量饮酒和/或有肝脏疾病史的患者慎用 4. 他汀类药物与能够降低内源性类固醇激素水平或活性的药物如酮康唑、螺内酯和西咪替丁合用时应谨慎使用
瑞舒伐他汀	1. 本品常用起始剂量为5mg，口服，1次/d 2. 对于需要更强效地降低LDL-C的患者可以考虑10mg 3. 如有必要，可在治疗4周后调整剂量至更高一级剂量水平。每日最大剂量为20mg 4. 轻中度肾功能损害的患者无须调整剂量 5. 本品可在一日中任何时候给药，可在进食或空腹时服用	高胆固醇血症	对本品过敏者、活动性肝病患者、严重肾功能损害的患者、肌病患者，同时使用环孢素A的患者、妊娠期、哺乳期妇女禁用	外周水肿、头痛、头晕、乏力、面部潮红、便秘、低血压，少数牙眼增生；少数患者可发生心绞痛，可能与低血压有关	1. 治疗过程中注意骨骼肌损害，如肌痛、肌病、横纹肌溶解 2. 患者发生原因不明的肌肉疼痛、无力或痉挛，尤其是伴有不适和发热时，应进行肌酸激酶水平检测 3. 有肌病或横纹肌溶解症的易患因素应慎用瑞舒伐他汀 4. 过量饮酒和/或有肝病史的患者慎用瑞舒伐他汀 5. 遗传性半乳糖不耐受性、乳糖酶缺乏或葡萄糖-半乳糖吸收不良患者不应服用瑞舒伐他汀 6. 患者疑似发生间质性肺病时，应停止他汀类治疗 7. 风险患者（空腹血糖5.6～6.9mmol/L，BMI≥30kg/m²、甘油三酯升高、高血压）进行临床和生化监测

续表

名称	用法用量	适应证	禁忌证	不良反应	注意事项
非诺贝特	200mg/次，1次/d。当胆固醇水平正常时，建议减少剂量	用于治疗成人饮食控制效果不理想的高脂血症，高甘油三酯血症	1. 对非诺贝特或非诺贝特酸过敏者禁用 2. 活动性肝炎患者，包括原发性胆汁性肝硬化，不明原因持续性肝功能异常者禁用 3. 已知有胆囊疾病患者，包括接受胆囊切除患者禁用 4. 严重肾功能损害的患者禁用，透析的患者禁用 5. 哺乳期妇女禁用	可见肝功能异常，包括GOT、GPT、肌酸激酶升高；腹痛、头痛、恶心、便秘等。有肌痛、横纹肌溶解、急性肾功能衰竭、肝炎等	1. 肌毒性：贝特类和其他降脂药有肌毒性，包括伴或不伴肾功能衰竭的横纹肌溶解 2. 使用3~6个月后，血脂未得到有效控制，应考虑采用其他治疗 3. 建议定期监测肝肾功能 4. 在治疗过程会出现光毒性或光敏反应
烟酸	推荐剂量1~2克，每晚1次	高胆固醇血症	以下患者禁用：1. 活动性肝病或无法解释的持续性肝转氨酶升高的患者 2. 活动性消化性溃疡 3. 动脉出血的患者 4. 对烟酸或这种药物中任何成分过敏的患者	常见不良反应有心房颤动、胃肠胀；严重不良反应有转氨酶升高、空腹血糖降低等	1. 当不稳定型心绞痛患者或心肌梗死急性期患者使用烟酸，同时使用硝酸盐、钙通道阻滞剂需特别注意 2. 有严重或无法解释的肝功能不全患者应禁用，肾功能不全患者应慎用
阿昔莫司	推荐剂量0.25g，1~2次/d	高甘油三酯血症	对本品过敏患者，消化道溃疡患者禁用	水疱、面部潮红、瘙痒、皮疹、皮肤刺痛、血糖升高、腹痛等	对于长期接受治疗的患者，应适当地进行定期的脂质、脂蛋白、肝功能及肾功能检查
依折麦布	常用剂量10mg，1次/d	高胆固醇血症	对本品过敏患者，妊娠期、哺乳期妇女。有活动性肝病或不明原因的肝转氨酶水平持续升高的患者禁用	上呼吸道感染、腹泻、横纹肌溶解症、胆石症	1. 当依折麦布与他汀类药物合用时，应在治疗开始时根据他汀类药物的临床建议进行肝脏检查 2. 如果患者被诊断或疑似为肌病，应立即停用

注：①大环内酯类抗生素（交沙霉素、红霉素、阿奇霉素、克拉霉素），唑类抗真菌药（酮康唑、伊曲康唑、伏立康唑、泊沙康唑、奈法唑酮），钙通道阻滞剂（米贝拉地尔、尼卡地平、维拉帕米、地尔硫䓬）。

（三）用药指导

治疗药物的用药指导见表 2-27。

表 2-27　治疗药物的用药指导

药物名称	用法用量	注意事项
辛伐他汀	口服，12mg/ 次，1 次 /d，晚间顿服	1. 常见恶心、腹泻、皮疹、消化不良、瘙痒、脱发、眩晕，如有不适请及时就诊 2. 妊娠期妇女和哺乳期妇女禁用 3. 禁止与强 CYP3A4 抑制剂联合应用 4. 禁止与吉非贝齐、环孢素或达那唑联合应用 5. 用药期间禁止饮酒

注：若患者服用他汀类降血脂药期间，出现活动性肝脏疾病或无法解释的血清转氨酶持续升高，弥散性的肌痛、肌无力及肌酸激酶（CK）升高应立即停药。

任务实施与评分标准

任务实施与评分标准见表 2-28。

表 2-28　高脂血症的考核项目和评分标准

考核项目	内容要点		分值	得分
理论知识（15 分）	高脂血症的判断标准（5 分） 高脂血症的治疗原则（5 分） 高脂血症的常用治疗药物（5 分）		15	
诊疗技能（70 分）	明确疾病诊断（6 分）	询问患者病因，明确患者病情特点（2 分） 测量患者血压、血脂、心率等，并观察患者其他症状（2 分） 根据患者症状及检查指标判断患者疾病类型（2 分）	6	
	确定治疗目标（4 分）	依据患者疾病类型和意愿，医生与患者共同确定治疗目标（4 分）	4	
	确定治疗方案（15 分）	针对治疗目标，综合考虑患者病情和药物特性，按照安全、有效、经济、适当的原则选择合适的治疗药物，选择药物错误不得分 药物选择： 药物名称、剂型正确（5 分） 药物规格正确（5 分） 药物剂量正确（5 分）	15	
	药物治疗（45 分）	药物介绍： 介绍药物名称及数量（5 分） 介绍用法用量（5 分） 介绍不良反应（5 分） 介绍药物的储存（5 分）	20	
		用药指导： 用药注意事项（5 分） 给出用药指导策略（5 分） 对患者进行用药教育（5 分） 对患者进行健康教育（5 分） 对患者提出的疑问能够给出合理的回答（5 分）	25	

考核项目	内容要点	分值	得分
综合评价 （15分）	用药指导过程迅速熟练（5分） 仪表整洁，言语恰当（5分） 逻辑清晰，体现临床思维（5分）	15	
	合计	100	

（黄　静）

任务二

高血压用药指导

任务目标

1. 掌握高血压的临床特征。
2. 能对高血压患者制订合适的治疗方案。
3. 能对高血压患者选择合适的治疗药物，并进行用药指导。

任务导入

患者，女，57岁，2型糖尿病5年，几日前无明显诱因出现头晕、心悸、乏力等症状，到社区卫生院就诊检查结果为：心率70次/min，血压158/95mmHg，空腹血糖7.5mmol/L，其余未见异常，诊断为2型糖尿病、高血压病。

要求：请为该患者推荐治疗方案，并指导患者合理用药。

相关理论知识

（一）诊断

高血压是指在静息状态下，未使用降压药物时，非同日3次测量动脉血压，收缩压和/或舒张压增高，可伴有心脏、血管、脑和肾等器官功能或器质性改变的全身性疾病。

目前我国采用国际通用高血压诊断标准。成人高血压诊断标准：在未服用抗高血压药物的情况下，收缩压≥140mmHg和/或舒张压≥90mmHg。患者既往有高血压病史，且正服用抗高血压药物，即使血压已低于140/90mmHg，仍诊断为高血压。

（二）高血压分类

血压水平分类见表2-29。

表 2-29   血压水平分类

分类	收缩压 /mmHg		舒张压 /mmHg
正常血压	< 120	和	< 80
正常高值血压	120 ~ 139	和 / 或	80 ~ 89
高血压	≥ 140	和 / 或	≥ 90
1 级高血压（轻度）	140 ~ 159	和 / 或	90 ~ 99
2 级高血压（中度）	160 ~ 179	和 / 或	100 ~ 109
3 级高血压（重度）	≥ 180	和 / 或	≥ 110
单纯收缩期高血压	≥ 140	和	< 90

注：当收缩压和舒张压分属于不同级别时，以较高的级别为准。

（三）高血压的诊断评估和危险分层

1. **心血管疾病的危险因素**　包括性别、年龄（男性 ≥ 55 岁或女性 ≥ 60 岁）、吸烟、血脂异常、肥胖、早发心血管疾病家族史（一级亲属发病年龄 < 50 岁）、缺少体力活动等。

2. **靶器官损害**　包括左室肥厚、动脉壁增厚、血清肌酐轻度升高、微量蛋白尿等。

3. **相关临床疾病**　包括脑血管疾病（缺血性脑卒中、脑出血、短暂性脑缺血发作），心脏疾病（心肌梗死、心绞痛、心力衰竭），肾脏疾病（糖尿病肾病、肾功能受损），糖尿病，外周血管疾病，视网膜病变（出血或渗出、视盘水肿）等。

4. **高血压的危险分层**　高血压患者的预防和治疗决策不仅要考虑血压水平，还要考虑心血管疾病危险因素、靶器官损害和相关临床疾病，并根据这几项因素合并存在时对心血管事件绝对危险的影响进行危险性分层，将高血压患者分为低危、中危、高危、很高危，具体见表 2-30。

表 2-30   高血压的危险分层

危险因素和病史	血压水平		
	1 级	2 级	3 级
无其他危险因素	低危	中危	高危
1 ~ 2 个危险因素	中危	中危	很高危
≥ 3 个危险因素、靶器官损害或糖尿病	高危	高危	很高危
合并相关临床疾病	很高危	很高危	很高危

（四）检查项目

主要是血压的测量，目前仍以水银柱血压计为准。同时进行危险因素、靶器官损害和相关临床疾病的检查。

（五）治疗

1. 治疗原则　高血压治疗三原则：达标、平稳、综合管理。治疗高血压的主要目的是降低心脑血管并发症的发生和死亡风险。

首先，要降压达标。不论采用何种治疗，将血压控制在目标值以下是根本。

其次，是平稳降压。告知患者长期坚持生活方式干预和药物治疗，保持血压长期平稳至关重要。此外，长效制剂有利于每日血压的平稳控制，对减少心血管并发有益，推荐使用。

再次，要对高血压患者进行综合干预管理。选择降压药物时应综合考虑其合并症情况，对于已有心血管疾病的患者及具有某些危险因素的患者，应考虑给予抗血小板及降脂治疗，以降低心血管疾病发生率及死亡风险。

2. 治疗目标　降压治疗的最终目标是降低心血管事件的发生率和死亡率。一般高血压患者，血压降至140/90mmHg以下。合并糖尿病、冠心病、心力衰竭、慢性肾脏疾病伴有蛋白尿的患者，如能耐受，血压应降至130/80mmHg以下；65～79岁的患者血压降至150/90mmHg以下，如能耐受，血压可进一步降至140/90mmHg以下；80岁及以上的患者血压降至150/90mmHg以下。

3. 生活方式干预　对确诊高血压的患者，应立即启动并长期坚持生活方式干预，即限盐、减重、多运动，戒烟、戒酒、心态平。一些生活方式干预方法可明显降低血压，如减少钠盐摄入、减轻体重、规律的中等强度运动（如快走、慢跑、骑车、游泳、太极拳等常见健身方式）均有直接的降压效果（表2-31）。戒烟、戒酒可直接降低心血管病发生风险，更应大力提倡。此外，协助患者减轻精神压力、保持心理平衡，也是提高治疗效果的重要方面。

表 2-31　生活方式干预目标及降压效果

内容	目标	可获得的收缩压下降效果
减少钠盐摄入	每人每日食盐摄入量不超过6g（1啤酒瓶盖*），注意隐性盐的摄入（咸菜、鸡精、酱油等）	下降2～8mmHg
减轻体重	BMI＜24kg/m²，腰围＜90cm（男），腰围＜85cm（女）	每减重10kg，下降5～20mmHg
规律运动	中等强度运动，30min/次，每周5～7次	下降4～9mmHg
戒烟	建议戒烟，避免被动吸烟	
戒酒	推荐不饮酒，目前在饮酒的高血压患者，建议戒酒	
心理平衡	减轻精神压力，保持心情愉悦	

注：*：普通啤酒瓶盖去掉胶皮垫后水平装满可盛6g食盐；BMI：身体质量指数，评价体重的指标，BMI=体重（kg）/身高的平方（m²）；BMI判定标准：正常18.5～24.0kg/m²；超重或肥胖≥24.0kg/m²。

4．药物治疗　遵循小剂量开始，减少副作用；优先选择长效制剂，平稳降压；血压波动明显的患者，在应用长效缓控释制剂的同时可加用短效快速制剂稳定血压；联合用药及个体化用药相结合，提高疗效的同时减少副作用，增强对靶器官的保护作用。

常用降压药为五类：利尿剂、β 受体拮抗剂、钙通道阻滞剂、血管紧张素转化酶抑制剂和血管紧张素受体拮抗剂。

5．健康教育

（1）让患者对高血压病有深刻的理解和认识，了解高血压是终身性疾病。

（2）对确诊高血压的患者，应立即启动生活方式干预，长期坚持。嘱患者减轻体重、控制钠盐摄入、补充钙盐和钾盐、戒烟限酒、增加运动，保持心态平稳。

（3）教育患者进行血压的监控，定期监测血压，同时做好日常血压监测记录。

（4）观察治疗效果和注意药物不良反应，例如咳嗽、水肿、牙龈增生等。

（5）紧急情况血压升高，患者应及时就医，转运途中避免剧烈运动，保持平稳心态。

（六）常用药物选择

高血压常用药物选择见表 2-32。

任务分析

本次任务要求为患者推荐治疗方案，并指导患者合理用药，分析如下。

（一）归纳病例特点

性别：女。

年龄：57 岁。

主要症状特点：头晕、心悸、乏力，检查结果：心率 70 次 /min，血压 158/95mmHg，空腹血糖 7.5mmol/L。

诊断：2 型糖尿病，高血压病。

（二）推荐治疗方案

治疗方案：有合并症高血压药物治疗见表 2-33。

项目二　常见疾病及特殊人群用药指导　　101

表 2-32　高血压常用药物选择

名称	用法用量	适应证	禁忌证	不良反应	注意事项
吲达帕胺	1.25~2.5mg/次，1次/d，最好早晨服用	轻、中度高血压			不宜剂量过大，注意监测电解质水平
氢氯噻嗪	25~100mg/次，1~2次/d，并按降压效果调整剂量	轻、中度高血压			不宜剂量过大，注意监测电解质水平
硝苯地平	10~30mg/d，2~3次/d	中、重度高血压及较难控制的高血压、冠心病	心源性休克、妊娠与哺乳期妇女及对硝苯地平过敏者禁用	可见外周水肿，头痛，头晕，乏力，面部潮红，低血压，便秘，牙龈增生，个别患者可发生心绞痛，可能与低血压有关	1. 哺乳妇女应停药或禁止哺乳 2. 西咪替丁与本品同用时应注意调整剂量。本品可能增加地高辛血药浓度，提示在初次使用，调整剂量或停用本品时应监测地高辛的血药浓度 3. 常见服药后出现外周水肿，头晕，头痛，恶心，乏力进而面部潮红 4. 肝肾功能不全，正在服用β受体拮抗剂者应慎用，宜从小剂量开始
尼群地平	起始剂量为10mg/次，1次/d，可根据降压效果调整为20mg/次，2次/d	高血压	对本品过敏及严重主动脉瓣狭窄患者禁用	较少见头痛，面部潮红。少见头晕，恶心，低血压，足踝部水肿，心绞痛发作，一过性低血压。过敏者可出现过敏性肝炎，皮疹，甚至剥脱性皮炎等	1. 少数病例可能出现血碱性磷酸酶增高，肝功能不全时应慎用 2. 肾功能不全可能对本品影响较小，但应慎用。本品在妊娠期妇女中应用的研究尚不充分，应注意不良反应 3. 老年人应减少剂量，服用β受体拮抗剂者应慎重加用本品，并从小剂量开始。推荐老年人初始剂量为10mg/d。服用本品期间须定期做心电图

续表

名称	用法用量	适应证	禁忌证	不良反应	注意事项
氨氯地平	1. 成人：初始剂量为 5mg，1 次 /d，最大剂量为 10mg，1 次 /d 2. 身材小、虚弱、老年或伴肝功能不全患者，起始剂量为 2.5mg，1 次 /d；此剂量也可为本品联合其他抗高血压药物治疗的剂量 3. 剂量调整应根据患者个体反应及目标血压进行。一般应在调整剂量步骤之前等待 7～14d。如临床需要，在对患者进行严密监测的情况下，也可以快速地进行剂量调整 4. 治疗慢性稳定型或血管痉挛性心绞痛的推荐剂量是 5～10mg，1 次 /d，老年及肝功能不全的患者建议使用较低剂量治疗，大多数患者的有效剂量为 10mg，1 次 /d	用高血压，稳定型心绞痛和变异性心绞痛，以及经血管造影证实的冠心病	对二氢吡啶类药物或本品任何成分过敏者禁用	可见因血管舒张导致的头晕、头痛、潮红、低血压、心动过速、外周水肿（尤其是踝部）。较少见心悸、恶心及其他胃肠不适、精神抑郁。少见心绞痛、心动过缓、直立性低血压。过敏反应可见皮疹、发热，肝功能异常、动物实验有致畸性	1. 与二氢吡啶类药物有交叉过敏者慎用 2. 肝功能不全时半衰期延长，本品用于重度肝功能不全患者时应缓慢 3. 极少数患者，尤其是伴有严重冠状动脉阻塞性疾病的患者，在开始使用氨氯地平治疗或增加剂量时，可出现心绞痛恶化或发生急性心肌梗死 4. 老年人宜从小剂量开始，逐渐增量
普萘洛尔	1. 高血压：口服，初始剂量 10mg/d，3～4 次 /d，可逐渐增加，一日最大剂量 200mg 2. 冠心病：口服，5～10mg/次，3～4次 /d，可每 3 天增加 10～20mg/次，可渐增至 200mg/d，剂量应逐渐增加，分次服用 3. 心律失常：口服，10～30mg/次，3～4 次 /d，根据需要及耐受程度调整用量 4. 心肌梗死：口服，30～240mg/d，2～3 次 /d 5. 肥厚型心肌病：口服，10～20mg/次，3～4 次 /d。按需要及耐受程度调整剂量用	高血压、冠心病、室上性快速心律失常、室性心律失常、心肌梗死、肥厚型心肌病	支气管哮喘、心源性休克、Ⅱ～Ⅲ 度房室传导阻滞、重度心力衰竭、窦性心动过缓等患者禁用	可见眩晕、神志模糊（尤见于老人）、精神抑郁、反应迟钝、头昏、心率过慢、支气管痉挛、充血性心力衰竭、发热、咽痛（粒细胞缺乏）、腹泻、皮疹等	1. 妊娠期、哺乳期妇女须慎用 2. 以下情况慎用：药物过敏史、充血性心力衰竭、糖尿病、肺气肿、肝功能不全、甲状腺功能减退、雷诺综合征或其他周围血管疾病、肾功能低下等 3. 老年人因对药物代谢与排泄能力弱，应适当调节剂量 4. 用药期间，应定期检查血常规、血压、心功能、肝功能、肾功能等 5. β 受体拮抗剂的耐受量个体差异大，用量必须个体化。首次使用本品时需从小剂量开始，逐渐增加剂量并密切观察反应以免发生意外 6. 冠心病患者使用本品不宜骤停，否则可出现心绞痛、心肌梗死或室性心动过速 7. 甲亢患者用本品也不可骤停，否则使甲状腺功能亢进症加重 8. 可引起糖尿病患者血糖降低，但对非糖尿病患者无影响。故糖尿病患者应定期监测血糖 9. 本品口服或空腹或与食物共进，后者可延缓肝内代谢，提高生物利用度

续表

名称	用法用量	适应证	禁忌证	不良反应	注意事项
美托洛尔	1. 高血压，冠心病，心律失常，肥厚型心肌病，甲状腺功能亢进：25～50mg/次，2～3次/d；或100mg/次，2次/d 2. 心力衰竭：应在使用洋地黄和/或利尿药，血管紧张素转换酶抑制剂（ACEI）等抗心力衰竭的治疗基础上使用本药。初始剂量，6.25mg/次；2～3次/d；以后视临床情况每2～4周可增加剂量，从一次增加6.25～12.5mg/次，2～3次/d。可用至50～100mg/次，2次/d	用于高血压，冠心病，心肌梗死，肥厚型心肌病，主动脉夹层，心律失常，甲状腺功能亢进、心房颤动控制心室率、慢性心力衰竭，室上性快速型心律失常，预防和治疗急性心肌梗死患者的心肌缺血，快速型心律失常和胸痛	心源性休克患者；不稳定的、失代偿性心力衰竭及急性或重度心力衰竭患者：显著心动过缓（心率<45次/min）；病态窦房结综合征；Ⅱ度和Ⅲ度房室传导阻滞者；有症状的低血压患者；未治疗的低血压患者；严重外周血管疾病者（如存在坏疽风险）；P-R间期>0.24秒，收缩压<13.33kPa（100mmHg）的怀疑急性心肌梗死者禁用	可见心率减慢、心脏传导阻滞、血压降低、心衰加重，外周血管痉挛导致的四肢冰冷或脉搏不能触及，雷诺现象，疲乏和眩晕，抑郁、头痛，多梦、失眠、幻觉，恶心、胃痛、便秘、腹泻、气急，腹关节痛、瘙痒，腹膜后腔纤维变性，耳鸣，眼痛等	1. 肝功能不全，心脏功能不全，慢性阻塞性肺疾病，严重支气管痉挛患者和运动员慎用 2. 妊娠期哺乳期妇女不宜使用 3. 若计划终止与可乐定的联合用药，必须注意β受体拮抗剂的撤除应比可乐定的撤除提前几日 4. 接受β受体拮抗剂治疗的患者，其口服降糖药的剂量必须根据患者在较长时间内的血糖数值调整
比索洛尔	1. 口服。在早晨并可进餐时服用本品。用水整片送服，不应咀嚼 2. 高血压或心绞痛：5mg/次，1次/d，轻度高血压患者可以从2.5mg开始治疗，可增至10mg/次，1次/d 3. 慢性心力衰竭：1.25mg/次，1次/d，然后每隔4周逐渐加量至5mg；间隔1周逐渐加量至10mg维持治疗，一日最大剂量为10mg 4. 严重肾功能衰竭（肌酐清除率<20ml/min）和严重肝功能异常患者，每日剂量不得超过10mg	高血压，冠心病，伴有心室收缩功能减退的中至重度慢性心力衰竭	对本品过敏，急性心力衰竭或处于心力衰竭失代偿期需静脉注射性肌力药物治疗，心源性休克，Ⅰ度和Ⅱ度房室传导阻滞，病态窦房结综合征，窦房传导阻滞，心动过缓（心率小于60次/min），血压过低（收缩压小于100mmHg），严重支气管哮喘或严重慢性阻塞性肺疾病，外周动脉阻塞性疾病晚期和雷诺综合征，未经治疗的嗜铬细胞瘤，代谢性酸中毒者禁用	可见轻度乏力，胸闷、头晕、心悸、嗜睡、头痛，下肢水肿，恶心、腹泻、便秘、红斑，瘙痒、血压明显下降，脉搏缓慢或房室传导阻滞，麻刺感或四肢发冷，肌肉无力，肌肉痛性痉挛，对伴有糖尿病的老年患者，其糖耐量可能降低，并掩盖低血糖表现	1. 本品可能增加机体对过敏原的敏感性和加重过敏反应 2. 除非明确必须使用，否则妊娠期妇女不能使用比索洛尔 3. 不建议哺乳期妇女使用 4. 下列情况慎用：支气管痉挛；血糖浓度波动较大的糖尿病患者及酸中毒患者；严格禁食者；有严重过敏史，正在进行脱敏治疗；变异型心绞痛；外周动脉阻塞型疾病患者；银屑病或有银屑病家族史的患者 5. 儿童避免使用

续表

名称	用法用量	适应证	禁忌证	不良反应	注意事项
卡托普利	1. 成人：高血压，初始剂量12.5mg/次，2~3次/d；按需要1~2周内增至50mg/次，2~3次/d 2. 儿童：初始剂量0.3mg/（kg·次），3次/d；有必要时每8~24小时增加0.3mg/kg	高血压，心力衰竭，冠心病	对本品或其他血管紧张素转化酶抑制剂过敏，双侧肾动脉狭窄，有血管神经性水肿史，妊娠期妇女禁用	常见咳嗽、皮疹、心悸、心动过速、胸痛、味觉迟钝；少见蛋白尿、眩晕、头痛、血管性水肿、心率快而不齐、面部潮红或苍白、白细胞与粒细胞减少	1. 与利尿药同用使降压作用增强，引起严重低血压，故原用利尿药者宜停药或减量。本品开始用小剂量，逐渐调整剂量 2. 与扩张血管药同用可能致低血压，如以合用，应从小剂量开始 3. 与保钾利尿药如螺内酯、氨苯蝶啶、阿米洛利同用可能引起血钾过高 4. 与其他降压药合用，降压作用相加；与引起肾素释出或影响交感神经活性的药物呈相加的作用 5. 与β受体拮抗剂呈小于相加的作用
依那普利	1. 原发性高血压：初始，5~10mg/次，1次/d，维持剂量10~20mg/d；最大剂量一日40mg，分1~2次服 2. 肾性高血压：初始，5mg/次或以下，1次/d，根据需要调整剂量。服用利尿药者应提前2~3d停用利尿药，或减少初始剂量 3. 心力衰竭：初始，2.5mg/次，1次/d，并根据监测反应，根据耐受情况逐渐加量至5~20mg/d，分1~2次服	原发性高血压，肾性高血压，心力衰竭，冠心病	对本品任一成分过敏，双侧肾动脉狭窄，有血管神经性水肿史、妊娠期的患者禁用。原发性醛固酮增多症患者，妊娠期及哺乳期妇女禁用	常见头晕、疲乏、咳嗽、少见肌肉痉挛、口干、腹泻、恶心、呕吐、便秘、消化不良、心悸、心动过速、直立性低血压、失眠、神经过敏、皮疹（罕见血管神经性水肿）、男子乳房发育	1. 症状性低血压 2. 肝功能不全时应密切监测肝功能 3. 肾功能不全时谨慎使用并监测，更易出现高钾血症或其他不良反应：肌酐清除率小于30ml/min时起始剂量为2.5mg/次，1次/d。必要时根据肾功能调整用药方案 4. 下饰情况慎用：主动脉瓣狭窄等。肥厚型心肌病 5. 咳嗽：血管紧张素转化酶抑制剂可引起咳嗽，其特点是无痰、持续，停药后可消失，在鉴别诊断咳嗽时，应考虑到血管紧张素转化酶抑制剂引起咳嗽的可能性
缬沙坦	口服：80mg/次，1次/d。降压效果不佳者，建议160mg/次，1次/d，或加用利尿剂；可加用利尿剂每日同一时间用药。老年人通常不需要调整初始剂量。可以与其他抗高血压药物联合应用	轻度、中度原发性高血压，冠心病	对本品任何成分过敏者，妊娠期妇女禁用	少见直立性血压改变；偶见轻度头痛、头晕、疲乏、腹痛、干咳、血钾增高、中性粒细胞减少、血红蛋白和血细胞比容降低、血肌酐增高；有腹泻、鼻炎、咽炎、恶心等关节痛、恶心等	1. 轻中度肾功能损害者患者无须调整起始剂量。肾功能损害者使用本品需要加强监测 2. 哺乳期妇女不宜使用 3. 低钠及血容量不足者注意避免出现低血压。应该在应用药之前，纠正低钠和/或血容量不足，例如将利尿剂减量。如果发生低血压，应该让患者平卧，必要时静脉输注生理盐水。血压稳定后可以继续本品治疗 4. 发生血管性水肿的患者应立即停用，且不得再次使用

表 2-33　有合并症高血压的治疗方案

患者特征	第 1 步	第 2 步	第 3 步
高血压合并心肌梗死	A+B[①]	A+B+C[②] 或 A+B+D[③]	转诊或 A+B+C[②]+D
高血压合并心绞痛	B 或 A 或 C	B+C 或 B+A 或 A+C	B+C+A 或 B+C+D
高血压合并心力衰竭	A+B[①]　B+C	A+B+D[③]	转诊或 A+B+D[③]+C[②]
高血压合并脑卒中	C 或 A 或 D	C+A 或 C+D 或 A+D	C+A+D
高血压合并糖尿病或慢性肾脏疾病[④]	A	A+C 或 A+D	A+C+D

注：合并症指伴随冠心病、心力衰竭、脑卒中、糖尿病、慢性肾脏疾病或外周动脉粥样硬化病，且处于稳定期。

①：A+B 两药合用，应从最小剂量起始，避免出现低血压。

②：C 类用于心肌梗死时，限长效药物。C 类用于心力衰竭时，仅限氨氯地平及非洛地平两种药。

③：D 类用于心肌梗死时包括螺内酯；用于心力衰竭时包括袢利尿剂和螺内酯。

④：肌酐水平首次超出正常，降压治疗方案建议由上级医院决定。

A：ACEI/ARB，即血管紧张素转化酶抑制剂/血管紧张素Ⅱ受体拮抗剂。

B：β 受体阻滞剂。

C：二氢吡啶类钙通道阻滞剂。

D：噻嗪类利尿剂。

（三）用药指导

治疗药物的用药指导见表 2-34。

表 2-34　治疗药物的用药指导

药物名称	用法用量	注意事项
卡托普利	12.5mg/d，3 次/d	常见咳嗽、皮疹、心悸、心动过速、胸痛、味觉迟钝等不良反应，如有不适请及时就诊。 与利尿药同用使降压作用增强，应注意避免引起严重低血压
硝苯地平	10mg/d，3 次/d	可见外周水肿、头痛、头晕、乏力、面部潮红、便秘、低血压、牙龈增生等不良反应，如有不适请及时就诊
氢氯噻嗪	25~100mg/ 次，1~2 次/d，并按降压效果调整剂量	注意监测电解质

注：2 型糖尿病合并高血压病患者，首选 ACEI 或 ARB，目标血压 < 130/80mmHg，需加钙通道阻滞药（CCB）或小剂量噻嗪类利尿药，同时要积极控制血糖。

任务实施与评分标准

任务实施与评分标准见表 2-35。

表 2-35　高血压的考核项目和评分标准

考核项目	内容要点		分值	得分
理论知识（15分）	高血压的判断标准及分级（3分） 高血压的诊断评估和危险分层（3分） 高血压的治疗原则（3分） 高血压的常用治疗药物（3分） 常用治疗高血压药物的用药注意事项（3分）		15	
诊疗技能（70分）	明确疾病诊断（6分）	询问患者病因，明确患者病情特点（2分） 测量患者血压、心率，呼吸频率，观察患者其他症状（2分） 根据患者症状及检查指标判断患者疾病类型（2分）	6	
	确定治疗目标（4分）	依据患者疾病类型和意愿，医生与患者共同确定治疗目标（4分）	4	
	确定治疗方案（15分）	针对治疗目标，综合考虑患者病情和药物特性，按照安全、有效、经济、适当的原则选择合适的治疗药物，选择药物错误不得分 药物选择： 药物名称、剂型正确（5分） 药物规格正确（5分） 药物剂量正确（5分）	15	
	药物治疗（45分）	药物介绍： 介绍药物名称及数量（5分） 介绍用法用量（5分） 介绍不良反应（5分） 介绍药物的储存（5分）	20	
		用药指导： 用药注意事项（5分） 给出用药指导策略（5分） 对患者进行用药教育（5分） 对患者进行健康教育（5分） 对患者提出的疑问能够给出合理的回答（5分）	25	
综合评价（15分）	用药指导过程迅速熟练（5分） 仪表整洁，言语恰当（5分） 逻辑清晰，体现临床思维（5分）		15	
合计			100	

（黄　静）

任务三

冠状动脉粥样硬化性心脏病用药指导

任务目标

1. 掌握冠状动脉粥样硬化性心脏病的临床特征。

2. 能对冠状动脉粥样硬化性心脏病患者制订合适的治疗方案。

3. 能对冠状动脉粥样硬化性心脏病患者选择合适的治疗药物，并进行用药指导。

任务导入

患者，男，65 岁，有冠状动脉粥样硬化性心脏病病史，常年服用单硝酸异山梨酯、硝苯地平、瑞舒伐他汀和阿司匹林。劳累后突发胸闷、胸痛，伴心前区压榨感，含服硝酸甘油片后胸痛缓解，随后病情稳定。诊断为冠状动脉粥样硬化性心脏病。

要求：请为该患者推荐治疗方案，并指导患者合理用药。

相关理论知识

（一）诊断

冠状动脉粥样硬化性心脏病简称冠心病，是指由于冠状动脉粥样硬化使管腔狭窄或闭塞导致心肌缺血、缺氧或坏死而引发的心脏病，归属为缺血性心脏病，是动脉粥样硬化导致器官病变的最常见类型。

（二）冠心病分类

临床上分为两类，慢性心肌缺血综合征（稳定型冠心病）和急性冠脉综合征（见表 2-36）。

表 2-36　冠心病分类

分类	体征	临床表现	临床特点				
			部位	性质	诱因	持续时间	缓解方式
稳定型冠心病	一般无异常体征，发作时常见心率增快，血压升高，出汗、表情焦虑等	胸闷、发作性胸痛	胸骨后心前区，常放射至左肩背、左上肢或咽颈部、下颌、牙齿	胸痛为压榨样、发闷或紧缩感	常在体力活动、情绪激动时	持续 3~5min/次，最长不超过 30min	停止活动或舌下含服硝酸甘油可在 3~5min 内迅速缓解
急性冠脉综合征	可有心音减弱或新出现的心脏杂音，其余无特异性	胸痛	胸骨后或左胸部，常放射至左肩、左臂内侧；至颈咽部可表现为局部发紧；至下颌部可表现为牙痛	常为压迫、发闷或紧缩感，也可有烧灼感，不像刀刺或针扎样，可伴濒死的恐怖感觉	不明显	常持续至 20min 以上	硝酸甘油缓解不明显

（三）检查项目

慢性心肌缺血综合征即稳定型冠心病辅助检查主要是静态心电图、动态心电图、超声心动图、胸片、平板运动试验、冠状动脉 CT、冠状动脉造影；急性冠脉综合征辅助检查主要是心电图和心肌酶。

（四）治疗

1. 治疗原则　慢性心肌缺血综合征即稳定型冠心病的治疗原则是改善冠状动脉的供血和减轻心肌的耗氧，以迅速扩张冠脉，增加心肌血液供应，改善心肌缺血的现状，防止心肌因缺血发生坏死。同时治疗和预防动脉粥样硬化的发展。在选择治疗药物时，应首先考虑预防心肌梗死和死亡。此外，应积极处理危险因素。

急性冠脉综合征的治疗原则是尽快再灌注缺血心肌，防止梗死范围扩大，缩小心肌缺血范围，及时处理恶性心律失常、心力衰竭、休克及各种并发症，防止猝死。镇静止痛，维持血压、心率的稳定性。一经诊断立即转往三级综合医院或专科医院治疗，在转诊之前可采用如下治疗方法：卧床休息、监测血压和心率、吸氧、除颤器准备到位、镇静止痛（无禁忌证，可静脉注射吗啡 3mg，必要时 5min 重复 1 次，总量不宜超过 15mg。根据病情需要，也可考虑应用其他镇静止痛药物，如地西泮 5～10mg 或咪达唑仑 2～3mg 缓慢静脉注射）、抗凝抗栓、抗交感神经治疗（β 受体拮抗剂）、纠正低钾血症（维持血钾水平＞ 4.5mmol/L）维持血压心率的稳定性。

2. 治疗目标　冠心病治疗的最终目标是减轻症状和缺血发作，提高生活质量；预防心肌梗死和猝死，改善生存。

3. 生活方式干预　包括合理的膳食（低盐低脂）、适当的运动及控制体重、彻底戒烟、限制饮酒、减轻精神压力等。

4. 药物治疗

（1）慢性心肌缺血综合征即稳定型冠心病：发作时立即休息，吸氧，给予硝酸甘油 1 片舌下含服，若 3～5min 无效，可追加 1 次，若连续含硝酸甘油 3 次仍不能控制疼痛症状，需应用强镇痛剂以缓解疼痛，给予盐酸罂粟碱 30mg 稀释后静脉推注，或吗啡 3mg 稀释后静脉推注，并随即采用硝酸甘油或硝酸异山梨酯静脉滴注，硝酸甘油的剂量从 5μg/min 开始，以后每 5～10min 增加 5μg/min，直至症状缓解或收缩压降低 10mmHg，最高剂量一般不超过 80～100μg/min。一旦患者出现头痛或血压降低（收缩压＜ 90mmHg）应迅速减少静脉滴注的剂量。维持静脉滴注的剂量以 10～30μg/min 为宜。硝酸甘油持续静脉滴注 24～48h 即可，以免产生耐药性而降低疗效。

发作期时应记录发作时心电图。若患者症状持续 30min 不缓解，应查心肌酶和肌钙蛋白，并监测患者心电图变化，鉴别是否发生心肌梗死。

缓解期治疗应尽量避免已知的诱发因素，禁止吸烟、饮酒，避免情绪波动，保持一定的体力活动，以不诱发症状为度。室温不宜过热过冷。低脂饮食，饮食宜少量多餐，不宜过饱，食后不应立即活动。夜间易发者，可睡前服镇静剂。

（2）急性冠脉综合征：对明确或怀疑急性冠脉综合征的患者应停止任何主动活动和运动，立即嚼服300mg阿司匹林，舌下含服硝酸甘油，5min后未缓解可重复使用。若含服硝酸甘油6片仍无效则应拨打急救电话，运送到附近24小时心脏急救医院。

常用治疗冠心病的药物主要有两大类：① 改善缺血、减轻症状的药物，主要包括硝酸酯类药物、β受体拮抗剂及钙离子通道阻滞剂（CCB）；② 预防心肌梗死，改善预后的药物，主要包括抗血小板药、抗凝药、调血脂药、血管紧张素转化酶抑制剂（ACEI）或血管紧张素II受体拮抗剂（ARBs）。

5. 介入治疗 指经心导管技术疏通狭窄甚至闭塞的冠状动脉管腔，从而改善心肌的血流灌注的治疗方法。主要包括球囊扩张术和冠状动脉支架植入术等。

6. 健康教育

（1）叮嘱冠心病患者定期门诊复诊，或以电话、微信等手段进行随访，以达到减少急性冠脉综合征的发生率、提高患者生活质量及延长寿命的目标。

（2）随访频率常规每3个月随访1次，血压、血糖未达标者，应2周内再次随访，若有心前区不适及时就诊。

（3）随访内容：随访时应询问上次随访至今是否有新的并发症，如心力衰竭、脑卒中、糖尿病、慢性肾脏疾病或外周动脉粥样硬化病等。

（4）每次随访均应查体（检查血压、心率等，超重或肥胖者应监测体重及腰围），生活方式评估及建议。

（五）常用药物选择

冠心病常用药物选择见表2-37。

任务分析

本次任务要求为患者推荐治疗方案，并指导患者合理用药，分析如下。

（一）归纳病例特点

性别：男。

年龄：65岁。

主要症状特点：有冠心病病史，劳累后突发心绞痛，胸闷、胸痛，伴心前区压榨感，含服硝酸甘油片后胸痛缓解，随后病情稳定。

诊断：冠心病。

（二）推荐治疗方案

1. 患者为慢性心肌缺血综合征即稳定型冠心病。

2. 已知患者发作期含服硝酸甘油片后胸痛缓解，随后病情稳定，进入缓解期。

表2-37　冠心病常用药物选择

名称	用法用量	适应证	禁忌证	不良反应	注意事项
硝酸甘油	1. 舌下含服：成人0.25~0.5mg/次，每5min可重复0.5mg，如15min内总量达1.5mg后疼痛继续存在，应立即转诊 2. 静脉滴注：用5%葡萄糖注射液或氯化钠注射液稀释后使用，开始剂量为5μg/min，用输液泵或输液滴定器调节滴速。用于降低血压或治疗心力衰竭，可每3~5min增加5μg	心绞痛的治疗及预防，也可用于降低血压或治疗充血性心力衰竭	对本品过敏者，心肌梗死早期（有严重低血压及心动过速时），严重贫血，青光眼，颅内压增高和使用枸橼酸西地那非的患者禁用	可见头痛、眩晕、心悸、直立性低血压、恶心、呕吐、出汗、苍白、虚弱、晕厥、面部潮红、脱、药疹和剥脱性皮炎	1. 应使用能有效缓解急性心绞痛的最小剂量，过量可能导致耐受现象 2. 片剂用于舌下含服，不是吞服 3. 可能诱发低血压时可合并反常性：心动过缓性，加重心绞痛 4. 可能加重肥厚型心肌病引起的心绞痛 5. 易出现药物模糊或耐受性 6. 如出现视物模糊或口干，应停药。剂量过大可引起剧烈头痛 7. 妊娠期妇女、哺乳期妇女慎用。妊娠期妇女，血容量不足或剂量过大缩压低的患者慎用 8. 静脉滴注本品时，使用玻璃输液瓶，在使用本品时须采用避光措施
硝酸异山梨酯	1. 口服：预防心绞痛，5~10mg/次，2~3次/d，总量10~30mg/d；缓解症状，舌下给药，一次5mg 2. 静脉滴注：正常剂量为2~7mg/h，根据个体需要进行调整，可增至10mg/h。开始剂量为30μg/min，观察0.5~1h，如无不良反应可将剂量加倍。1次/d，10d为一疗程	冠心病的长期治疗，心绞痛的预防	以下患者禁用：休克，循环性虚脱、严重低血压（收缩压＜90mmHg）、急性心肌梗死伴低充盈压、肥厚型心肌病、缩窄性心包炎、严重贫血、青光眼、原发性肺动脉高压，对硝基化合物过敏及合并使用西地那非的患者	用药初期可能会出现硝酸酯引起的血管扩张性头痛，还可能出现颜面部潮红、眩晕、直立性低血压和反射性心动过速。偶见血压明显降低、心动过缓和心绞痛加重，罕见虚脱及晕厥	1. 妊娠期及哺乳期妇女、低血压的急性心肌梗死、颅内压增高、直立性低血压、营养不良、严重肝肾疾病或体温偏低的患者慎用 2. 静脉应用时必须密切监测脉搏及血压，及时调整剂量 3. 用药期间宜保持卧位，站起时应缓慢，以防突发直立性低血压 4. 长期连续用药可产生耐受性，故不宜长期连续用药 5. 不应突然停药，以避免反跳现象

续表

名称	用法用量	适应证	禁忌证	不良反应	注意事项
单硝酸异山梨酯	1. 片剂: 口服, 10~20mg/次, 3次/d。缓释片: 剂量个体化, 1次/d, 服药应在清晨 2. 注射液: 用5%葡萄糖注射液稀释或0.9%氯化钠注射液稀释后静脉滴注, 1次/d, 10d为一疗程	冠心病的长期治疗, 预防混合型心绞痛	以下患者禁用: 休克, 循环性虚脱, 严重低血压(收缩压<90mmHg), 急性心肌梗死伴低充盈压, 肥厚型梗阻型心肌病, 缩窄性心包炎, 严重贫血, 青光眼, 颅内压增高, 原发性肺动脉高压, 对硝基化合物过敏及合并使用西地那非的患者	用药初期可能会出现硝酸酯引起的血管扩张性头痛, 还可能出现面部潮红, 眩晕, 直立性低血压和反射性心动过速; 偶见血压明显降低, 心动过缓和心绞痛加重, 罕见虚脱及晕厥	1. 缓释片可沿刻槽掰开, 服用半片。整片服用前应保持完整, 用半杯水吞服或碾碎服用 2. 主动脉和/或二尖瓣狭窄, 直立性低血压, 严重肾功能损害, 甲状腺功能减退, 营养不良及体重过低患者慎用 3. 对其他硝酸酯或亚硝酸酯及酯过敏患者禁用 4. 用药期间从卧位或坐位突然站起时须谨慎, 以免突发性急性低血压 5. 缓释片不适用于急性心绞痛发作 6. 用药过程中应监测血压和心功能, 从而调整用量
地尔硫草	口服: 初始剂量, 30mg/次, 4次/d, 餐前及睡前服药。每1~2d增加一次剂量, 维持剂量90~360mg/d	冠心病, 劳力性心绞痛, 高血压, 肥厚型心肌病	以下患者禁用: 对本品过敏者, 收缩压<90mmHg; 血压低者, 心源性休克, 急性心肌梗死或严重心肌病, 心房扑动或心房颤动合并房室旁路传导通道, 室性心动过速的患者	常见水肿, 头痛, 恶心, 眩晕, 皮疹, 乏力; 其他可见房室传导阻律失常, 房室传导阻滞, 低血压, 感觉异常, 食欲缺乏, 呕吐, 腹泻; 罕见急性肝损害, 停药后可恢复, 暂时性皮肤反应等	1. 长期给药应定期监测肝, 肾功能。肝, 肾功能不全时需要减少剂量, 慎用 2. 可用人乳汁中日近于血中药浓度, 必须使用时须停止哺乳 3. 下列情况慎用: 充血性心衰, 心肌病, 急性心肌梗死, 心动过缓, 低血压, 伴有房室传导阻滞, 正在使用β受体拮抗剂者, I度房室传导阻滞, 伴有预激综合征的心房扑动或心房颤动者 4. 老年人应从低剂量开始
阿司匹林	口服: 75~150mg/次, 1次/d; 肠溶片	防治短暂性脑缺血和卒中	以下患者禁用: 对本品过敏或其他水杨酸过敏者, 活动性消化道溃疡出血者, 因阿司匹林或其他非甾体抗炎药引起的哮喘或血友病或血小板减少症者, 有阿司匹林过敏史者, 哮喘, 神经血管性水肿或休克者	常见的有过敏反应, 恶心, 呕吐, 上腹部不适或疼痛等胃肠道反应, 停药后多可消失。长期或大剂量服用可能有胃肠道出血或溃疡	1. 肠溶片不可掰开嚼服 2. 可能出现过敏反应

3. 缓解期治疗应尽量避免已知的诱发因素，禁止吸烟、饮酒，避免情绪波动，保持一定的体力活动，以不诱发症状为度。室温不宜过热过冷。低脂饮食，饮食宜少量多餐，不宜过饱，食后不应立即活动。

（三）用药指导

常用治疗药物的用药指导见表2-38。

表2-38   常用治疗药物的用药指导

药物名称	用法用量	注意事项
单硝酸异山梨酯	片剂：口服，10mg/次，3次/d 缓释片：剂量个体化，1次/d，服药应在清晨	1. 无药间期 2. 常见头痛、面色潮红、反射性心率加快、低血压等不良反应 3. 缓释片可沿刻槽掰开，服用半片。整片或半片服用前应保持完整，用半杯水吞服，不可咀嚼或碾碎服用
硝苯地平	20mg/次，3次/d	常见外周水肿、头痛、头晕、乏力、面部潮红、便秘、低血压、牙龈增生等不良反应
瑞舒伐他汀	口服，15mg/次，1次/d 如有必要，可在治疗4周后调整剂量至高一级的剂量水平。瑞舒伐他汀最大剂量为20mg/d	1. 常见外周水肿、头痛、头晕、乏力、面部潮红、便秘、低血压、牙龈增生等不良反应 2. 治疗过程中注意骨骼肌损害，如肌痛、肌病，罕见的横纹肌溶解 3. 应定期进行肌酸激酶水平检测
阿司匹林	肠溶片，口服，75mg/次，1次/d	1. 常见过敏反应、恶心、呕吐、上腹部不适或疼痛等胃肠道反应，停药后多可消失 2. 长期或大剂量服用可能有胃肠道出血或溃疡 3. 肠溶片不可掰开或嚼服

注：该患者为慢性心肌缺血综合征即稳定型冠心病，目前选用药品为改善预后的药物。

任务实施与评分标准

任务实施与评分标准见表2-39。

表2-39   冠心病的考核项目和评分标准

考核项目	内容要点		分值	得分
理论知识 （15分）	冠心病的分类（3分） 冠心病的临床表现及临床特点（3分） 冠心病的治疗原则（3分） 冠心病的常用治疗药物（3分） 常用治疗冠心病药物的用药注意事项（3分）		15	
诊疗技能 （70分）	明确疾病诊断 （6分）	询问患者病因，明确患者病情特点（2分） 测量患者体征、临床表现、临床特点及辅助检查结果（2分） 根据患者症状及检查指标判断患者疾病类型（2分）	6	
	确定治疗目标 （4分）	依据患者疾病类型和意愿，医生与患者共同确定治疗目标（4分）	4	

考核项目		内容要点	分值	得分
诊疗技能 （70分）	确定治疗方案 （15分）	针对治疗目标，综合考虑患者病情和药物特性，按照安全、有效、经济、适当的原则选择合适的治疗药物，选择药物错误不得分 药物选择： 药物名称、剂型正确（5分） 药物规格正确（5分） 药物剂量正确（5分）	15	
	药物治疗 （45分）	药物介绍： 介绍药物名称及数量（5分） 介绍用法用量（5分） 介绍不良反应（5分） 介绍药物的储存（5分）	20	
		用药指导： 用药注意事项（5分） 给出用药指导策略（5分） 对患者进行用药教育（5分） 对患者进行健康教育（5分） 对患者提出的疑问能够给出合理的回答（5分）	25	
综合评价 （15分）		用药指导过程迅速熟练（5分） 仪表整洁，言语恰当（5分） 逻辑清晰，体现临床思维（5分）	15	
合计			100	

（黄　静）

模块四　常见泌尿系统疾病用药指导

尿路感染用药指导

任务目标

1. 掌握尿路感染的临床特征。
2. 能对不同尿路感染患者制订合适的治疗方案。
3. 能对尿路感染患者选择合适的治疗药物，并进行用药指导。

任务导入

患者，女，30岁，未婚。因"尿频、尿急3d"就诊。发病以来无寒战、高热等全身症状，也无腰部酸胀等不适。体温37℃，肾区无叩痛，血常规正常，诊断为尿路感染。

要点：请为该患者推荐治疗方案，并指导患者合理用药。

相关理论知识

（一）定义

尿路感染是由致病源经尿道口上行或经血流和淋巴系统扩散侵入引起，女性发病率高于男性，年轻人及绝经后妇女常见。大肠埃希菌是最主要的致病菌，其他尚包括克雷伯菌属、变形杆菌属、铜绿假单胞菌、肠球菌和葡萄球菌等，部分还可发生真菌感染。

（二）尿路感染临床表现

有部分的尿路感染患者可无明显临床表现。

1. **下尿路感染**　一般无全身症状，主要表现为尿频、尿急、尿痛、排尿不畅等，可伴有脓尿和血尿。

2. **上尿路感染**　典型症状有寒战、高热等全身症状，出现腰痛、肾区叩痛、肋脊角和输尿管压痛点压痛。

3. 上尿路感染伴有下尿路感染。

（三）尿路感染的诊断

1. **尿常规检查** 清洁中段尿白细胞计数 WBC ≥ 5/HP 或 ≥ 10/mm^3。

2. **尿细菌学检查** 根据美国感染学会制订的诊断标准，菌尿症：膀胱炎 ≥ 10^{3}cfu/ml（敏感性 80%，特异性 90%），肾盂肾炎 ≥ 10^{4}cfu/ml（敏感性 90%，特异性 95%）。

3. **不同类型尿路感染的诊断**

（1）急性非复杂性下尿路感染：有膀胱刺激征，尿常规阳性或清洁中段尿培养菌落计数 ≥ 10^{5}cfu/ml。有脓尿和血尿者，清洁中段尿培养菌落数 10^2 ~ 10^{4}cfu/ml 也可诊断。

（2）急性非复杂性上尿路感染：有寒战、高热等全身症状，肾区叩击痛等，影像学检查未发现尿路解剖和功能异常，尿常规阳性，清洁中段尿培养菌落计数 ≥ 10^4 ~ 10^{5}cfu/ml，即可考虑诊断肾盂肾炎。

（3）复杂性尿路感染：具有尿路解剖学异常、结石或糖尿病等复杂因素，有尿路感染等临床表现，尿常规和清洁中段尿培养符合标准，即可诊断。长期保留导尿管患者的尿路感染可归入复杂性尿路感染。

（4）反复发作性尿路感染：指尿路感染在一年内有 3 次以上或者半年内 2 次以上发作，除外复杂因素后可诊断。可分为复发和再感染，复发指再次感染的病原菌与前次完全相同，如果为新的病原菌即为再感染，通常以上次感染治疗停药后 2 周为界，2 周内多次复发被认为是复发。

（5）无症状菌尿：无明显临床症状。间隔 3 ~ 7d 的连续 2 次清洁中段尿培养为同一种病原菌，计数 ≥ 10^{5}cfu/ml。

（四）治疗原则

1. 可针对大肠埃希菌选用毒性小、经尿路原形排泄的口服制剂，剂量采用正常治疗量的低限即可达目的，疗程一般为 3 ~ 5d，必要时可延长至 7d。

2. **初发急性非复杂性上尿路感染** 病情较轻者可口服用药，不用住院治疗，疗程 7 ~ 10d。全身症状明显者或不能接受口服给药者，需住院静脉给药，疗程一般 2 周。全身症状缓解后 2 ~ 3d 可考虑序贯口服给药。治疗无反应者应检查有无复杂因素，以判断是否为复杂性尿路感染，根据结果进行手术或相应处理。

3. **性生活导致反复尿路感染者** 相对而言，女性患者比例高于男性，推荐性交后口服一剂呋喃妥因或 SMZ/TMP 进行控制。膀胱残余尿患者可考虑抗菌药物长期抑制治疗。

4. **无症状性菌尿** 无症状性菌尿的治疗仅限于孕妇、泌尿道诊疗操作前后和学龄前儿童有膀胱输尿管反流时，因感染易导致肾损害。

（五）药学监护

1. **疗效评估** 治疗 3 ~ 5d 时根据临床症状、尿白细胞及细菌学检查进行判断。治疗有效症状消失、尿白细胞及细菌学检查阴性。需要注意的是，复杂性尿路感染经治疗后，尿白细胞数常不能达正常范围，与急性发作期对比有明显下降者为有效。另外，尿细菌学检查结果需结合临床进行判断。

2. **安全性监护**　根据所用药物结合患者个体情况，建立监护计划。

3. **患者用药指导及教育**　应对患者进行常规用药教育，并且告知所使用的药物、目的、用法用量和可能的不良反应及处理等，提高用药依从性。教会正确取留尿液标本的方法；注重饮食健康，多饮水以增加尿量；养成良好生活习惯，及时排尿，保持泌尿道清洁。

（六）常用药物选择

下尿路感染，采用抗细菌感染治疗，首选口服制剂。上尿路感染，采用抗细菌感染治疗，轻症患者，首选口服制剂，药物选用同下尿路感染；重症患者，首选静脉给药制剂；尿路真菌感染，进行抗真菌感染治疗。常用药物选择见表 2-40。

任务分析

本次任务要求为导入病例推荐治疗方案，并指导患者合理用药，分析如下。

（一）归纳病例特点

性别：女。
年龄：30 岁。
主要症状特点：尿频、尿急 3d，血常规正常，未发热。
诊断：单纯性下尿路感染。

（二）确定治疗原则

1. **抗感染治疗**　单纯性上尿路感染，可能性病原菌以大肠埃希菌为主，可以选用呋喃妥因或磷霉素氨丁三醇，疗程一般为 3 ~ 5d。

2. **其他治疗措施**　改善生活方式，保证充分的休息，饮食合理，多饮水、多排尿。

表 2-40　尿路感染的常用药物选择

分类	治疗药物	用法用量	禁忌证	不良反应	注意事项
下尿路感染	阿莫西林	500mg 口服，每 8 小时 1 次	对本品或其他青霉素类过敏者禁用	与青霉素类似，偶见胃肠道功能紊乱，荨麻疹、皮疹及过敏反应，后者多发生于有哮喘、枯草热、荨麻疹等过敏史的患者，停药后可自行消失	
	头孢氨苄	500mg 口服，每 8 小时 1 次	对本品及头孢菌素类过敏者禁用，有青霉素过敏性休克史者禁用	主要有恶心、呕吐、腹泻、腹部不适，皮疹、药物热等过敏反应，偶可发生过敏性休克。头晕、复视、耳鸣、抽搐等神经系统反应。应用本品期间偶可出现一过性肾损害。偶有患者出现血清氨基转移酶升高，抗人球蛋白试验阳性。溶血性贫血罕见，中性粒细胞减少和伪膜性结肠炎也有报告	
	头孢替安	1g, 2 次 /d	对本品及头孢菌素类过敏者禁用	偶有发生休克症状。若发生休克症状，口内感觉异常、喘鸣、眩晕、排便感、耳鸣，出汗等症状，应停止给药。偶尔出现急性肾功能衰竭等严重肾障碍	
	头孢孟多	1g, 2 次 /d	对本品及头孢菌素类过敏者禁用，有青霉素过敏性休克史者禁用	治疗期间或治疗后可能产生伪膜性结肠炎的症状。此外偶有恶心及呕吐的报告。偶有暂时性肝炎及胆汁淤积性黄疸的报告。过敏性反应如斑丘疹、红疹、荨麻疹、嗜酸性粒细胞增多和药物热均有报告	
	磷霉素氨丁三醇	3g, 1 次 /d	对本品过敏者，有严重肾功能不全者 Ccr < 10ml/min 者，有溶血性血液疾病者禁用	常见的不良反应主要有腹泻、头痛、阴道炎、恶心、鼻炎、背痛、痛经、咽炎、头晕、腹痛、消化不良、乏力等	
上尿路感染	头孢曲松	1.0~2.0g/次，每 12 小时 1 次	对头孢曲松及其他头孢菌素过敏者禁用；新生儿高胆红素血症者禁用；矫正胎龄不足 41 周（孕周＋实际年龄）的早产儿禁用	嗜酸粒细胞增多，白细胞减少，血小板减少或增多，皮疹及肝酶升高等	
	头孢他啶	0.5~10g/次，每 12 小时 1 次	对头孢他啶及其他头孢菌素过敏者禁用	一般耐受良好，常见的不良反应主要有静脉炎、局部疼痛或发炎等过敏反应，嗜酸粒细胞和血小板增多，肝酶升高，腹泻、恶心等胃肠道反应，斑丘疹或荨麻疹等	
	阿莫西林克拉维酸钾	500mg，每 12 小时 1 次，3~5d	对青霉素类过敏者及有其他头孢菌素类或 β-内酰胺类过敏者禁用，对克拉维酸钾过敏者禁用	可有恶心、呕吐、腹泻等胃肠道症状，也可能出现失眠，头晕等症状，偶见荨麻疹和皮疹	

续表

分类	治疗药物	用法用量	禁忌证	不良反应	注意事项
上尿路感染	哌拉西林/他唑巴坦	成人：3.375～4.5g，静脉滴注，每6小时1次	对青霉素类、头孢菌素类过敏者以及对β-内酰胺酶抑制药过敏者禁用	常见皮疹、瘙痒、斑丘疹、疱疹等皮肤反应；注射局部刺激反应、疼痛、静脉炎、血栓性静脉炎和水肿等；恶心、呕吐等消化道反应；过敏反应，头晕、烦躁、焦虑等中枢神经系统反应等	
	左氧氟沙星	成人：0.5g/次，1次/d	对喹诺酮类药过敏者；18岁以下儿童及青少年、妊娠期、哺乳期妇女禁用左氧氟沙星全身制剂；特殊疾病状态，如有重症肌无力史者避免使用；肾衰竭，有肌腱疾病史、肾脏、心脏或肺移植患者慎用；有Q-T间期延长、未纠正的低钾血症患者避免使用	常见不良反应包括：皮疹，胃肠道不良反应如腹泻、恶心、神经系统如头晕、头痛、失眠等。严重不良反应包括心血管系统如主动脉瘤或夹层、心搏骤停、Q-T同期延长、室性心动过速，皮肤不良反应如多形性红斑、Stevens-Johnson综合征，肝脏不良反应如肝炎、肝衰竭，肾脏不良反应如急性肾功能衰竭，神经系统如吉兰-巴雷综合征、周围神经病变、癫痫发作	左氧氟沙星可能导致血糖紊乱，注意监测血糖
	环丙沙星	1. 成人：静脉给药0.4g/次，每8～12小时1次 2. 肾功能减退者，Ccr>30ml/min时无须调整剂量；Ccr为5～30ml/min时，0.2～0.4g/次，每18～24小时1次；肝功能减退者根据具体情况调整剂量	参考左氧氟沙星	常见不良反应包括：皮疹，胃肠道不良反应如腹泻、恶心、呕吐、肝功能异常，头痛等。严重不良反应包括：心血管系统，心肌梗死、肝脏，肝炎；肾脏，急性肾功能衰竭，结晶尿；皮肤，光毒性反应；血液系统，再生障碍性贫血、肌肉骨骼系统，肌肉无力；神经系统，定向能力障碍	
	美罗培南	0.5～1.0g，每8小时1次	对美罗培南过敏者及有其他β-内酰胺类过敏性休克反应者禁用。使用丙戊酸的患者禁用。	注射部位疼痛、血栓性静脉炎、转氨酶、血胆红素或碱性磷酸酶、血肌酐和血尿素氮升高；精神障碍（幻觉）、癫痫发作）、肌痉挛等神经系统精神症状；过敏反应，常见各种皮疹、药物热；血液系统，嗜酸性粒细胞增多、白细胞和中性粒细胞减少、血小板减少或增多、血红蛋白减少、粒细胞缺乏等	

续表

分类	治疗药物	用法用量	禁忌证	不良反应	注意事项
上尿路感染	亚胺培南西司他丁钠	1.0g,每8小时1次	对亚胺培南过敏者及有其他β-内酰胺类过敏性休克者禁用	局部反应:红斑、局部疼痛和硬结、血栓性静脉炎。过敏反应/皮肤、瘙痒、皮疹、荨麻疹、多形性红斑、Stevens-Johnson综合征、血管性水肿、中毒性表皮坏死(罕见),表皮脱落性皮炎(罕见)、血清病、念珠菌病,包括药物热及过敏反应。恶心、呕吐、腹泻、牙齿和/或舌色斑等	
	万古霉素	1.0g,每12小时1次	对本品过敏者禁用	快速滴注时可能产生过敏类反应,如低血压、喘息、呼吸困难等。该药可能导致肾毒性、耳毒性、伪膜性肠炎、静脉炎、肝功能损害等	尿培养提示革兰氏阳性球菌时可应用。静脉滴注时应持续60min以上缓慢滴注
尿路真菌感染	氟康唑	400mg,口服,1次/d	孕妇与哺乳期妇女慎用	不良反应主要为肝损害、过敏性皮肤损害等神经系统症状	用药期间应监测肝肾功能
	伊曲康唑	0.1~0.2g/d	心室功能障碍的患者禁用;孕妇禁用;对本品过敏者禁用	不良反应主要为肝损害、过敏性皮肤损害、消化道反应及头痛等神经系统症状。有一定的心脏毒性	
	氟胞嘧啶	25mg/kg,口服,4次/d	对本品过敏者禁用;肾功能不全者禁用;严重肝病患者禁用	不良反应包括消化系统反应,严重者可有消化道出血、肝功能障碍、黄疸等,甚至肾衰;肾功能损害、粒细胞缺乏、再生障碍性贫血等血液系统反应;共济失调、听力丧失等神经精神系统损害;以及皮疹、光感性皮炎等	
	两性霉素B	0.3~1.0mg/kg,静脉滴注,1次/d	对本品过敏的患者及严重肝病的禁用	使用期间可出现低血钾,应高度重视,及时补钾;可致肾脏损害如蛋白尿、白细胞减少,应定期检查。不良反应有发热、复视、肝损害、周围神经炎、皮疹等;血压下降或升高、血压下降等	宜缓慢避光静脉滴注,每剂滴注时间至少6h

（三）用药指导

治疗药物的用药指导见表 2-41。

表 2-41　治疗药物的用药指导

药物名称	用法用量	注意事项
阿莫西林	500mg/ 次口服，每 8 小时 1 次	对药物过敏者禁用

注：与青霉素类似，偶可见胃肠道功能紊乱、荨麻疹、皮疹及过敏反应，后者多发生于具有哮喘、枯草热、荨麻疹等过敏史的患者，停药后可自行消失。

任务实施与评分标准

任务实施与评分标准见表 2-42。

表 2-42　尿路感染的考核项目和评分标准

考核项目	内容要点		分值	得分
理论知识（15分）	尿路感染发病起因（3分） 尿路感染发病机制（3分） 尿路感染临床表现及分型（3分） 尿路感染的常用治疗药物（3分） 常用治疗尿路感染药物的用药注意事项（3分）		15	
诊疗技能（70分）	明确疾病诊断（6分）	询问患者病因，明确患者病情特点（2分） 观察患者其他症状（2分） 根据患者症状及检查指标判断患者疾病类型（2分）	6	
	确定治疗目标（4分）	依据患者疾病类型和意愿，医生与患者共同确定治疗目标（4分）	4	
	确定治疗方案（15分）	针对治疗目标，综合考虑患者病情和药物特性，按照安全、有效、经济、适当的原则选择合适的治疗药物，选择药物错误不得分 药物选择： 药物名称、剂型正确（5分） 药物规格正确（5分） 药物剂量正确（5分）	15	
	药物治疗（45分）	药物介绍： 介绍药物名称及数量（5分） 介绍用法用量（5分） 介绍不良反应（5分） 介绍药物的储存（5分）	20	
		用药指导： 用药注意事项（5分） 给出用药指导策略（5分） 对进行用药教育（5分） 对患者进行健康教育（5分） 对患者提出的疑问能够给出合理的回答（5分）	25	

续表

考核项目	内容要点	分值	得分
综合评价 （15分）	用药指导过程迅速熟练（5分） 仪表整洁，言语恰当（5分） 逻辑清晰，体现临床思维（5分）	15	
	合计	100	

（奚　炜）

任务二

前列腺炎用药指导

任务目标

1. 掌握前列腺炎的临床特征。
2. 能对不同原因引起的前列腺炎患者制订合适的治疗方案。
3. 能对前列腺炎患者选择合适的治疗药物，并进行用药指导。

任务导入

患者，男，60岁，10余年前无明显诱因出现尿频、排尿困难，夜尿3~4次，未行特殊处理。1周前出现左侧腹股沟区疼痛，无放射痛，诊断为前列腺炎。

要点：请为该患者推荐治疗方案，并指导患者合理用药。

相关理论知识

（一）定义

前列腺炎是指在病原微生物和/或非感染因素作用下，患者出现以骨盆区域疼痛不适、排尿异常以及与前列腺相关联的局部或全身症状的一组疾病。它是一种好发于青春期至老年的男性泌尿系统常见疾病，症状包括排尿异常，骨盆生殖区域疼痛或不适，易合并不育及阳痿、早泄等性功能障碍，久治不愈者，易导致乏力、失眠、抑郁等精神心理症状，严重影响患者的生活质量，并对公共卫生事业造成巨大的经济负担。

（二）前列腺炎临床表现

急性前列腺炎有发热和局部红肿等表现，而慢性前列腺炎常缺乏典型的临床症状。合并尿路感染时，可出现类似膀胱炎及肾盂肾炎症状。

1. **急性细菌性前列腺炎（Ⅰ型）**　起病急，发热突然，会阴部及耻骨上区感到疼痛或不适，可伴有持续和明显的下尿路感染症状；直肠指检可发现前列腺肿胀、坚硬和压痛。病原体包括大肠埃希菌、肺炎克雷伯菌、变形杆菌、假单胞菌属、金黄色葡萄球菌等。实验室检查：尿液中白细胞数量升高，前列腺液涂片显示白细胞增多、革兰氏染色发现病原菌。致病源与年龄有一定关系，≤ 35 岁者多见淋病奈瑟球菌或沙眼衣原体；> 35 岁者常见大肠埃希菌、肺炎克雷伯菌等肠杆菌。

2. **慢性前列腺炎（包括Ⅱ型和Ⅲ型）** 慢性前列腺炎（chronic prostatitis，CP）是泌尿男科常见疾病，国内报道发病率为 6% ~ 32.9%。CP 主要症状分为 4 类，包括盆腔疼痛症状、下尿路症状（lower urinary tract symptoms，LUTS）、精神心理症状和性功能障碍症状。盆腔疼痛症状包括泌尿生殖区疼痛、射精痛、排尿疼痛、腹部和盆腔肌肉压痛等。LUTS 包括储尿期症状（尿急、尿频、夜尿增多和急迫性尿失禁）、排尿期症状（排尿延迟、尿线细、排尿困难）或排尿后症状（尿不尽感、尿后滴沥、排尿后尿道口有白色分泌物溢出）。精神心理症状包括焦虑和抑郁、认知和行为异常、生活质量下降。性功能障碍主要包括勃起功能障碍（ED）、性欲低下、射精功能障碍。其中分为慢性细菌性前列腺炎（CBP）和慢性非细菌性前列腺炎（CNBP）。

（三）前列腺炎的诊断

1. **病史** 全面、详细地询问 CP 患者的病史，不仅有助于明确诊断，还能协助评估病情，进一步分析病因、针对性地治疗以及了解预后。病史的采集主要包括主诉、现病史、既往史、个人史 4 个主要方面。

2. **体格检查** CP 患者在全身体格检查基础上重点关注以下内容：下腹部、腰骶部、会阴部、尿道口、阴茎、睾丸、附睾、精索等泌尿生殖系统的检查，注意有无压痛和异常包块。注意附睾炎、附睾结节、精索静脉曲张、精索炎、睾丸肿瘤等疾病引起类似的会阴部胀痛等，需要与前列腺炎进行鉴别。直肠指检对前列腺炎有一定价值，且有助于鉴别前列腺其他疾病及会阴、直肠、神经病变，同时通过前列腺按摩获得前列腺按摩液。直肠指检可了解前列腺大小、质地、有无结节、有无压痛及其范围与程度。

3. 急性细菌性前列腺炎应进行中段尿细菌培养与药敏试验。

（四）治疗原则

1. **急性细菌性前列腺炎（Ⅰ型）** 治疗较困难，需较长疗程，少数患者要切除前列腺。应及早进行抗感染治疗。建议即刻静脉应用广谱抗生素，包括广谱青霉素、三代头孢菌素、氨基糖苷类抗生素或氟喹诺酮类抗生素。伴尿潴留或形成脓肿者，应及时导尿或引流。获得患者细菌培养结果后，选择敏感抗生素治疗。全身症状改善后改为口服抗生素，疗程至少 4 周。若症状较轻，可使用 2 ~ 4 周。

2. **慢性前列腺炎**

（1）慢性细菌性前列腺炎（Ⅱ型）：取前列腺液或前列腺按摩后尿液进行细菌培养，根据培养结果和药敏试验选择敏感抗生素。口服抗生素需要 4 ~ 6 周，若疗效不佳可改用其他敏感抗生素。常用的抗生素包括氟喹诺酮类（如左氧氟沙星）、大环内酯类（如阿奇霉素）、四环素类（如多西环素）等。

（2）慢性前列腺炎/慢性骨盆疼痛综合征（Ⅲ型）：应该明确，慢性前列腺炎的主要治疗目标是缓解疼痛、改善排尿和提高患者生活质量。由于Ⅲ型前列腺炎临床表现的异质性，对患者的深入诊断和评估对于合理用药和有效治疗非常重要。应以症状为导向进行个体化、多模式治疗，以症状改善作为疗效评价的主要指标，避免只针对单一靶点或机制用药。

（五）常用药物选择

常用药物选择见表 2-43。

任务分析

本次任务要求为导入病例推荐治疗方案，并指导患者合理用药，分析如下。

（一）归纳病例特点

性别：男。

年龄：60 岁。

主要症状特点：10 余年前出现尿频、排尿困难，夜尿 3～4 次，1 周前出现左侧腹股沟区疼痛。

诊断：前列腺炎

（二）确定治疗原则

1. **抗感染治疗**　若为Ⅰ型前列腺炎应及早进行抗感染治疗。包括广谱青霉素、三代头孢菌素、氨基糖苷类抗生素或氟喹诺酮类抗生素。

2. **镇痛治疗**　常用药物有塞来昔布等。

3. **改善排尿症状**　可口服 α 受体拮抗剂，如果伴膀胱过度活动症且无下尿路梗阻表现，可以联用 M 受体拮抗剂。

4. **其他治疗措施**　若患者存在抑郁、无助等心理功能障碍，可使用 5- 羟色胺再摄取抑制剂等抗抑郁药物。

表 2-43 前列腺炎常用药物选择

分类	名称	用法用量	用药目的	禁忌证	不良反应	注意事项
抗菌药物	头孢曲松	成人：肌内或静脉给药，每 24 小时 1～2g 或每 12 小时 0.5～1g。每日最大剂量 4.0g	抗感染	对头孢曲松及其他头孢菌素过敏者禁用；新生儿高胆红素血症者禁用；矫正胎龄不足 41 周（孕周＋实际年龄）的早产儿禁用	嗜酸粒细胞增多、白细胞减少、血小板减少或增多、腹泻、皮疹及肝酶升高等	
	头孢他啶	1. 成人：1～6g/d，每 8 小时或每 12 小时给予 2. 特殊人群给药：＞65 岁老年患者剂量可减至常规剂量的 2/3～1/2，每日最高剂量一般不超过 3g。肾功能不全者，Ccr 为 31～50ml/min 时，每 12 小时 1g；Ccr 为 16～30ml/min 时，每 24 小时 1g；Ccr 为 6～15ml/min 时，每 24 小时 0.5g；Ccr＜5ml/min 时，每 48h 小时 0.5g	同上	对头孢他啶及其他头孢菌素过敏者禁用	一般耐受性好，常见的不良反应主要有静脉炎、局部疼痛或发炎等过敏反应，嗜酸粒细胞增多和血小板增多、肝酶升高、腹泻、恶心等胃肠道反应，斑丘疹或荨麻疹等	
	阿莫西林／克拉维酸钾	成人： 1. 口服：625mg/次（阿莫西林与克拉维酸钾的含量之比为 4∶1），2 次/d，或 375mg/次（2∶1），3 次/d；感染较重者，1g/次，2 次/d（7∶1），或 625mg/次（4∶1）3 次/d 2. 静脉注射：1.2g/次，3～4 次/d	同上	对青霉素类过敏者及有其他 β-内酰胺类过敏史者禁用，对克拉维酸钾过敏者禁用	可有恶心、呕吐、腹泻等胃肠道症状，也可能出现失眠、头晕等症状，偶见荨麻疹和皮疹	
	哌拉西林／他唑巴坦	成人：3.375g/次，每 6 小时 1 次；4.5g/次，每 8 小时 1 次；血液透析患者为 2.25g/次，每 8～12 小时 1 次，透析结束后补充 0.75g	同上	对青霉素类、头孢菌素类过敏者以及对 β-内酰胺酶抑制剂过敏者禁用	常见皮疹、斑丘疹、疱疹等皮肤反应；腹泻、恶心、呕吐等消化道反应；过敏反应；注射局部刺激反应、疼痛、静脉炎、血栓性静脉炎和水肿等；头晕、头痛、焦虑、颊躁、失眠、头晕、焦虑等中枢神经系统反应等	

续表

分类	名称	用法用量	用药目的	禁忌证	不良反应	注意事项
抗菌药物	阿奇霉素	成人：第1日，0.5g顿服；第2～5日，0.25g/d顿服，或0.5g/d顿服，连服3d	同上	对阿奇霉素及其他大环内酯类或酮内酯类药物过敏者禁用	腹痛、腹泻、恶心等胃肠道反应，其发生率较红霉素低。极少出现头晕、头痛及发热。皮疹等过敏反应。可出现一过性的中性粒细胞减少，血清氨基转移酶升高。较严重的不良反应有角膜溃烂、重症多形性红斑、中毒性表皮剥脱性坏死、血管性水肿、过敏性休克和重症肌无力	
	左氧氟沙星	成人：0.5g/次，1次/d	同上	对喹诺酮类药物过敏者；18岁以下儿童及青少年，妊娠期，哺乳期妇女禁用左氧氟沙星全身制剂；特殊疾病状态：有重症肌无力史者避免使用；肾衰竭、有肌腱移植史或肾脏、心脏、有肌腱损伤者慎用；有Q-T间期延长、未纠正的低钾血症患者避免使用	常见不良反应包括皮疹、胃肠道不良反应如腹泻、恶心、神经系统如头晕、失眠等。严重不良反应包括：心血管系统不良反应，如主动脉瘤或夹层、心搏骤停、Q-T间期延长、室性心动过速；皮肤不良反应，如多形性红斑、Stevens-Johnson综合征；肝脏不良反应，如肝炎、肝衰竭、肾脏不良反应如急性肾功能衰竭；神经系统反应，如吉兰-巴雷综合征、周围神经病变、癫痫发作	左氧氟沙星可能导致血糖紊乱，注意监测血糖
	环丙沙星	1. 成人：静脉给药0.4g/次，每18～12小时1次。口服剂量0.25g与静脉剂量0.2g效力相当 2. 肾功能减退者，Ccr＞30ml/min时无须调整剂量；Ccr为5～30ml/min时，0.2～0.4g/次，每18～24小时1次；肝功能减退者根据具体情况调整剂量	同上	参考左氧氟沙星	常见不良反应包括皮疹、胃肠道不良反应如腹泻、恶心、呕吐、肝功能异常、头痛等。严重不良反应包括心血管系统、心肌梗死、肝脏、肝坏死、肝炎、肾脏、急性肾功能衰竭、结晶尿、血液系统、再生障碍性贫血；肌肉骨骼系统、重症肌无力；神经系统、定向能力障碍	

续表

分类	名称	用法用量	用药目的	禁忌证	不良反应	注意事项
抗菌药物	阿米卡星	1. 成人：每次15mg/kg，每24小时1次（推荐）；或每次7.5mg/kg，2次/d。成人不超过1.5g/d，疗程不超过10d 2. 肾功能不全者，Ccr为50~80ml/min时，每12小时给予常规剂量（7.5mg/kg）的60%~90%；Ccr为10~50ml/min时，每24~48h用常规剂量的20%~30%	同上	对阿米卡星或其他氨基糖苷类过敏的患者禁用	可发生听力减退，耳鸣或耳部饱满感；少数患者亦可发生眩晕、步履不稳等症状。有一定肾毒性，大多为可逆性。停药后即见减轻，但亦有个别报道出现肾功能衰竭，用药过程中应密切监测患者听力及肾功能。少见软弱无力、瞌睡、呼吸困难等神经肌肉阻滞作用。针其他不良反应有头痛、麻木、针刺感染、震颤、抽搐、关节痛等	
	多西环素	100mg/次，每12小时1次	同上	对任何四环素类药物过敏者禁用	1. 胃肠道系统：厌食症、恶心、呕吐、腹泻、舌炎、吞咽困难、小肠结肠炎和炎性病变（伴有念珠菌过度生长）、胰腺炎、肝毒性、食管炎、食管溃疡皮肤/皮下组织：斑丘疹、红斑疹、多形红斑、剥脱性皮炎 2. 肾脏：血尿症、血尿素氮升高 3. 过敏反应：荨麻疹、血管神经性水肿、血清病 4. 血液系统：溶血性贫血、血小板减少、中性粒细胞减少和嗜酸性粒细胞增多	
α受体拮抗剂	坦洛新	0.2mg/次，1次/d，口服	改善慢性前列腺炎所致的排尿不畅等症状	对坦索罗辛过敏的患者禁用	主要有头痛、头晕、鼻炎、腹泻等	
	盐酸特拉唑嗪	2mg/次，1次/d，口服		孕妇禁用，哺乳期妇女使用本品应停止哺乳	主要有头痛、头晕、虚弱、视力模糊、鼻充血、恶心、外周水肿、心悸和嗜睡等	
	甲磺酸多沙唑嗪	4mg/次，每晚1次，口服		近期发生心肌梗死者禁用，有肠道梗阻、食管梗阻或任何程度胃肠道腔径缩窄病史者禁用	最常见的为体位性低血压，其他的主要为头晕、乏力、低血压、外周性水肿、呼吸困难、头痛、不适、嗜睡、胃肠道反应等	

续表

分类	名称	用法用量	用药目的	禁忌证	不良反应	注意事项
镇痛药	塞来昔布	200mg/次，2次/d，口服	针对短期疼痛治疗或早期的患者	对磺胺过敏者禁用；冠状动脉旁路搭桥术者禁用；活动性消化道溃疡/出血者禁用；重度心力衰竭者禁用	需警惕心血管事件，胃肠道出血、溃疡和穿孔，肝毒性，高血压，心力衰竭和水肿，肾毒性，高钾血症，过敏反应，严重皮肤反应等	
	盐酸曲马多	缓释片，50mg/次，2次/d，口服	用于中度至重度疼痛	禁用于本品过敏者；对乙醇、镇静剂、镇痛剂、阿片类药物以及精神药物急性中毒者以及正在接受MAO抑制剂治疗，或在14d内已经服用过上述药物的患者禁用；严重肝肾功能受损者禁用；治疗未能充分控制的癫痫患者禁用	最常见的主要为恶心、眩晕、头痛，精神不振、食欲缺乏，感觉异常、寒战，呼吸抑制、癫痫样发作、共济失调等见	剂量过大或同时服用其他中枢抑制药物，可能发生呼吸抑制
	普瑞巴林	50mg/次，1次/d，口服	同上	对本品过敏者禁用	主要为剂量依赖性嗜睡和头晕	为避免嗜睡和头晕应遵循晚上服用，小剂量使用，逐渐加量，缓慢减量的原则
M受体拮抗剂	托特罗定	2mg/次，2次/d，口服	改善患者由膀胱刺激而引起的尿频和尿急等症状	尿潴留，胃轻瘫，未经控制的闭角型青光眼禁用	主要引起口干、消化不良和泪液减少	
	索利那新	5mg，1次/d，口服	缓解尿失禁，尿急和尿频症状	尿潴留，严重胃肠道疾病（如中毒性巨结肠），重症肌无力或闭角型青光眼的患者，或对于下述风险情况的患者禁止服用本品：对本品活性成分或辅料过敏者；严重肝功能障碍者；正在使用强力CYP3A4抑制剂如酮康唑的重度肾功能障碍或中度肝功能障碍者	主要有口干、视力模糊、便秘、恶心、消化不良、腹痛等	

（三）用药指导

治疗药物的用药指导见表 2-44。

表 2-44 治疗药物的用药指导

药物名称	用法用量	注意事项
头孢曲松	成人：肌内或静脉给药，每 24 小时 1.0 ~ 2.0g 或每 12 小时 0.5 ~ 1.0g，每日最大剂量 4.0g	对头孢曲松及其他头孢菌素过敏者禁用；新生儿高胆红素血症者禁用；矫正胎龄不足 41 周（孕周 + 实际年龄）的早产儿禁用
塞来昔布	200mg/ 次，2 次 /d，口服	对磺胺过敏者禁用；冠状动脉旁路搭桥者禁用；活动性消化道溃疡 / 出血者禁用；重度心力衰竭者禁用
坦索罗辛	0.2mg/ 次，1 次 /d，口服	主要有头痛、头晕、鼻炎、腹泻等

任务实施与评分标准

任务实施与评分标准见表 2-45。

表 2-45 前列腺炎的考核项目和评分标准

考核项目	内容要点		分值	得分
理论知识（15 分）	前列腺炎发病起因（3 分） 前列腺炎发病机制（3 分） 前列腺炎临床表现及分型（3 分） 前列腺炎的常用治疗药物（3 分） 常用治疗前列腺炎药物的用药注意事项（3 分）		15	
诊疗技能（70 分）	明确疾病诊断（6 分）	询问患者病因，明确患者病情特点（2 分） 观察患者其他症状（2 分） 根据患者症状及检查指标判断患者疾病类型（2 分）	6	
	确定治疗目标（4 分）	依据患者疾病类型和意愿，医生与患者共同确定治疗目标（4 分）	4	
	确定治疗方案（15 分）	针对治疗目标，综合考虑患者病情和药物特性，按照安全、有效、经济、适当的原则选择合适的治疗药物，选择药物错误不得分 药物选择： 药物名称、剂型正确（5 分） 药物规格正确（5 分） 药物剂量正确（5 分）	15	
	药物治疗（45 分）	药物介绍： 介绍药物名称及数量（5 分） 介绍用法用量（5 分） 介绍不良反应（5 分） 介绍药物的储存（5 分）	20	

续表

考核项目	内容要点		分值	得分
诊疗技能 （70分）	药物治疗 （45分）	用药指导： 用药注意事项（5分） 给出用药指导策略（5分） 对患者进行用药教育（5分） 对患者进行健康教育（5分） 对患者提出的疑问能够给出合理的回答（5分）	25	
综合评价 （15分）	用药指导过程迅速熟练（5分） 仪表整洁，言语恰当（5分） 逻辑清晰，体现临床思维（5分）		15	
合计			100	

（贾亮亮）

模块五 常见内分泌系统疾病用药指导

任务一
糖尿病用药指导

任务目标

1. 掌握糖尿病的临床特征。
2. 能对糖尿病患者制订合适的治疗方案。
3. 能对糖尿病患者选择合适的治疗药物，并进行用药指导。

任务导入

患者，女，57岁，2型糖尿病5年，体稍胖，几日前无明显诱因出现头晕、心悸、乏力等症状，到当地卫生院就诊检查结果为：心率70次/min，血压158/95mmHg，空腹血糖7.5mmol/L，其余未见异常，诊断为2型糖尿病，高血压病。

要求：请为该患者推荐治疗方案，并指导患者合理用药。

相关理论知识

（一）诊断

糖尿病是以血糖升高为特点的内分泌代谢性疾病，存在胰岛素分泌绝对、相对不足或胰岛素抵抗。其发病与自身免疫、遗传和环境因素有关。

我国目前采用世界卫生组织（WHO）（1999年）糖尿病病因学分型体系，将糖尿病分为4种类型，即1型糖尿病、2型糖尿病、特殊类型糖尿病和妊娠糖尿病，其中2型糖尿病是临床最常见类型。临床主要表现为多尿、多饮、多食、体重下降和急慢性并发症。

（二）糖尿病的诊断评估

根据世界卫生组织（WHO）对糖尿病的诊断和分类标准，糖尿病的诊断基于血糖水平和糖化血红蛋白（HbA1c）水平。具体标准如下：

1. **血糖水平** 空腹血浆葡萄糖（FPG）水平 ≥ 7.0mmol/L（126mg/dl），或随机血浆葡萄糖（RPG）水平 ≥ 11.1mmol/L（200mg/dl），或口服葡萄糖耐量试验（OGTT），服糖后2小时血糖（2hPG）≥ 11.1mmol/L（200mg/dl）。

2. **糖化血红蛋白（HbA1c）水平** HbA1c ≥ 6.5%。

如果符合上述任一标准，两次检测异常，则可以诊断为糖尿病。此外，如果空腹血糖在 6.1 ~ 6.9mmol/L（110 ~ 125mg/dl）之间，或口服葡萄糖耐量试验（OGTT）后 2 小时血糖在 7.8 ~ 11.0mmol/L（140 ~ 199mg/dl）之间，称为糖尿病前期。

（三）检查项目

血糖检测方式主要包括静脉血浆血糖测定、毛细血管血糖测定、HbA1c 测定、糖化白蛋白（glycated albumin，GA）测定。

（四）治疗

1. **治疗原则**　糖尿病的治疗应遵循综合管理的原则，包括控制高血糖、高血压、血脂异常、超重肥胖、高凝状态等心血管多重危险因素，在生活方式干预的基础上进行必要的药物治疗，以提高糖尿病患者的生存质量和延长预期寿命。根据患者的年龄、病程、预期寿命、并发症或合并症病情严重程度等确定个体化的控制目标。

2. **治疗目标**　2 型糖尿病的综合治疗包括降血糖、降血压、调节血脂、抗血小板聚集、控制体重和改善生活方式等，控制目标见表 2-46。

表 2-46　糖尿病控制目标

指标	英文缩写	单位	理想值	良好	差
空腹血糖	FBS	mmol/L	< 6.0	6.0 ~ 7.8	> 7.8
餐后 2 小时血糖	2h PG	mmol/L	< 8.0	8.0 ~ 10.0	> 10.0
糖化血红蛋白	HbA1c	%	< 7.0	7.0 ~ 8.5	> 8.5
尿糖	GLU	mg/dl	0	0 ~ 500	> 500
甘油三酯	TG	mmol/L	< 1.5	1.5 ~ 2.2	> 2.2
总胆固醇	CHO	mmol/L	< 5.2	5.2 ~ 6.5	> 6.5
高密度脂蛋白	HDL	mmol/L	> 1.1	1.1 ~ 0.9	< 0.9
血压	BP	mmHg	< 120/80	120/80	> 160/95
身体质量指数	BMI（男）	kg/m²	20 ~ 25	25 ~ 27	> 27
	BMI（女）	kg/m²	18 ~ 24	24 ~ 27	> 27

3. **生活方式干预**　有效的生活方式干预始终是糖尿病治疗的基础，包括饮食治疗、运动治疗和血糖监测。

（1）饮食治疗：糖尿病患者要均衡膳食，在合理控制总热量的基础上选择多样化、营养合理的食物，粗细搭配，多吃蔬菜，多饮水；定时定量进餐，少食多餐，摄入量以达到或维持理想体重为宜，预防肥胖和消瘦。

（2）运动治疗：糖尿病患者需要控制体重，提倡规律、适量、适度地运动，可以提高胰岛素的敏感性，使血糖保持平稳状态。选择适合自己的运动方式和运动频率，避免运动过量。

（3）血糖监测：糖尿病患者要在医生指导下定期、定时监测血糖情况，遵医嘱用药，不能擅自停药。

4. 药物治疗

（1）启动药物治疗的时机：生活方式干预是 2 型糖尿病的基础治疗措施，应贯穿于糖尿病治疗的始终。对初诊血糖控制较好的糖尿病患者，医生可根据病情及患者意愿采取单纯生活方式干预。如果单纯生活方式干预不能使血糖控制达标，应及时开始药物治疗。

（2）药物治疗的注意事项：① 在药物治疗前应根据药品说明书进行禁忌证审查。② 不同类型的药物可联用，同一类药物应避免同时使用。③ 在使用降糖药物时，应开展低血糖警示教育，特别是对使用胰岛素促泌剂及胰岛素的患者。④ 降糖药物使用中应进行血糖监测，尤其是接受胰岛素治疗的患者。⑤ 药物选择时应考虑患者经济能力和患者依从性。

基层医疗机构应根据患者的具体病情制订治疗方案，并指导患者使用药物。具体药物禁忌证以药品说明书为准。

（3）治疗糖尿病的药物选择

1）双胍类：在口服药物的选择中，二甲双胍为 2 型糖尿病治疗的首选用药。如无禁忌证且能耐受药物者，二甲双胍应贯穿药物治疗的全程。双胍类降糖药除降低血糖外，还可减轻体重，全面控制各种代谢异常，减少心血管并发症。此类降糖药不要求患者身体必须具备分泌胰岛素的能力，所以适用于所有 1 型和 2 型糖尿病。

常用药物：① 苯乙双胍：由于其副作用较多，容易引起严重的乳酸酸中毒，在欧美已停止生产和使用，在我国也逐渐被二甲双胍取代。② 二甲双胍：为目前应用广泛的双胍类降糖药，降糖效果肯定，效果与剂量有关。可与其他各类口服降糖药或胰岛素联合应用。联用磺酰脲类药物治疗初发 2 型糖尿病的疗效比单一用药好，也可用于治疗继发性失效的 2 型糖尿病患者。二甲双胍与胰岛素合用，既可减少 1 型糖尿病或 2 型糖尿病患者的胰岛素用量，又可避免患者体重增加。血糖波动大的 1 型糖尿病患者，可以将二甲双胍和胰岛素联用。

2）磺酰脲类：主要是通过刺激胰岛 β 细胞分泌胰岛素来发挥降糖的作用，是发现最早和应用最广泛的一类口服降糖药。适用对象为血糖比较高但还有潜在胰岛素分泌能力的 2 型糖尿病患者。

常用药物：此类第一代药物甲苯磺丁脲（D860）临床已不再使用，氯磺丙脲因其对肝脏的毒副反应和长效，容易发生低血糖而不宜选用，醋磺己脲和安拉磺脲等在国内也少用。第二代药物有格列本脲、格列齐特、格列吡嗪、格列美脲、格列喹酮等药。目前国内较多选用格列齐特、格列吡嗪和格列美脲等第二代药物。

3）α- 糖苷酶抑制剂：该类药物不刺激胰岛素分泌，这点不同于磺酰脲类，与双胍类不同的是：它们延缓而不是抑制糖类的消化吸收。因此它们能单独应用，也可与磺酰脲类、双胍类或胰岛素联合应用。

适用对象：① 单独用于治疗 2 型糖尿病；② 与磺酰脲类或双胍类药物合用治疗 2 型糖尿病；③ 与胰岛素合用治疗 1 型或 2 型糖尿病。

常用药物：阿卡波糖和伏格列波糖。

4）胰岛素增敏剂：这类降糖药通过增强肝脏、肌肉、脂肪组织对胰岛素的敏感性，达到降糖效果。该类药依赖胰岛素而发挥作用。所以对尚有一定的胰岛功能、以胰岛素抵抗为主的 2 型糖尿病患者，单独使用有效。对于胰岛功能已经严重损害、不能分泌胰岛素的糖尿病患者，单独使用是无效的。但可与胰岛素或其他口服降糖药联合用药治疗 2 型糖尿病，达到既有效控制血糖又减少胰岛素或其他口服降糖药用量的效果。

适用对象为糖尿病前期，特别是糖耐量减低合并高胰岛素血症可作为首选药物。

常用药物：曲格列酮、罗格列酮、吡格列酮等。

5）二肽基肽酶Ⅳ抑制剂（DPP-Ⅳ抑制剂）：对于那些使用二甲双胍类药物无效的患者，在血糖控制方面，本类药物与磺酰脲类药物同样有效，并且降糖而不增加体重。适用于各型糖尿病患者，特别是新诊断的糖尿病患者。

常用药物：西格列汀、维格列汀、阿格列汀、沙格列汀和利格列汀等。

6）苯甲酸衍生物类

此类药物作用快捷，服药后无须等待即可进餐。适用于有潜在胰岛素分泌能力但对磺酰脲类降糖药效果不佳者。

常用药物：那格列奈、瑞格列奈等。

7）胰高血糖素样肽 -1（GLP-1）受体激动剂：主要药物有艾塞那肽和利拉鲁肽，可明显降低患者的餐后高血糖，对磺酰脲类药物治疗失效者有降低血糖作用，可增加对葡萄糖敏感的 β 细胞的数量，改善患者对胰岛素的敏感性。对于需要注射药物的 2 型糖尿病患者，GLP-1 受体激动剂是更优于胰岛素的选择。

8）钠 - 葡萄糖协同转运体 2 抑制剂：此类药物是一类不依赖于胰岛素分泌的新型降糖药，通过减少肾脏对尿糖的重吸收而降低血糖。在降糖同时，减少能量积累，减少体重，降低血压，最常见的不良反应是泌尿道生殖道感染，很少引起低血糖。

适用于 2 型糖尿病合并动脉粥样硬化性心血管疾病的患者，若同时存在心力衰竭，应将此类药物作为首选。

常用药物：主要有卡格列净，达格列净，恩格列净等。

9）胰岛素：胰岛素可防治急性并发症、纠正代谢紊乱、提高抵抗力、防止各种感染等。胰岛素注射剂，种类不同差别大。

糖尿病患者经过首选治疗方法中的饮食治疗＋运动疗法，配合降糖药（多选用二甲双胍）的单药治疗，大部分患者血糖水平能得到有效控制，尤其是一些早期发现的患者血糖控制效果会更好。但对于首选治疗仍不能有效控制血糖的患者，以及长期用药效果降低或产生抵抗作用的患者，则需要调整降糖药的应用，根据降糖效应、安全性、依从性、患者胰岛损伤的程度、胰岛素抵抗的程度、经济状况等，综合平衡多方因素后选择适当的口服药或注射剂进行降糖。

（4）2 型糖尿病药物治疗路径：所有药物治疗应是在健康饮食、控制体重、合理增加运动量的基础上进行。

　　初期选用二甲双胍，如使用二甲双胍治疗 3 个月后，糖化血红蛋白控制效果不理想，此时可加用一种降糖药，不同类型的药物使用情况比较见表 2-47。

表 2-47　2 型糖尿病用药比较

选用药物	降低糖化血红蛋白效果	低血糖风险	体重改变	主要不良反应	治疗费用
二甲双胍	高	低	无或下降	胃肠道症状、乳酸中毒	低
二甲双胍 + 磺酰脲类	高	中	增加	低血糖	低
二甲双胍 + 胰岛素增敏剂	高	低	增加	水肿、心血管风险、肝功能异常	高
二甲双胍 + 二肽基肽酶Ⅳ抑制剂	一般	低	无	少	高
二甲双胍 +GLP-1 受体激动剂	高	低	下降	胃肠道症状	高
二甲双胍 + 胰岛素制剂	极高	高	增加	低血糖	视情况而不同
二甲双胍 + 钠 - 葡萄糖协同转运体 2 抑制剂	一般	低	减少	泌尿道生殖道感染	高

　　如果使用以上两种药物联合治疗三个月后，糖化血红蛋白或血糖控制不理想，此时可使用三联用药，但仍以二甲双胍为基础，加用另外两种降糖药。如选用磺酰脲类、胰岛素增敏剂、二肽基肽酶Ⅳ抑制剂、GLP-1 受体激动剂、胰岛素中的 2 种药物（不同时选用二肽基肽酶Ⅳ抑制剂和 GLP-1 受体激动剂）。

　　（5）口服降糖药物的不良反应和禁忌人群（表 2-48、表 2-49）：糖尿病的治疗，除少数患者为 1 型糖尿病而必须注射胰岛素外，大多数患者，只需在控制饮食和合理运动的基础上，口服一些降糖药物而使病情得到控制。为保持良好疗效并安全用药，必须合理使用口服降糖药物。

表 2-48　口服降糖药物主要不良反应一览表

糖尿病用药物	主要不良反应
二甲双胍	消化道反应如恶心、呕吐、腹胀、腹泻、腹痛、反酸等，严重的可出现乳酸性酸中毒，心、肝、肺、肾病变者不宜使用
苯甲酸衍生物，如那格列奈、瑞格列奈	较少发生严重低血糖，少数患者可能出现头昏、头痛、乏力、食欲增加、体重增加等
磺酰脲类，如格列本脲、格列吡嗪、格列齐特、格列喹酮、格列美脲等	主要是引起低血糖，少数患者会发生皮疹、多形性红斑、水肿，有一定的肝肾损害作用
胰岛素增敏剂，如罗格列酮、吡格列酮	较少发生低血糖，主要不良反应是水肿、体重增加，有可能引起贫血与红细胞减少，会加重肝脏损害

续表

糖尿病用药物	主要不良反应
α- 葡萄糖苷酶抑制剂	主要是胃肠道反应如腹胀、腹痛，严重肝肾损害者禁用
二肽基肽酶Ⅳ抑制剂	主要有鼻咽炎、头痛、上呼吸道感染等

表 2-49 各类口服降糖药的禁忌人群

药物种类	禁忌人群
二甲双胍	伴有消瘦、慢性胃肠病、肝肾功能损害和有黄疸病的患者 处于妊娠期及产后的女性患者 服用双胍类降糖药后出现严重恶心、呕吐、腹痛、腹泻等消化道症状者 有酮症酸中毒、高渗性昏迷等严重并发症的患者 嗜酒及长期服用西咪替丁的患者
磺酰脲类	1 型糖尿病患者及伴有黄疸、造血系统抑制、白细胞减少的患者 处于妊娠及哺乳期的患者 发生严重感染、急性心肌梗死、严重创伤及处于手术期的患者 发生急性代谢紊乱的患者，如酮症酸中毒或高渗性昏迷的患者 严重肝肾功能不全的患者，轻度肾功能不全者只能使用格列喹酮，不能使用其他磺酰脲类降糖药 已出现严重的糖尿病并发症（视网膜病变、神经病变及肾脏病变）或并发症进展迅速者
苯甲酸衍生物	1 型糖尿病患者 处于妊娠期或哺乳期的女性患者 并发酮症酸中毒的患者 伴有肝肾功能严重受损的患者
α- 糖苷酶抑制剂	处于妊娠期或哺乳期的女性患者 年龄在 18 岁以下的患者 伴有酮症酸中毒或重症感染的患者 有肝肾功能损害的患者
胰岛素增敏剂	处于妊娠期或哺乳期的女性患者 1 型糖尿病患者 年龄在 18 岁以下的患者 伴有酮症酸中毒的患者 伴有严重肝脏病变的患者 伴有水肿的患者
二肽基肽酶Ⅳ抑制剂	对本药过敏者
钠 - 葡萄糖协同转运体 2 抑制剂	重度肾功能损害的患者 终末期肾病患者 肾衰竭长期透析患者

（6）口服降糖药的联合使用（表 2-50）：由于每种口服降糖药有一定的最大疗效，单一药物的疗效可能随治疗时间延长而减退，所以随着糖尿病病程的延长，大部分患者需要应用两种或两种以上的口服降糖药联合治疗，以达到理想的控制目标。采用联合疗法，要根据患者的病情、肥胖与否以及是否存在高胰岛素血症等情况来确定。如果患者只是血糖

表 2-50　口服降糖药的联合用药方案表

联用方案	适用对象
二甲双胍＋磺酰脲类	单用磺酰脲类体重增加者；脂质代谢紊乱者
二甲双胍＋糖苷酶抑制剂	经饮食控制与二甲双胍治疗而血糖控制不佳者
二甲双胍＋胰岛素增敏剂	胰岛素的敏感性降低和降糖作用下降者
磺酰脲类＋糖苷酶抑制剂	单用磺酰脲类血糖（尤其是餐后血糖）控制不满意者
磺酰脲类＋胰岛素增敏剂	对磺酰脲类药物失效的患者；高胰岛素血症的患者
胰岛素增敏剂＋糖苷酶抑制	以餐后血糖轻度升高为主的早期糖尿病患者

轻度升高，应采用饮食疗法和运动疗法，若药物治疗也是单一的药物；但当患者血糖较高，单用一种药物很难使血糖控制良好时，可以采用联合用药甚至加用胰岛素治疗。一般情况下，当常规剂量的单一药物不能使血糖控制得比较满意时，就应及早采用联合用药，不要等到单一药物用至最大剂量却无效时再考虑联合用药。

（7）各类口服降糖药的服用时间（表 2-51）：不同类型的降糖药物在服用时间上要求不同，如果不按要求服用，或起不到很好的降糖作用，或会引起药物的不良反应，尤其是低血糖反应。

表 2-51　口服降糖药的服用时间

分类	服用时间
磺酰脲类降糖药	须在餐前 30min 服用，该类药的起效时间为服药后 30min 左右
葡萄糖苷酶抑制药	应在餐前 1min 或与第一口饭同时服用，否则会影响药物疗效
胰岛素增敏剂	每天仅服 1 次，应在每天早餐前几分钟内服用疗效最佳
双胍类	餐后服用，因为它能渗入胃黏膜，对胃肠道有刺激作用，餐后服用可避免对胃肠道的刺激，减少副作用

（8）注射用降糖药物。主要有动物胰岛素、人胰岛素和胰岛素类似物三大类。

1）胰岛素：胰岛素在糖尿病的药物治疗中占有非常重要的地位。如果患者出现以下症状，如分解代谢旺盛导致体重减轻，糖化血红蛋白水平 ≥ 9.0%，或空腹血糖水平 ≥ 11.1mmol/L，伴有明显高血糖症状，应该考虑尽早使用胰岛素，各种胰岛素制剂特点见表 2-52。1 型糖尿病患者需要终身使用胰岛素，30%～50% 的 2 型糖尿病患者在不同时期需要胰岛素治疗，因此，正确合理使用胰岛素，对糖尿病患者血糖的控制以及并发症的防治具有重要的临床意义。

表 2-52 各种胰岛素制剂的特点

作用类别	制剂	皮下注射作用时间 /h		
		起效	高峰	持续
短效	普通胰岛素	0.5	2 ~ 4	6 ~ 8
中效	低精蛋白锌胰岛素混悬液 胰岛素锌混悬液	1 ~ 3	6 ~ 12	18 ~ 26
长效	精蛋白锌胰岛素混悬液 特慢胰岛素锌混悬液	3 ~ 8	14 ~ 24	28 ~ 36

短效胰岛素主要控制一餐饭后高血糖；中效胰岛素主要控制两餐饭后高血糖，以第 2 餐饭为主；长效胰岛素无明显作用高峰，主要提供基础水平胰岛素。普通胰岛素是唯一可经静脉注射的胰岛素，可用于抢救糖尿病酮症酸中毒等。

2）使用原则和方法：胰岛素剂量必须个体化，根据患者病情，每 3 ~ 5d 调整一次。开始时宜用普通胰岛素以便探索剂量，三次餐前注射。在肾糖阈较稳定的患者可以用餐前尿糖阳性程度估计胰岛素剂量，每"+"约用 4U 胰岛素，以后按疗效进行调整。为了防止餐后高血糖，一般每餐前 15 ~ 45min 皮下注射。如果患者胰岛功能很差，不能维持基础性胰岛素分泌，则应加用长效胰岛素或晚 10 ~ 12 时再增加一次胰岛素注射，以保持黎明时血糖维持在正常范围。

胰岛素还可通过胰岛素泵给予，可由智能计算机控制，模拟胰岛素的持续基础分泌和进餐时的脉冲式释放。

（9）降糖用中成药：近年来，中医药在糖尿病治疗中的作用不断地被发现。合理地使用中药，在迅速控制症状、稳定血糖、降低血糖、改善患者体质等方面，有着明显的疗效，常见中成药见表 2-53。

表 2-53 降糖用中成药功能主治与用法用量

药物名称	功能及主治	用法用量
消渴丸	滋肾养阴、益气生津，具有改善多饮、多尿、多食等临床症状及较好地降低血糖的作用，主治 2 型糖尿病	5 ~ 20 粒 / 次，2 ~ 3 次 /d，饭前 3min 服用。由于本药内含格列本脲，所以严禁与格列本脲同时服用
降糖舒	益气养阴、生津止渴，对改善口干、便秘、乏力等临床症状及降低血糖有一定作用，主治 2 型糖尿病无严重并发症	6 片 / 次，每日 3 ~ 4 次 /d，1 型糖尿病及有严重并发症者不宜服用
玉泉丸	养阴生津，止渴除烦，益气和中。主治 2 型糖尿病轻、中型患者及老年糖尿病	口服，成人 6g/ 次，4 次 /d；七岁以上小儿 3g/ 次，3 ~ 7 岁小儿 2g/ 次
六味地黄丸	滋阴补肾，主治 2 型糖尿病证属肝肾阴虚者	口服，8 丸 / 次，3 次 /d
麦味地黄丸	滋阴补肾，主治 2 型糖尿病证属肝肾阴虚者	口服，水蜜丸 6g/ 次，小蜜丸 9g/ 次，2 次 /d
金匮肾气丸	补肾温阳，主治 2 型糖尿病证属肾阳虚者	口服，1 丸 / 次，2 次 /d

续表

药物名称	功能及主治	用法用量
降糖甲片	益气养阴，生津止渴，主治 2 型糖尿病	6 片 / 次，3 次 /d
甘露消渴胶囊	滋阴补肾、益气生津，主治 2 型糖尿病	1.8g/ 次，3 次 /d
石斛夜光丸	滋补肝肾、养肝平肝明目，对糖尿病视网膜病变及糖尿病性白内障早期有一定疗效	1 丸 / 次，2 次 /d，口服
明目地黄丸	滋补肝肾、平肝明目，对糖尿病视网膜病变及糖尿病性白内障早期有一定疗效	1 丸 / 次，2 次 /d，口服
参芪降糖片	益气养阴、滋脾补肾，主治 2 型糖尿病	8 片 / 次，3 次 /d，口服
渴乐宁胶囊	主治气阴两虚型糖尿病，症见口渴多饮、五心烦热、乏力多汗、心悸等	4 粒 / 次，3 次 /d，3 个月为一疗程
消渴灵片	滋补肾阴、生津止渴、益气降糖。主治 2 型糖尿病	6 片 / 次，3 次 /d，口服
金芪降糖片	清热益气，主治气虚内热消渴病，症见口渴喜饮易饥、多食、气短乏力等。用于轻中型 2 型糖尿病	饭前半小时口服，7～10 片 / 次，3 次 /d，疗程两个月或遵医嘱
糖脉康颗粒	清热益气，主治气虚内热消渴病，症见口渴喜饮易饥多食，气短乏力等。用于轻中型 2 型糖尿病	6g/ 次，2 次 /d

5．综合干预管理　2 型糖尿病患者除降糖治疗外，还应综合控制血压、血脂和抗血小板聚集治疗。

（1）降压治疗

1）降压目标：一般糖尿病合并高血压患者降压目标应低于 130/80mmHg；糖尿病伴严重冠心病或年龄在 65～80 岁的老年患者，可采取相对宽松的降压目标值，控制在 140/90mmHg 以下；80 岁以上患者或有严重慢性疾病患者，血压可控制在 150/90mmHg 以下。对于伴有缺血性心脏病的老年高血压患者，在强调收缩压达标的同时应关注舒张压，舒张压不宜低于 60mmHg。

2）启动药物治疗时机：糖尿病患者的血压 ≥ 140/90mmHg 者可考虑开始药物降压治疗。血压 ≥ 160/100mmHg 或高于目标值 20/10mmHg 时应立即开始降压药物治疗，并可以采取联合治疗方案。

3）药物选择：5 类降压药物，血管紧张素转化酶抑制剂（angiotensin-converting enzyme inhibitor，ACEI）、血管紧张素 Ⅱ 受体拮抗剂（angiotensin Ⅱ receptor blocker，ARB）、利尿剂、钙通道阻滞剂（calcium channel blocker，CCB）、β 受体拮抗剂均可用于糖尿病患者，其中 ACEI 或 ARB 在糖尿病合并白蛋白尿或慢性肾脏病时为首选药物。

（2）调脂治疗：进行调脂药物治疗时，低密度脂蛋白胆固醇（LDL-C）目标值：有明确动脉粥样硬化性心血管疾病（ASCVD）病史患者 LDL-C < 1.8mmol/L，无 ASCVD 病史的糖尿病患者 LDL-C < 2.6mmol/L。药物选择：临床首选他汀类药物。起始宜应用中

等强度他汀类药物，根据个体调脂疗效和耐受情况，适当调整剂量，若 LDL-C 水平不能达标，可与其他调脂药物联合使用（如依折麦布）。为了预防急性胰腺炎，空腹甘油三酯（TG）≥ 5.7mmol/L 者，首先使用降低 TG 的药物。

（3）抗血小板治疗：糖尿病合并 ASCVD 者，建议使用阿司匹林进行抗血小板治疗。在应用过程中应充分评估出血风险，活动性胃溃疡或消化道出血、过敏者禁用。用阿司匹林过敏的 ASCVD 患者，可使用氯吡格雷。阿司匹林抗血小板治疗的推荐剂量为 75 ~ 150mg/d，氯吡格雷的推荐剂量为 75mg/d。

定期监测血糖可以使糖尿病患者准确了解血糖变化情况，减少并发症发生风险，提高患者生活质量。对空腹、餐前、餐后"点血糖"的微观控制，可以有效预防低血糖、急性高血糖的发生；对糖化血红蛋白的宏观控制，可以有效防止微血管、大血管病变。医生根据患者的具体情况为患者制订适合的监测方案，有利于糖尿病的治疗和管理。

任务分析

本次任务要求为患者推荐治疗方案，并指导患者合理用药，分析如下。

（一）归纳病例特点

性别：女。

年龄：57 岁。

主要症状特点：几日前出现头晕、心悸、乏力等症状，无明显诱因。检查结果如下：心率 70 次 /min，血压 158/95mmHg，空腹血糖 7.5mmol/L。

诊断：2 型糖尿病、高血压病。

（二）根据病例特点，推荐治疗方案

1. 生活方式干预　低糖、低盐、低脂饮食，适量运动。
2. 心率正常，2 型糖尿病 5 年，降糖药物考虑调整药物剂量，同时需要服用降压药物。

（三）用药指导

治疗药物的用药指导见表 2-54。

表 2-54　治疗药物的用药指导

药物名称	用法用量	注意事项
盐酸二甲双胍片	0.25g/ 次，3 次 /d	1. 用药期间经常检查空腹血糖、尿糖及尿酮体，定期测血肌酐、血乳酸浓度 2. 严重心、肺疾病患者禁用 3. 糖尿病合并严重的慢性并发症者禁用 4. 维生素 B_{12}、叶酸缺乏未纠正者禁用 5. 酗酒者禁用

续表

药物名称	用法用量	注意事项
苯磺酸左氨氯地平片	2.5mg/ 次，1 次 /d	1. 较少的副反应有头痛、水肿、疲劳、失眠、恶心、腹痛、面红、心悸和头晕 2. 对二氢吡啶类钙通道阻滞药过敏的患者禁用

任务实施与评分标准

任务实施与评分标准见表 2-55。

表 2-55　糖尿病考核项目和评分标准

考核项目	内容要点		分值	得分
理论知识 （15 分）	糖尿病的判断标准（5 分） 糖尿病的治疗原则（5 分） 糖尿病的常用治疗药物（5 分）		15	
诊疗技能 （70 分）	明确疾病诊断 （6 分）	询问患者病因，明确患者病情特点（2 分） 测量患者血糖、血压、心率等，并观察患者其他症状（2 分） 根据患者症状及检查指标判断患者疾病类型（2 分）	6	
	确定治疗目标 （4 分）	依据患者疾病类型和个人意愿，医生与患者共同确定治疗目标（4 分）	4	
	确定治疗方案 （15 分）	针对治疗目标，综合考虑患者病情和药物特性，按照安全、有效、经济、适当的原则选择合适的治疗药物，选择药物错误不得分 药物选择： 药物名称、剂型正确（5 分） 药物规格正确（5 分） 药物剂量正确（5 分）	15	
	药物治疗 （45 分）	药物介绍： 介绍药物名称及数量（5 分） 介绍用法、用量（5 分） 介绍不良反应、注意事项（5 分） 介绍药物的储存方法（5 分）	20	
		用药指导： 用药注意事项（5 分） 给出用药指导策略（5 分） 对患者进行用药教育（5 分） 对患者进行健康教育（5 分） 对患者提出的疑问能够给出合理的回答（5 分）	25	
综合评价 （15 分）	用药指导过程准确、熟练（5 分） 仪表整洁，言语恰当（5 分） 逻辑清晰，体现临床思维（5 分）		15	
合计			100	

（梅　蛟）

痛风用药指导

任务目标

1. 掌握痛风的临床特征。
2. 能对痛风患者制订合适的治疗方案。
3. 能对痛风患者选择合适的治疗药物，并进行用药指导。

任务导入

患者，男，40岁。体形较胖，左踝关节疼痛1d。查体可见左踝关节红肿、皮温升高、皮肤发亮。健康体检时化验肾功能，结果如下：非同日两次血清尿酸分别为521μmol/L、496μmol/L，尿素分别为6.9mmol/L、7.1mmol/L，肌酐分别为66μmol/L、70μmol/L。初步诊断为痛风。

要求：请为该患者推荐治疗方案，并指导患者合理用药。

相关理论知识

（一）诊断

痛风正如其名，疼痛如风，来去匆匆。痛风往往突然发病，足关节宛如刀割或似撕筋裂骨般疼痛。痛风患者无症状期仅有波动性或持续性高尿酸血症，但痛风发作时患者可出现急性痛风性关节炎、痛风石、慢性关节炎症状，同时伴有肾脏病变的临床表现。

随着对高尿酸血症（HUA）和痛风病理生理学的深入研究，发现无症状HUA和痛风是一个连续的病理过程，因此2019年版《中国高尿酸血症与痛风诊疗指南》中提出了一个新概念——亚临床痛风，即患者虽无痛风的急性发作，但影像学检查结果发现有尿酸盐沉积和/或痛风性骨侵蚀，是介于无症状HUA和痛风的中间阶段。这一定义的提出强调了对痛风的防治关口要提前，即当患者出现亚临床痛风时，便可启动相应治疗，尽可能防止痛风相关并发症的发生。

高尿酸血症（HUA）是指嘌呤代谢异常引起血尿酸升高的一种代谢综合征，简单定义为非同日两次血尿酸的水平超过420μmol/L（无论男女）。血尿酸过高时在血液或组织液中可析出尿酸盐结晶，沉积在肾脏、关节滑膜等多种组织中，引起局部炎症和组织损伤，最终发展成为痛风。

（二）痛风的诊断评估

痛风的自然病程可分为四期，即无症状高尿酸血症期、急性期、间歇期、慢性期。临床表现如下：

1. **无症状期** 这一阶段表现为血中尿酸值持续或波动性增高，平时没有任何症状和表现。

2. **急性期** 指急性关节炎发作期，是原发性痛风最常见的首发症状，好发于下肢关节，以蹬趾及第一跖趾关节为多见。初发时为单关节炎症，反复发作则受累关节增多。痛风的发作表明血尿酸浓度长时间过饱和而导致大量尿酸盐在组织中沉积。

3. **间歇期** 痛风发作持续数天至数周可自然缓解，不留后遗症而完全恢复，而后出现无症状阶段，称为急性发作间歇期。此后约 60% 患者再发，间歇期也有长达十余年者。

4. **慢性期** 指痛风石及慢性关节炎期。未经治疗或治疗不佳的患者，尿酸盐结晶沉积在软骨、肌腱、滑囊液和软组织中。痛风石为本期的常见表现、常发生于耳轮、前臂伸侧、跖趾、手指、肘部等处。尿酸盐在关节内沉积增多，炎症反复发作进入慢性阶段而不能完全消失，引起关节骨质侵蚀缺损及周围组织纤维化，使关节发生僵硬畸形，活动受限，随着炎症的反复发作，使病变越来越加重，严重影响关节功能。

（三）检查项目

1. **血尿酸测定** 男性血尿酸值超过 7mg/dl（416μmol/L），女性超过 6mg/dl（357μmol/L）为高尿酸血症。

2. **尿尿酸测定** 低嘌呤饮食 5d 后，24h 尿尿酸排泄量 > 600mg 为尿酸生成过多型；24h 尿尿酸排泄量 < 300mg 提示尿酸排泄减少型。在正常饮食情况下，24h 尿尿酸排出排泄量以 800mg 进行区分，超过上述水平为尿酸生成增多。

3. **尿酸盐检查** 偏振光显微镜下表现为负性双折光的针状或杆状的单钠尿酸盐晶体。急性发作期，可见于关节滑液中白细胞内、外；也可见于在痛风石的抽吸物中；在发作间歇期，也可见于曾受累关节的滑液中。

尿酸与痛风的关系：高尿酸血症是痛风最重要的生化基础，尿酸盐结晶沉积是高尿酸血症的结果，痛风发生率与血尿酸水平呈显著相关。

4. **影像学检查** 急性发作期仅见受累关节周围非对称性软组织肿胀；间歇期可出现一些不典型的放射学改变；慢性期可见单钠尿酸盐晶体沉积，造成关节软骨下骨质破坏。重者可使关节面破坏，造成关节半脱位或脱位，甚至病理性骨折。也可破坏软骨，出现关节间隙狭窄及继发退行性改变和局部骨质疏松等。

5. **超声检查** 受累关节的超声检查可发现关节积液、滑膜增生、关节软骨及骨质破坏、关节内或周围软组织的痛风石及钙质沉积等。也可发现 X 线下不显影的尿酸性尿路结石。

6. **其他实验室检查** 尿酸盐肾病可有尿蛋白，浓缩功能不良，尿比重 1.008 以下（正常人 24h 尿比重为 1.010 ~ 1.025），最终可进展为氮质血症和尿毒症等。

（四）治疗

1．治疗目标及原则

（1）及早控制、缓解急性关节炎症发作。

（2）通过降低血中尿酸含量预防组织中尿酸进一步沉积。

（3）防止尿酸结石形成，减少由其导致的严重关节损伤、肾功能损害。

2．生活方式干预

饮食疗法是痛风的基本治疗方法，应长期严格进行，处于各发病期的痛风患者都应该长期坚持科学合理的饮食，使之配合适当的药物治疗，降低尿酸，控制症状。饮食治疗的基本原则如下。

（1）低嘌呤膳食：每日嘌呤摄入量限制在 150mg 以下（约为正常膳食嘌呤摄入量的 15% ~ 25%）。

（2）肥胖者减低体重至理想体重或适宜状态，一般每日热量摄入较正常降低 10% ~ 15%。

（3）蛋白质：0.8 ~ 1.0g/kg。以植物蛋白为主，牛奶和鸡蛋中不含核蛋白，可作为蛋白质的主要来源。

（4）脂肪：应予限制，约占总热量的 25%。

（5）增加液体摄入量：每日饮水 2 500 ~ 3 000ml，以利尿酸排泄。尿量保持在每日 2 000ml 以上。

（6）低盐（少于 6g）、禁烟禁酒。

3．药物治疗

使用药物针对各期的不同症状进行对症治疗。

（1）急性期：在急性发作期，除应绝对卧床休息，抬高患肢，避免受累关节负重外，应尽早应用药物控制关节炎，缓解症状。按照痛风的自然进程，分期进行药物治疗。没有任何一种药物同时具有抗炎症和降尿酸的作用。药物选择非甾体抗炎药（NSAIDs）、秋水仙碱、糖皮质激素。急性期禁止使用降尿酸药，因为降尿酸药物不仅没有抗炎止痛作用，而且还会使血尿酸下降过快，促进关节内痛风石表面溶解，形成不溶性结晶而加重急性期的炎症反应。

1）秋水仙碱：对本病有特效。应在痛风发作开始的 12h 内使用，发病后第 1 天的剂量为 1mg，每 1 小时再次给药 0.5mg 或每 2 小时 1mg，至症状缓解或出现恶心、呕吐、腹泻等胃肠道不良反应时停用，最大量以 6mg/d 为极限。症状可在 6 ~ 12h 内减轻，24 ~ 48h 内控制。如在痛风发作最初几小时内即用秋水仙碱有效率约为 90%，12 ~ 24h 内用有效率为 75% 左右。胃肠道反应过于剧烈者可将此药 1 ~ 2mg 溶于 200ml 生理盐水中于 5 ~ 10min 内缓慢静脉注射，但应注意勿使药液外漏，视病情需要 6 ~ 8h 后可再注射，肾功能不全者 24h 内使用剂量不应超过 3mg。由于临床疗效显著，对诊断困难病例可作试验性治疗，有助于鉴别诊断。关节炎反复发作的患者可用秋水仙碱 0.5mg，口服，每日 3 次治疗。秋水仙碱可联用非甾体抗炎药，如有必要可加用质子泵抑制剂，口服皮质类固醇类药物（剂量等效于泼尼松龙 30 ~ 35mg/d，3 ~ 5d），或关节内注射皮质醇类药物。对肾功能严重受损患者应避免使用秋水仙碱和非甾体抗炎药。对于严重肾功能受损患者，不建议使用秋水仙碱，因为其清除率下降，而如果减少其使用剂量则会导致治疗方案混乱和药物误用。

2）吲哚美辛：对关节的肿痛有良效。75～150mg/d，分3次口服。胃肠道反应较多。属同类结构的还有舒林酸、阿西美辛，前者较适用于老年患者及肾功能有损害者。

3）布洛芬：疗效好，不良反应少，是常用于治疗关节肿痛的药物。剂量为1.2～3.2mg/d，分3～4次口服。布洛芬缓释胶囊为其缓释制剂，用法为300mg，2次/d。

4）双氯芬酸：剂量为75～150mg/d，分3次服用。除胃肠道反应外，偶可见一过性转氨酶升高及皮疹。

5）美洛昔康：既能达到治疗效果，又可使不良反应降低。7.5～15mg/d，分1～2次服用。

6）昔布类抗炎药：胃肠道不良反应少，对磺胺过敏者禁用。服用时需注意对心血管系统的影响。塞来昔布常用剂量200mg/d，1次/d，口服。

7）糖皮质激素：对病情或不良反应无法耐受，或肾功能不全，或因救急情况可短期应用糖皮质激素治疗。痛风急性发作时，推荐首先使用非甾体抗炎药缓解症状。单用糖皮质激素（30mg/d，3d）可起到与非甾体抗炎药同样的镇痛效果，且安全性良好，特别是对非甾体抗炎药和秋水仙碱不耐受的急性发作期痛风患者。但停药后易于"反跳"复发，可加用秋水仙碱0.5mg，2～3次/d，以防止"反跳"。口服泼尼松也有速效，但停药容易复发，且长期服用激素易致糖尿病、高血压等并发症，因此尽量不用。

（2）间歇期及慢性期：对急性痛风关节炎频繁发作（每年2次以上），有慢性痛风关节炎或痛风石的患者，推荐进行降尿酸治疗。需要应用药物抑制尿酸生成、促进尿酸排泄或促进尿酸分解等，长期有效控制血尿酸水平，防止痛风发作或溶解痛风石。在降尿酸治疗期间长期使用小剂量秋水仙碱（0.5～1mg/d）或小剂量非甾体抗炎药至少8周，能够预防急性痛风发作，但8周后停药易复发，预防性用药6个月后不易复发。

1）丙磺舒：应用此药常从小剂量开始，初用0.25g/次，2次/d，1周后增至0.5g，2次/d，每日最大剂量不超过2g。约有5%的患者发生皮疹、发热、胃肠刺激、肾绞痛及激起急性发作的副作用。

2）非布司他：安全性和有效性较别嘌醇更具优势，起始剂量40mg/d，可增至80mg/d，轻度肾损害患者无须调整剂量。

3）磺吡酮：排尿酸的作用较丙磺舒强。自小剂量开始，50mg，2次/d，渐增至100mg，3次/d，每日最大剂量为600mg和丙磺舒合用有协同疗效，此药对胃黏膜有刺激作用，溃疡病患者慎用。

4）苯溴马隆：为强有力的排尿酸药，25mg/次，1次/d，逐渐增至100mg/d。本药不良反应较少，不影响肝肾功能，很少发生皮疹、发热，但可激发急性关节炎发作。

5）碳酸氢钠片：在排尿酸药物治疗过程中，须口服碳酸氢钠3～6g/d，以碱化尿液，并多饮水，保持每日尿量在2 000ml以上，有利于尿酸的排出。

6）别嘌醇：为抑制尿酸合成药物，剂量为100mg，3次/d，可增至200mg，3次/d。

与排尿酸药物合用可增强疗效，但一般不需联用。

痛风用药的几大误区：急性发作时大量使用抗生素；急性发作时单用降尿酸药治疗；长期服用非甾体抗炎药；一旦尿酸增高就服用降尿酸药；肾损害者仍继续使用排尿酸药。

（五）常用药物选择

1. 化学药品　药物治疗应针对痛风的四个不同时期合理选择药物，抗痛风药目前品种不多，临床治疗主要以秋水仙碱、非甾体抗炎药、激素、促进尿酸排泄药（如丙磺舒、磺吡酮及苯溴马隆）和抑制尿酸合成药（非布司他、别嘌呤醇）为主。急性发病期主要应用秋水仙碱、非甾体抗炎药、激素，缓解期和间歇期主要应用促进尿酸排泄药、抑制尿酸合成药。这些药物在治疗上都有缺陷，疗效差、副作用大为临床应用的瓶颈（表 2-56）。

表 2-56　治疗痛风药物临床应用表

药物	用法用量	不良反应	注意事项
秋水仙碱	急性期每 1~2 小时口服 0.5~1mg，不超过 6mg/d，控制症状后 2~3 次 /d，0.5mg/ 次，共 7d	除可引起胃肠道反应外，尚可导致骨髓抑制、肝细胞损害、脱发、精神抑郁、上行性麻痹、呼吸抑制等	白细胞减少者禁用 肝肾功能不全者用量减半 静脉注射时严防外漏
丙磺舒	0.25g/ 次，2~4 次 /d，一周后可增至 0.5~1g/ 次，2 次 /d。每日最大剂量不超过 2g	有约 5% 患者可见胃肠道反应、皮疹、发热、肾绞痛及激起急性痛风发作	2 岁以下儿童禁用 肾功能低下、对磺胺类药过敏者禁用
磺吡酮	0.05~0.1g/ 次，2 次 /d，剂量可递增到 0.4~0.6g/d，时间可用至 1 周。维持量：0.1~0.4g/d，2 次 /d	10%~15% 患者口服后有胃肠道反应	急性痛风关节炎控制后 2 周，始可使用本品 不可与阿司匹林及水杨酸盐同服
苯溴马隆	25~100mg/ 次，1 次 /d，餐后服用，剂量渐增，连用 3~6 个月	有胃肠道反应、肾绞痛及激发急性关节炎发作	服用本品时应保证每日 2 000ml 饮水或碱化尿液
别嘌醇	降低尿酸：开始 0.05g/ 次，2~3 次 /d，剂量渐增，2~3 周后增至 0.2~0.4g/d，每日最大量不超过 0.6g，儿童剂量每日 8mg/kg。治疗尿酸结石：口服 0.1~0.2g/ 次，1~4 次 /d，或 300mg，1 次 /d	个别患者可出现皮疹、腹痛、腹泻、低热、暂时转氨酶升高或粒细胞减少。可引起过敏性肝坏死、剥脱皮炎等	慎用于肝功能损害者及老年人 服药期间应多饮水，并使尿液呈中性或碱性
奥昔嘌醇	治疗开始的前 2 周 100mg/d，必要时可每 2 周逐渐增量 100mg，最大日剂量 800mg	胃肠道反应有恶心、呕吐，中枢神经系统有头痛等	对儿童、妊娠及哺乳期妇女禁用 对别嘌醇过敏者禁用
非布司他	起始剂量为 20mg，1 次 /d，4 周后根据血尿酸水平酌情考虑增加用量，20mg/d，每日最大剂量为 80mg，血尿酸水平达标后，维持最低有效剂量	包括肝功能异常、恶心、头痛、皮疹	妊娠期及哺乳期妇女禁用 老年患者无须进行剂量调整

续表

药物	用法用量	不良反应	注意事项
碳酸氢钠	口服，0.3～2g/次，0.9～6g/d	引起嗳气、继发性胃酸分泌增加	可能产生穿孔的溃疡病患者禁用
塞来昔布	200mg/d，分2次服用或顿服	上腹疼痛、腹泻与消化不良，偶见肝肾功能损害和视力障碍	禁用于对阿匹林和磺胺类过敏者 18岁以下的患者和哺乳期妇女不宜使用
布洛芬	0.2～0.4g/次，4～6次/d，缓释制剂为2次/d。成人最大限量2.4g/d	消化道反应如胃烧灼感、恶心和呕吐等，少数出现头痛、嗜睡、眩晕、耳鸣、下肢水肿、肾功能不全、皮疹、支气管哮喘等	禁用于对阿司匹林和非甾体抗炎药过敏者、消化性溃疡患者
酮洛芬	50mg/次，150mg/d，应饭后服用	不良反应与布洛芬相似而较轻，主要为胃肠道反应	胃及十二指肠溃疡患者禁用
萘普生	0.2～0.3g/次，2～3次/d。栓剂则0.25g/次，0.5g/d	主要为胃肠道反应，少见失眠、头痛、皮疹、肝损害及精神抑郁等	禁用于哺乳期妇女和2岁以下儿童 对本品过敏者禁用
保泰松	0.3～0.6g/d，分3次饭后服用	对胃肠道刺激性大，有恶心、呕吐、腹痛、便秘等。可引起黄疸及肝炎	高血压、心衰、水肿患者禁用 孕妇、儿童禁用
奥沙普秦	400mg/次，1次/d，或分2次，饭后服用	消化道反应发生率约5%～10%，偶有头晕、头痛、困倦、耳鸣、抽搐等	禁用于消化道溃疡、血液病患者、小儿及妊娠期、哺乳期妇女

2. 中成药　从中医疾病的角度看，痛风是属于"痹症"。痛风患者应根据其关节炎的症状特点与是否急性发作等来判断痹症的性质，到底是属于风寒湿痹，还是风湿热痹等，也只有在明确了病因后再对症下药。按照中医辨证论治的原则，关节炎偏于风者，祛风为主；偏于寒者，散寒为主；湿邪偏盛者，化湿为主；热邪偏盛者，清热为主。中成药应用见表2-57。

表2-57　治疗痛风中成药临床应用

药物名称	功用及主治	用法用量
八珍丸	活血通络，祛风止痛。主治痛风，辨证属血瘀痰阻型	醋糊丸，11丸/次，3次/d，温水送服
九藤酒	祛风清热，除湿通络。主治痛风，辨证属湿热痹阻型者	9g/次，3次/d
四妙散	化痰通络，理气止痛。主治痛风，辨证属血瘀痰阻型	3g/次，3次/d，姜汁送服
舒筋活血丸	活血化瘀，通络止痛。主治痛风，辨证属血瘀痰阻型	1丸/次，3次/d，温水送服
金匮肾气丸	温补肾阳。主治痛风，辨证属肝肾不足型偏阳虚者	1丸/次，3次/d，淡盐水送服
六味地黄丸	滋阴补肾。主治痛风，辨证属肝肾不足型	1丸/次，3次/d，淡盐水送服

续表

药物名称	功用及主治	用法用量
复方伸筋胶囊	清热除湿，活血通络。用于湿热淤阻所致关节红肿、疼痛，屈伸不利的痛风者	口服，4 粒 / 次，3 次 /d
痛风舒胶囊	清热，利湿，解毒。用于湿热瘀阻所致的痛风	口服，2 ~ 4 粒 / 次，3 次 /d，饭后服用
痛风定片	清热祛风除湿，活血通络定痛。用于湿热所致的关节红肿热痛的痛风者	口服，4 片 / 次，3 次 /d

任务分析

本次任务要求为患者推荐治疗方案，并指导患者合理用药，分析如下。

（一）归纳病例特点

性别：男。

年龄：40 岁。

主要症状特点：左踝关节疼痛 1d，可见左踝关节红肿、皮温升高、皮肤发亮。体检时化验肾功能，结果如下：两次血清尿酸分别为 521μmol/L、496μmol/L，尿素分别为 6.9mmol/L、7.1mmol/L，肌酐分别为 66μmol/L、70μmol/L。

诊断：痛风。

（二）根据病例特点，推荐治疗方案

1. 科学合理的饮食，低嘌呤膳食，低盐，禁烟、禁酒，多饮水。
2. 急性期服用秋水仙碱片，共 7d。症状缓解后服用苯溴马隆片，后交替服用非布司他片。

（三）用药指导

治疗药物的用药指导见表 2-58。

表 2-58 治疗药物的用药指导

药物名称	用法用量	注意事项
秋水仙碱片	急性期每 2 小时 0.5mg，症状缓解后，停服 3d。然后 0.5mg/ 次，3 次 /d	1. 如发生呕吐、腹泻等反应，应减少用量，严重者停药并就诊 2. 用药期间应定期检查血常规及肝、肾功能 3. 对骨髓增生低下，及肾和肝功能不全者禁用 4. 孕妇及哺乳期妇女禁用

任务实施与评分标准

任务实施与评分标准见表 2-59。

表 2-59　痛风的考核项目和评分标准

考核项目	内容要点		分值	得分
理论知识 （15 分）	痛风的判断标准（5 分） 痛风的治疗原则（5 分） 痛风的常用治疗药物（5 分）		15	
诊疗技能 （70 分）	明确疾病诊断 （6 分）	询问患者病因，明确患者病情特点（2 分） 测量患者血尿酸值、尿尿酸值、肾功能等，并观察患者其他症状（2 分） 根据患者症状及检查指标判断患者疾病类型（2 分）	6	
	确定治疗目标 （4 分）	依据患者疾病类型和患者意愿，医生与患者共同确定治疗目标（4 分）	4	
	确定治疗方案 （15 分）	针对治疗目标，综合考虑患者病情和药物特性，按照安全、有效、经济、适当的原则选择合适的治疗药物，选择药物错误不得分 药物选择： 药物名称、剂型正确（5 分） 药物规格正确（5 分） 药物剂量正确（5 分）	15	
	药物治疗 （45 分）	药物介绍： 介绍药物名称及数量（5 分） 介绍用法用量（5 分） 介绍不良反应（5 分） 介绍药物的储存方法（5 分）	20	
		用药指导： 用药注意事项（5 分） 给出用药指导策略（5 分） 对患者进行用药教育（5 分） 对患者进行健康教育（5 分） 对患者提出的疑问能够给出合理的回答（5 分）	25	
综合评价 （15 分）	用药指导过程迅速熟练（5 分） 仪表整洁，言语恰当（5 分） 逻辑清晰，体现临床思维（5 分）		15	
合计			100	

（梅　蛟）

模块六　常见骨关节疾病用药指导

类风湿性关节炎用药指导

任务目标

1. 掌握类风湿性关节炎的临床特征。
2. 能对类风湿性关节炎患者制订合适的治疗方案。
3. 能对类风湿性关节炎患者选择合适的治疗药物，并进行用药指导。

任务导入

患者，女，38岁。患类风湿性关节炎3年，反复发作，常使用布洛芬缓解症状。无溃疡病、高血压等病史。10日前关节疼痛明显加重入院，查体：双侧肩关节外展及背伸受限，双侧腕关节肿胀、压痛明显，双足第二至第五趾掌关节压痛。实验室检查：类风湿因子102U/ml，红细胞沉降率15mm/h，受累关节X线正位片显示骨质疏松。

要求：请为该患者推荐治疗方案，并指导患者合理用药。

相关理论知识

（一）诊断

类风湿性关节炎（RA）是一种以关节滑膜炎为特征的慢性自身免疫性疾病，多见于中年女性。主要表现为对称性慢性进行性多关节炎，随病情进展，造成关节软骨、骨和关节囊破坏，最终导致关节畸形和功能丧失。本病女性多发，男女之比为1∶2～1∶3，可发生于任何年龄，发病高峰在30～50岁。我国RA患病率约为0.28%。

类风湿性关节炎的病因尚不明确，一般认为遗传、内分泌以及反复感染、寒冷刺激、疲劳等因素对发病起重要作用。

类风湿性关节炎起病多隐匿，以关节症状为主，但部分患者起病急剧。隐匿起病者，发病初期症状不典型，可表现为一个或几个关节的肿胀或疼痛。起病急剧者，几天或数周内出现典型的关节症状。

关节炎临床表现为对称性、小关节肿痛，晨僵明显，可持续1小时以上。受累关节以近端指间关节，掌指关节、腕、肘、膝和足趾关节最为多见，并伴活动受限。最为常见的关节畸形是腕和肘关节强直、掌指关节的半脱位、手指尺侧偏斜、"天鹅颈"样及"钮孔花"样表现。

类风湿性关节炎作为系统性自身免疫病，其全身表现及脏器受累亦不少见。20%～30%的患者会出现类风湿结节。约有25%的RA患者可能发生血管炎，此为病情严重的临床表现，并有相应累及器官的表现。

（二）检查项目

1．血常规 多数活动期患者有轻至中度红细胞低色素性贫血，白细胞数大多正常，有时可见嗜酸性粒细胞和血小板增多。血清免疫球蛋白：IgG、IgM、IgA可升高。血清补体：水平多数正常或轻度升高。血沉（ESR）：病情活动的指标之一，病情缓解时可恢复正常。C反应蛋白（CRP）：该指标与疾病活动度、晨僵时间、关节疼痛及肿胀指数、握力、血沉和血红蛋白水平密切相关。病情缓解时CRD水平下降，也可降至正常。类风湿因子（RF）：60%～80%患者有高水平类风湿因子，但RF阳性也见于慢性感染（肝炎、结核等）、其他结缔组织病和正常老年人。抗瓜氨酸化蛋白抗体（ACPA）、抗核周因子（APF）和抗角质蛋白抗体（AKA），等自身抗体对类风湿性关节炎的诊断有较高的诊断特异性。

2．X线检查 为明确本病的诊断、病期和发展情况，在病初应摄双腕关节、手及双足X线片，以及其他受累关节的X线片。X线片早期表现为关节周围软组织肿胀，关节附近轻度骨质疏松，继而出现关节间隙狭窄，关节破坏，关节脱位或融合。

3．进一步检查的主要项目

（1）滑液检查：类风湿性关节炎患者的滑液呈淡黄色透明、黏稠状，常规检查白细胞总数可达 10×10^9/L。早期滑液内单核细胞占多数，晚期以中性粒细胞为主。细菌培养阴性有助于与感染性关节炎鉴别。

（2）关节镜及针刺活检：随着关节镜的普及，关节镜区针刺活检的应用已日趋广泛，对类风湿性关节炎诊断和治疗均有价值。

（三）治疗

1．治疗原则

（1）早期治疗：即早期应用缓解病情抗风湿药。

（2）联合用药：对重症患者应联合应用两种以上缓解病情抗风湿药，以使病情完全缓解。当使用单一传统非甾体抗炎药治疗不能达标时，应考虑两种或两种以上的传统非甾体抗炎药联合应用。目前常用联合给药方案有：非甾体抗炎药＋甲氨蝶呤＋柳氮磺叶啶、非甾体抗炎药＋甲氨蝶呤＋羟氯喹或氯喹、非甾体抗炎药＋甲氨蝶呤＋硫唑嘌呤、非甾体抗炎药＋甲氨蝶呤＋植物药等。糖皮质激素由于不良反应较多，一般不作常规用药。伴有血管炎等关节外表现的重症患者或中、高疾病活动度的患者，在传统非甾体抗炎药治疗的基础上，可小剂量、短疗程使用糖皮质激素，以达到迅速缓解症状的目的。

（3）个体化治疗：根据患者的临床特点、对治疗的反应及药物不良反应等选择个体化治疗方案。

（4）功能锻炼：在治疗的同时，应加强关节的功能活动。

2．生活方式干预　关节肿痛明显者应休息、减少关节活动，在关节肿痛缓解后应注意加强关节的功能锻炼。理疗及外用药对缓解关节症状均有一定作用。

3．药物治疗　主要包括非甾体抗炎药、缓解病情抗风湿药（生物和非生物制剂）、糖皮质激素、生物制剂、植物药等。

（四）常用药物选择

类风湿性关节炎常用药物选择见表 2-60。

任务分析

本次任务要求为患者推荐治疗方案，并指导患者合理用药，分析如下。

（一）归纳病例特点

性别：女。

年龄：38 岁。

主要症状特点：无溃疡病、高血压等病史。10 日前关节疼痛明显加重入院，查体：双侧肩关节外展及背伸受限，双侧腕关节肿胀、压痛明显，双足第二至第五趾掌关节压痛。实验室检查；类风湿因子 102U/ml，红细胞沉降率 15mm/h，受累关节 X 线正位片显示骨质疏松。

诊断：类风湿性关节炎急性期。

（二）根据病例特点，推荐治疗方案

1．尽早应用布洛芬和甲氨蝶呤缓解症状，以使病情完全缓解。

2．根据患者临床特点，进行个体化治疗。

3．患者关节肿痛明显，应休息、减少关节活动，在关节肿痛缓解后应注意加强关节的功能锻炼。

表 2-60　类风湿关节炎常用药物选择

名称	用法用量	适应证	禁忌证	不良反应	注意事项
布洛芬	成人： 1. 抗风湿，0.4～0.6g/次，3～4次/d，类风湿性关节炎比骨关节炎用量要大些 2. 轻或中等疼痛及痛经的止痛，0.2～0.4g/次，每 4～6 小时 1 次。成人用量最大限量一般为 2.4g/d 3. 发热，0.2～0.4g/次，3～4 次/d 儿童： 1. 12 岁以上儿童用法和用量同成人（除风湿性疾病） 2. 1～12 岁儿童，发热，5～10mg/（kg·d），分 3 次服用。儿童最大剂量为每 6 小时 1 次，每次 10mg/kg，一日最多 4 次	1. 缓解类风湿性关节炎、骨关节炎、脊柱关节病（如强直性脊柱炎）、痛风性关节炎、风湿性关节炎等各种慢性关节炎的急性发作期或持续性的关节肿痛症状 2. 治疗非关节性的各种软组织风湿性疼痛，如肩痛、腱鞘炎、滑囊炎、肌痛及运动后损伤性疼痛等 3. 用于成人和儿童发热	下列患者禁用：对本品过敏者；对阿司匹林或其他非甾体抗炎药过敏者；鼻息肉综合征、血管性水肿患者；活动性消化道溃疡或出血者；有失血倾向者；妊娠期、哺乳期妇女；水儿童	常见胃烧灼感、胃痛、恶心、呕吐，头痛、嗜睡等，大剂量用药使出血时间延长、白细胞减少、粒细胞减少甚至粒细胞缺乏，血小板减少及全血细胞减少	1. 对阿司匹林或其他非甾体抗炎药或对本品有交叉过敏反应 2. 以下情况慎用本品：① 支气管哮喘患者或有此病史者（可能引起支气管痉挛）；② 心功能不全、高血压患者；③ 血友病患者；④ 有消化性溃疡史者；⑤ 肠胃疾病患者；⑥ 严重肝功能不全者；⑦ 肾功能不全者；⑧ 红斑狼疮或其他免疫疾病患者；⑨ 6 个月以下儿童
甲氨蝶呤	7.5～15mg，每周 1 次，口服	类风湿性关节炎	以下人群禁用：对本品高度过敏者；全身极度衰竭、恶病质或并发感染及心、肺、肝、肾功能不全患者；有肾病史或肾功能异常者；妊娠期、哺乳期妇女	胃肠道反应，肝功能损害、肾功能损害，咳嗽、肺炎、肺纤维化，皮肤或内脏出血，视物模糊等	服药期间应定期检查血常规和肝功能
柳氮磺吡啶	口服，0.25～0.5g/d 开始，之后每周增加 0.5g，直至 2.0～3.0g，维持剂量，0.5～1.0g/d	类风湿性关节炎	下列人群禁用：对柳氮磺吡啶及其他水杨酸、磺胺类或其代谢产物过敏者；肠梗阻或尿路梗阻患者；卟啉症患者	常见腹泻、眩晕、失眠，耳鸣、白细胞减少等不良反应，严重不良反应有再生障碍性贫血，镶刻划溶酶酶综征等	服药期间应定期检查血常规和肝功能
来氟米特	10～20mg/d，1 次/d	类风湿性关节炎	以下患者禁用：孕妊娠期妇女；严重肝损害患者；对来氟米特中的任何成分过敏的患者；接受特立氟胺片治疗的患者	常见腹泻、口腔溃疡、头晕等不良反应，肝衰竭、中毒性表皮坏死松解症、肺孢子菌肺炎等	服药期间应定期检查血常规和肝功能

续表

名称	用法用量	适应证	禁忌证	不良反应	注意事项
氯喹	250mg/次，1次/d	类风湿性关节炎	以下人群禁用：在存在任何病因引起的视网膜或视野变化的情况下，禁止将磷酸氯喹用于急性症疾以外的适应证；对4-氨基喹啉化合物过敏者	耳鸣、腹泻、剥脱性皮炎、失眠等	注意眼部损害，有心脏病史者慎用或禁用
羟氯喹	250mg/次，2次/d	类风湿性关节炎	对4-氨基喹啉化合物过敏者禁用	同上	注意眼部损害，有心脏病史者慎用或禁用
雷公藤多苷	10~20mg/次，2~3次/d	类风湿性关节炎	下列人群禁用：儿童、妊娠期或哺乳期妇女；心肝肾功能不全者；严重贫血、白细胞和血小板降低者；胃、十二指肠溃疡活动期患者；严重心律失常者	口干、恶心、白细胞下降、血小板下降、心悸、少尿或多尿、头晕、胸闷、嗜睡、皮疹等	注意生殖系统损害，肝损害和骨髓抑制的副作用

（三）用药指导

治疗药物的用药指导见表 2-61。

表 2-61　治疗药物的用药指导

药物名称	用法用量	注意事项
布洛芬	口服，0.6g/ 次，3 次 /d	1. 对阿司匹林或其他非甾体抗炎药过敏者对本品有交叉过敏反应 2. 以下情况慎用本品：① 支气管哮喘患者或有此病史者（可能引起支气管痉挛）；② 心功能不全、高血压患者；③ 血友病患者；④ 有消化性溃疡史者；⑤ 肠胃疾病患者；⑥ 严重肝功能不全者；⑦ 肾功能不全者；⑧ 红斑狼疮或其他免疫疾病患者；⑨ 6 个月以下儿童
甲氨蝶呤	口服，7.5mg/ 次，每周 1 次	服药期间应定期检查血常规和肝功能

任务实施与评分标准

任务实施与评分标准见表 2-62。

表 2-62　类风湿性关节炎的考核项目和评分标准

考核项目	内容要点		分值	得分
理论知识（15分）	类风湿性关节炎的病因（3分） 类风湿性关节炎的临床表现及临床特点（3分） 类风湿性关节炎的治疗原则（3分） 类风湿性关节炎的常用治疗药物（3分） 常用治疗类风湿性关节炎药物的用药注意事项（3分）		15	
诊疗技能（70分）	明确疾病诊断（6分）	询问患者病因，明确患者病情特点（2分） 测量患者体征、临床表现、临床特点及辅助检查结果（2分） 根据患者症状及检查指标判断患者疾病类型（2分）	6	
	确定治疗目标（4分）	依据患者疾病类型和意愿，医生与患者共同确定治疗目标（4分）	4	
	确定治疗方案（15分）	针对治疗目标，综合考虑患者病情和药物特性，按照安全、有效、经济、适当的原则选择合适的治疗药物，选择药物错误不得分 药物选择： 药物名称、剂型正确（5分） 药物规格正确（5分） 药物剂量正确（5分）	15	
	药物治疗（45分）	药物介绍： 介绍药物名称及数量（5分） 介绍用法用量（5分） 介绍不良反应（5分） 介绍药物的储存（5分）	20	

续表

考核项目		内容要点	分值	得分
诊疗技能 （70分）	药物治疗 （45分）	用药指导： 用药注意事项（5分） 给出用药指导策略（5分） 对患者进行用药教育（5分） 对患者进行健康教育（5分） 对患者提出的疑问能够给出合理的回答（5分）	25	
综合评价 （15分）		用药指导过程迅速熟练（5分） 仪表整洁，言语恰当（5分） 逻辑清晰，体现临床思维（5分）	15	
合计			100	

（朱文静）

任务二

骨关节炎用药指导

任务目标

1. 掌握骨关节炎的临床特征。
2. 能为骨关节炎患者制订合适的治疗方案。
3. 能为骨关节炎患者选择合适的治疗药物，并进行用药指导。

任务导入

患者，女，58岁。右膝骨性关节炎6年，有时口服吲哚美辛镇痛。1年前关节疼痛加重，上下楼梯及下蹲困难，右膝发僵。查体：右膝关节明显肿胀，右小腿肌肉萎缩，右髌尖及髌骨边缘压痛，右膝关节内侧间隙压痛，关节活动范围为0°～30°。X线正侧位片显示右膝关节骨赘形成，关节间隙明显变窄。医生诊断为骨关节炎。

要求：请为该患者推荐治疗方案，并指导患者合理用药。

相关理论知识

（一）诊断

骨关节炎（osteoarthritis，OA）是一种最常见的关节疾病，是以关节软骨的变性、破坏及骨质增生，并累及整个关节组织为主要特征的慢性关节病。该病好发于中老年人，女性多于男性。40岁人群的患病率约10%～17%，60岁以上约50%，75岁以上人群可高达80%。骨关节炎若治疗不及时、不规律可能致残。

（二）病因及发病机制

骨关节炎病因包括高龄、遗传、肥胖、性激素、骨密度、过度活动、吸烟、创伤、关节形态异常、长期从事反复使用某些关节的职业或剧烈活动。根据病因骨关节炎可分为原发性骨关节炎和继发性骨关节炎。原发性骨关节炎是指原因不明的骨关节炎，与遗传和体质因素有一定关系，多见于中老年人；继发性骨关节炎是指继发于关节外伤、先天性或遗传性疾病、内分泌及代谢病、炎性关节病、地方性关节病、其他骨关节病等的骨关节炎。

（三）临床表现

骨关节炎好发于膝、髋、手（远端指间关节、第一腕掌关节）足（第一跖趾关节、足跟）、脊柱（颈椎及腰椎）等负重或活动较多的关节。最常见的表现为关节局部疼痛和压痛，休息时好转，活动后加重。可出现关节周围的局限性肿胀，甚至关节弥漫性肿胀、滑囊增厚或伴关节积液，严重者可见关节畸形、半脱位等。可表现为晨起或关节静止一段时间后出现僵硬感，活动后可缓解。晨僵时间一般数分钟至十几分钟，很少超过半小时。软骨破坏、关节表面粗糙时可出现关节摩擦音（感）。

（四）治疗

1. 治疗目标　根据 2021 年版《骨关节炎诊治指南》，骨关节炎治疗目的在于缓解疼痛、阻止和延缓疾病的进展、保护关节功能、提高生活质量。

2. 一般治疗　建立合理的生活方式，保护关节，避免长久站立、跪位和蹲位。合理的关节肌肉锻炼，肥胖者应减轻体重。针灸、按摩、推拿、热疗、水疗等物理治疗可以减轻疼痛症状和缓解关节僵直。

3. 药物治疗　强调个体化，充分考虑患病危险因素、受累关节部位、关节结构改变、炎症情况、疼痛程度，以及伴发疾病等具体情况及病情，合理用药。

（五）常用药物选择

控制症状药物选用见表 2-63，改善病情的药物和软骨保护剂的选用见表 2-64。

表2-63　控制症状药物选用

名称	用法用量	适应证	禁忌证	不良反应	注意事项
对乙酰氨基酚	口服，300mg/次，2~3次/d，每日剂量不超过4g	骨关节炎	对本品过敏者禁用；严重肝肾功能不全患者禁用；酒精中毒者禁用	胃肠道症状、肝肾功能损害	老年人要特别注意胃肠道和心血管双重风险
泼尼松龙	关节腔注射5~10mg/次	骨关节炎	以下人群禁用：全身性真菌感染，对药物或其任何成分过敏	面部红斑，荨麻疹，多毛症，月经不调，电解质紊乱，消化性溃疡，头痛，青光眼等	同一关节不可反复注射，注射间隔时间不应短于4~6个月

续表

名称	用法用量	适应证	禁忌证	不良反应	注意事项
双氯芬酸	适量外用，3 次/d	骨关节炎	禁用于有阿司匹林或其他非甾体抗炎药诱发哮喘、荨麻疹或过敏反应的病史患者；禁用于对双氯芬酸或其中任何成分过敏者	多形性红斑，红皮病，中毒性表皮坏死松解症	有心血管系统疾病的患者使用时密切监测心功能；禁止与其他非甾体抗炎药合用

注：可选用布洛芬，相关信息详见表 2-60。

表 2-64 改善病情的药物和软骨保护剂的选用

名称	用法用量	适应证	禁忌证	不良反应	注意事项
氨基葡萄糖	总量小于 1 500mg/d，分 2~3 次服用，持续 8 周以上显效，使用 1 年以上效果更稳定	骨关节炎	以下人群禁用：对氨基葡萄糖和药物其他成分过敏者，果糖不耐受者，严重的慢性肾功能衰竭者，支气管哮喘，糖尿病	头痛、腹痛、腹泻、便秘、皮疹、瘙痒、皮肤潮红	对糖耐量受损的患者，建议在治疗开始前和治疗期间定期监测血糖水平和胰岛素需求
硫酸软骨素	口服，120mg/次，1 次/d	骨关节炎	尚不明确	胸闷、恶心、牙龈少量出血等	有出血倾向者慎用
双醋瑞因	餐后服用，50mg/次，2 次/d	骨关节炎	对双醋瑞因过敏者禁用	腹泻、低钾血症、中毒性表皮坏死松解症、肝毒性、尿色改变等	一旦出现腹泻，立即停药 用药期间监测肝肾功能
多西环素	口服，每次 100mg/次，1~2 次/d	骨关节炎	以下人群禁用：对任何四环素类药物过敏者，孕妇、8 岁以下儿童	腹泻、吞咽困难、剥脱性皮炎、过敏性紫癜、系统性红斑狼疮	用药期间避免强光照射
唑来膦酸	4mg/次，每 3~4 周注射 1 次	骨关节炎	对双膦酸盐过敏者、孕妇和哺乳期妇女禁用	一过性流行性感冒样症状、肾毒性、下颌骨坏死	用药期间需进行水电解质、肾功能监测
玻璃酸钠	25mg/次，每周 1 次膝关节腔内注射，4~6 周为 1 个疗程	骨关节炎	对玻璃酸钠过敏的患者禁用	休克、关节水肿等	注射前须进行严格的无菌操作 有肝功能障碍的患者慎用

任务分析

本次任务要求为患者推荐治疗方案，并指导患者合理用药，分析如下。

（一）归纳病例特点

性别：女。

年龄：58 岁。

主要症状特点：1 年前关节疼痛加重，上下楼梯及下蹲困难，右膝发僵。查体：右膝关节明显肿胀，右小腿肌肉萎缩，右髌尖及髌骨边缘压痛，右膝关节内侧间隙压痛，关节活动范围为 0°～30°。X 线正侧位片显示右膝关节骨赘形成，关节间隙明显变窄。

诊断：骨关节炎急性期。

（二）根据病例特点，推荐治疗方案

1. 尽早应用控制症状的药物如布洛芬缓解病情，以使病情完全缓解。

2. 根据患者的临床特点，进行个体化治疗。

3. 患者此时右膝关节明显肿胀，右小腿肌肉萎缩，右髌尖及髌骨边缘压痛，右膝关节内侧间隙压痛，应休息、减少关节活动，在关节肿痛缓解后应注意加强关节的功能锻炼。

（三）用药指导

治疗药物的用药指导见表 2-65。

表 2-65　治疗药物的用药指导

药物名称	用法用量	注意事项
布洛芬	口服，0.6g/ 次，3 次 /d	1. 对阿司匹林或其他非甾体抗炎药过敏者对本品有交叉过敏反应 2. 以下情况慎用本品：① 支气管哮喘患者或有此病史者（可能引起支气管痉挛）；② 心功能不全、高血压患者；③ 血友病患者；④ 有消化性溃疡史者；⑤ 肠胃疾病患者；⑥ 严重肝功能不全者；⑦ 肾功能不全者；⑧ 红斑狼疮或其他免疫疾病患者；⑨ 6 个月以下儿童
双醋瑞因	餐后服用，50mg/ 次，2 次 /d	1. 一旦出现腹泻，立即停药 2. 用药期间监测肝肾功能

任务实施与评分标准

任务实施与评分标准见表 2-66。

表 2-66　骨关节炎的考核项目和评分标准

考核项目	内容要点	分值	得分
理论知识（15 分）	骨关节炎的病因（3 分） 骨关节炎的临床表现及临床特点（3 分） 骨关节炎的治疗原则（3 分） 骨关节炎的常用治疗药物（3 分） 常用治疗骨关节炎药物的用药注意事项（3 分）	15	

续表

考核项目		内容要点	分值	得分
诊疗技能 （70分）	明确疾病诊断 （6分）	询问患者病因，明确患者病情特点（2分） 测量患者体征、临床表现、临床特点及辅助检查结果 （2分） 根据患者症状及检查指标判断患者疾病类型（2分）	6	
	确定治疗目标 （4分）	依据患者疾病类型和意愿，医生与患者共同确定治疗目标（4分）	4	
	确定治疗方案 （15分）	针对治疗目标，综合考虑患者病情和药物特性，按照安全、有效、经济、适当的原则选择合适的治疗药物，选择药物错误不得分 药物选择： 药物名称、剂型正确（5分） 药物规格正确（5分） 药物剂量正确（5分）	15	
	药物治疗 （45分）	药物介绍： 介绍药物名称及数量（5分） 介绍用法用量（5分） 介绍不良反应（5分） 介绍药物的储存（5分）	20	
		用药指导： 用药注意事项（5分） 给出用药指导策略（5分） 对患者进行用药教育（5分） 对患者进行健康教育（5分） 对患者提出的疑问能够给出合理的回答（5分）	25	
综合评价 （15分）	用药指导过程迅速熟练（5分） 仪表整洁，言语恰当（5分） 逻辑清晰，体现临床思维（5分）		15	
合计			100	

（胡兴娥）

模块七　其他常见疾病用药指导

任务一
荨麻疹用药指导

任务目标

1. 掌握荨麻疹的临床特征。
2. 能为荨麻疹患者制订合适的治疗方案。
3. 能为荨麻疹患者选择合适的治疗药物，并进行用药指导。

任务导入

患者，女，45岁，因全身瘙痒伴胸闷气急就诊。患者2d前进食海鲜自助餐半小时后自感全身瘙痒，后逐步出疹，为风团样丘疹，就诊前1h因恶心、胸闷、气急来诊。查体：体温37.9℃，血压125/80mmHg，脉率90次/min，呼吸38次/min，全身有大小不等、形态不规则的红色扁平风团，血常规检查见嗜酸性粒细胞增高。医生诊断为荨麻疹。

要求：请根据患者病情做出初步诊断，提出合理治疗方案。

相关理论知识

（一）荨麻疹病因、发病机制及临床表现

1. **发病起因**　荨麻疹病因复杂，急性荨麻疹多与饮食、感染及接触物有关，而慢性荨麻疹病因不易找到。除此之外，与个人的敏感性体质及遗传等因素密切相关。常见的诱因有：

（1）食物：主要是动物蛋白性食物，特别是海鲜类等；植物性食物，如茄子、竹笋等蔬菜或某些水果；柠檬酸、苯甲酸衍化物等食品添加剂也可诱发荨麻疹。

（2）药物：许多药物容易引起本病，以青霉素、磺胺类药物、疫苗等最为常见。

（3）吸入物：如花粉、灰尘、动物皮毛、真菌孢子、醛类化学物质等可引起吸入性荨麻疹。

（4）感染：细菌、病毒、真菌、寄生虫等感染均可引起本病。

（5）精神因素：如精神紧张、情绪波动等。

（6）内分泌改变：如月经紊乱、绝经、妊娠等。

（7）昆虫叮咬：如跳蚤、黄蜂、毛虫的毒汁刺入皮肤等。

（8）物理及化学因素：如日光、冷、热、摩擦、物理性压迫和某些化学物质的刺激等。

（9）遗传因素：如家族性寒冷性荨麻疹、遗传性家族性荨麻疹综合征和遗传因素有关。

2. 发病机制　可分变态反应和非变态反应两种。

（1）变态反应性荨麻疹：变态反应性荨麻疹主要为 I 型变态反应引起；过敏原诱导机体产生特异性 IgE 抗体，此抗体可与血管周围肥大细胞、血嗜碱性粒细胞相结合，使机体处于致敏状态。当相同变应原再次进入机体即与这些细胞表面的特异性 IgE 结合，引起肥大细胞和嗜碱性粒细胞脱颗粒，同时释放出多种炎性介质，主要是组胺、激肽、5- 羟色胺、花生四烯酸代谢产物等，引起毛细血管扩张、血管通透性增加、平滑肌收缩和腺体分泌增加，从而使皮肤、黏膜、消化道呼吸道及循环系统等产生一系列局部或全身过敏反应。可分为早期速发相反应和晚期迟发相两类反应。早期速发相于再次接触过敏原数秒或数分钟内发生，持续数小时；晚期迟发相发生于变应原再次刺激后数小时后，可持续数天。

（2）非变态反应性荨麻疹：此类荨麻疹一般由某些特定药物、毒物、食物诱发。某些药物如奎宁、阿司匹林等；常见毒素如细菌毒素、昆虫毒素、蛇毒等，某些食物如龙虾、蟹、蘑菇等。此类物质可刺激肥大细胞释放组胺、激肽，引起红斑、风团。阿司匹林等非流体抗炎药物还可通过抑制肥大细胞内花生四烯酸环氧化酶，导致白三烯产生过多而引起荨麻疹。

3. 临床表现

（1）急性荨麻疹：起病较急。患者常突然自觉皮肤瘙痒，很快出现大小不等、形态不一的红色风团，风团周围伴有红晕。风团开始孤立或散在，逐渐扩大并融合成片；数小时内症状逐渐消退，持续时间一般不超过 24h；但新风团可陆续出现，此起彼伏。病情严重者可伴有心慌、烦躁、恶心、呕吐甚至血压降低等过敏性休克样症状，胃肠道黏膜受累时可出现恶心、呕吐、腹痛和腹泻等，喉头及支气管受累时，可出现胸闷、气急、呼吸困难等。

（2）慢性荨麻疹：全身症状较轻，风团时多时少，可反复发生，病程常达数月或数年之久，部分患者发作时间有一定规律性。

（3）皮肤划痕症：亦称人工荨麻疹。表现为搔抓皮肤或用钝器划过后，沿划痕出现条状隆起，伴瘙痒，一般数小时到数日内可自行消退。

（4）日光性荨麻疹：常由日光照射后出现，风团发生于日光照射处，少数病情严重的患者可出现畏寒、乏力、晕厥等全身症状。

（5）寒冷性荨麻疹：寒冷性荨麻疹可分为家族性及获得性两类：前者为常染色体显性遗传，较罕见，从婴儿期发病，持续终生。后者较常见，表现为接触冷风、冷物后，暴露或接触部位出现风团，持续数小时，病情严重者亦可出现胸闷、心悸、腹痛、晕厥甚至休克等全身症状。

（6）压迫性荨麻疹：皮肤受压 4 ~ 6h 后局部发生肿胀，局部可发生深在性肿胀，一般持续 8 ~ 12h 消退，常见于足底、臀部及其他长期受压部位。

（7）胆碱能性荨麻疹：因运动、紧张、情绪激动或饮酒导致胆碱能神经兴奋引起肥大细胞脱颗粒，产生直径 2 ~ 3mm 小风团，可于 1h 内消除，还可伴有头痛、腹痛等全身症状，多见于青年人。

（8）血管性水肿：又称巨大型荨麻疹。常发生于口唇、眼睑、外阴等组织疏松部位，表现为局限性肿胀，一般数日消退，可反复发作。

（二）临床治疗

以去除病因，对症处理，防止复发为原则，如不能去除病因则应减少各种导致发病的因素。

1．一般治疗　尽量找出病因并祛除，并避免各种诱发加重病情的因素。

2．内服药物治疗

（1）急性荨麻疹：一般可选用氯苯那敏、酮替芬、西替利嗪、赛庚啶、咪唑斯汀、氯雷他定、阿伐斯汀等一种或两种联合应用；伴有休克、喉头水肿及呼吸困难者，应立即皮下注射 0.1% 肾上腺素 0.5～1ml，迅速吸氧，肌内注射氯苯那敏 10mg 或盐酸异丙嗪 25～50mg，并以氢化可的松 200～300mg、维生素 C 2g 加入 5%～10% 葡萄糖溶液 500ml 中静脉滴注，由感染引起者应使用抗生素控制感染。

（2）慢性荨麻疹：应积极寻找病因，一般以抗组胺药为主，一种抗组胺药无效时，可 2～3 种药物联用或交替使用；单用 H_1 受体拮抗剂疗效不佳者，可联用 H_2 受体拮抗剂效果更好。

（3）特殊类型荨麻疹：治疗原则基本上同急性荨麻疹。在抗组胺药基础上，根据不同类型荨麻疹联合使用不同药物。如压力麻疹可用羟嗪，寒冷性荨麻疹可用酮替芬、赛庚啶等；胆碱能性荨麻疹可用酮替芬、阿托品；日光性荨麻疹可用氯喹等。

3．外用药物治疗　如具有皮肤收敛作用的炉甘石洗剂及有止痒作用的外用制剂，如苯海拉明霜、氢化可的松霜等。

任务分析

本次任务要求对导入病例做出初步诊断，提出合理治疗方案，分析如下。

（一）归纳病例特点

患者已食用海鲜类易过敏物质，且伴有全身瘙痒、风团样丘疹、恶心、胸闷、气促等症状，诊断为急性荨麻疹，伴有气促、呼吸困难等症状，需及时抢救。

（二）确定治疗原则

1．迅速吸氧。

2．立即皮下注射 0.1% 肾上腺素 0.5～1ml。

3．肌内注射氯苯那敏 10mg。

4．静脉滴注氢化可的松 100mg、维生素 C 2g 及 5%～10% 葡萄糖。

（三）用药指导

治疗药物的用药指导见表 2-67。

表 2-67　治疗药物的用药指导

药物名称	用法用量	注意事项
肾上腺素	皮下注射，0.25 ~ 1mg/ 次；极量：皮下注射，1mg/ 次	1．下列情况慎用：器质性脑病、心血管病、青光眼、帕金森病、噻嗪类引起的循环虚脱及低血压、精神神经疾病 2．用量过大或皮下注射时误入血管后，可引起血压突然上升而导致脑出血 3．每次局麻使用剂量不可超过 300μg，否则可引起心悸、头痛、血压升高等 4．与其他拟交感药有交叉过敏反应 5．药物可透过胎盘 6．抗过敏休克时，须补充血容量
马来酸氯苯那敏注射液	肌内注射，5 ~ 20mg/ 次	1．对其他抗组胺药或下列药物过敏者，也可能对本药过敏，如麻黄碱、肾上腺素、异丙肾上腺素、去甲肾上腺素等拟交感神经药。对碘过敏者对本品可能也过敏 2．下列情况慎用：膀胱颈部梗阻、幽门十二指肠梗阻、消化性溃疡所致幽门狭窄、心血管疾病、青光眼（或有青光眼倾向者）、高血压、高血压危象、甲状腺功能亢进、前列腺肥大体征明显时 3．本品不可应用于下呼吸道感染和哮喘发作的患者（因可使痰液变稠而加重疾病） 4．用药期间，不得驾驶车、船或操作危险的机器
氢化可的松注射液	肌内注射 20 ~ 40mg/d，静脉滴注 100mg/ 次，1 次 /d。临用前加 25 倍的氯化钠注射液或 5% 葡萄糖注射液 500ml 稀释后静脉滴注，同时加用维生素 C 0.5 ~ 1g	1．本药可诱发或加重感染 2．对诊断的干扰 （1）糖皮质激素可使血糖、血胆固醇和血脂肪酸、血钠水平升高、使血钙、血钾下降 （2）对血常规的影响为淋巴细胞、真核细胞及嗜酸、嗜碱细胞数下降，多核白细胞和血小板增加，后者也可下降 （3）长期大剂量服用糖皮质激素可使皮肤试验结果呈假阴性，如结核菌素试验、组织胞浆菌素试验和过敏反应皮试等 （4）使甲状腺 [131]I 摄取率下降，减弱促甲状腺激素（TSH）对 TSH 释放素（TRH）刺激的反应，使 TRH 兴奋实验结果呈假阳性。干扰促性腺素释放素（LHRH）兴奋试验的结果 （5）使同位素脑和骨显像减弱或稀疏 3．下列情况应慎用　心脏病或急性心力衰竭、糖尿病、憩室炎、情绪不稳定和有精神病倾向、全身性真菌感染、青光眼、肝功能损害、眼单纯性疱疹、高脂蛋白血症、高血压、甲状腺功能减退症（此时糖皮质激素反应增强）、重症肌无力、骨质疏松、胃溃疡、胃炎或食管炎、肾功能损害或结石、结核病等

任务实施与评分标准

任务实施与评分标准见表 2-68。

表2-68 荨麻疹的考核项目和评分标准

考核项目		内容要点	分值	得分
理论知识 （15分）		荨麻疹的判断标准（5分） 荨麻疹的治疗原则（5分） 荨麻疹的临床治疗方式（5分）	15	
诊疗技能 （70分）	明确疾病诊断 （10分）	询问患者病因，明确患者病情特点（3分） 测量患者血压、心率等，并观察患者其他症状（3分） 根据患者症状及检查指标判断患者疾病类型（4分）	10	
	确定治疗方案 （15分）	针对治疗目标，综合考虑患者病情和药物特性，按照及时、有效的原则选择合适的治疗药物及治疗方法 药物选择： 药物名称、剂型正确（10分） 药物剂量正确（5分）	15	
	临床治疗 （45分）	迅速吸氧，缓解患者胸闷、气急症状（10分） 立即皮下注射0.1%肾上腺素0.5~1ml（10分） 肌内注射氯苯那敏10mg（15分） 静脉滴注氢化可的松100mg、维生素C 2g及5%~10%葡萄糖（10分）	45	
综合评价 （15分）		治疗过程迅速熟练（5分） 仪表整洁，言语恰当（5分） 逻辑清晰，体现临床思维（5分）	15	
合计			100	

（孙志伟）

任务二

有机磷酸酯类中毒用药指导

任务目标

1. 掌握有机磷酸酯类中毒机制及临床表现。
2. 能对有机磷酸酯类中毒患者制订合适的治疗方案。
3. 能对有机磷酸酯类中毒患者选择合适的治疗药物，并进行用药指导。

任务导入

患者，男，44岁，因情感纠纷自服乐果300ml，2h后被家属送到医院抢救。入院时患者神志不清、烦躁不安、面色发绀、流涎、出汗、瞳孔缩小、大小便失禁、全身肌束颤动，心率48次/min，血压75/50mmHg。

要求：请根据患者病情做出初步诊断，提出合理治疗方案。

相关理论知识

（一）中毒机制及临床表现

1．中毒机制　有机磷酸酯类通过口服、吸入或皮肤吸收进入体内后迅速与体内的胆碱酯酶结合，使胆碱酯酶磷酸化，胆碱酯酶活性下降直至丧失。而胆碱酯酶的作用是水解体内乙酰胆碱，胆碱酯酶失活导致胆碱能神经递质大量积聚，作用于胆碱 M 受体及 N 受体，产生严重的神经功能紊乱，特别是呼吸功能障碍，从而影响生命活动。若不及时抢救，磷酰化胆碱酯酶可发生"老化"，形成更稳定的磷酸化产物，即使再用胆碱酯酶复活药，也不能恢复酶活性，须待新生的胆碱酯酶出现，方能恢复水解乙酰胆碱的能力。

2．临床表现

（1）胆碱能神经兴奋及危象：轻度中毒以毒蕈碱样症状为主，中度中毒可同时有毒蕈碱样和烟碱样症状，重度中毒除外周毒蕈碱样和烟碱样症状症状外，还出现中枢神经系统症状。

1）毒蕈碱样症状（M 样症状）：主要是副交感神经末梢兴奋所致的平滑肌痉挛和腺体分泌增加。主要表现为瞳孔缩小、多汗、流泪、流涕、流涎、腹泻、恶心、呕吐、腹痛、大小便失禁、心动过缓、脉搏细弱、咳嗽、气急，严重患者出现肺水肿。

2）烟碱样症状（N 样症状）：乙酰胆碱可激动 N_1 受体，引起血压增高、心跳加快和心律失常。乙酰胆碱也可激动横纹肌神经肌肉接头处的 N_2 受体，发生肌纤维颤动，甚至全身肌肉强直性痉挛。

3）中枢神经系统症状：有机磷酸酯类重度中毒者早期兴奋，出现烦躁不安、失眠、谵妄、惊厥等；后期抑制，出现昏迷、血压下降、呼吸抑制、循环衰竭等症状，具体见表 2-69。

表 2-69　有机磷酸酯类急性中毒的临床表现

症状分类	作用机制	临床表现
M 样症状	腺体分泌增加	口吐白沫、流泪、流涕、多汗、呼吸道分泌物增加、肺部湿啰音等
	心脏抑制	心率降低，脉搏细弱
	虹膜括约肌及睫状肌收缩	瞳孔缩小，眼痛，近视
	呼吸道平滑肌收缩	胸闷、气短、呼吸困难，严重者肺水肿
	胃肠道平滑肌收缩	恶心、呕吐、腹痛、腹泻、大便失禁
	膀胱逼尿肌收缩	小便失禁
	血管扩张	血压下降
N 样症状	N_2 受体兴奋	面、眼睑、舌、四肢肌肉震颤、抽搐，甚至麻痹
	N_1 受体兴奋	心动过速，血压升高
中枢神经系统症状	早期兴奋，后期抑制	早期兴奋，出现烦躁不安、失眠、谵妄、惊厥等；后期抑制，出现昏迷、血压下降、呼吸抑制、循环衰竭

（2）慢性中毒：主要发生于长期生产或接触有机磷酸酯类农药的人员。主要表现是血浆胆碱酯酶活性持续下降，临床症状不明显，可有头痛、多汗、失眠、乏力、头晕、视物模糊、注意力不集中、记忆力减退等。

（3）迟发性神经损害：个别患者在急性中毒症状消失后 2 ~ 3 周可发生迟发性神经病，主要累及肢体末端，且可发生下肢瘫痪、四肢肌肉萎缩等神经系统症状，产生机制未明。

（二）治疗原则

1. 现场急救　尽快清除毒物是挽救患者生命的关键。为避免毒物继续吸收，发现急性中毒时应立即将患者移出有毒的环境。经皮肤吸收中毒者，应脱去衣物并用温水或肥皂水清洗皮肤，绝不能不做任何处理就直接送患者去医院，否则会增加毒物的吸收而加重病情。

2. 迅速体内清除毒物　经口服中毒者，可用 2% 碳酸氢钠溶液或 1% 盐水反复洗胃，还可用硫酸镁或硫酸钠导泻；眼部染毒时，可用 2% 碳酸氢钠溶液或生理盐水冲洗数分钟。但是，敌百虫口服中毒时，不能用碱性溶液洗胃，因敌百虫在碱性溶液中可变成毒性更强的敌敌畏。对硫磷及乐果中毒者忌用高锰酸钾洗胃，否则可氧化成毒性更强的对氧磷及氧化乐果。洗胃后患者口服或胃管内注入活性炭，可减少有机磷酸酯类吸收，增加其排泄率，提高治愈率。

3. 解毒药物的应用　对有机磷酸酯类中毒患者应用阿托品和胆碱酯酶复活药进行治疗时，应遵循以下原则。

（1）联合用药：阿托品能迅速缓解毒蕈碱样症状（M 样症状），胆碱酯酶复活药不仅能恢复胆碱酯酶活性，也能迅速改善 N 样中毒症状，对中枢中毒症状也有一定作用，故两者联合应用疗效更佳。

（2）尽早用药：因磷酰化胆碱酯酶易"老化"，药物对已经"老化"的磷酰化乙酰胆碱酯酶（AChE）无法发挥作用，故应及早用药，一般为中毒后数分钟到数小时效果最佳。

（3）足量用药：一般应用足量 M 受体拮抗剂阿托品及足量胆碱酯酶复活药氯解磷定（碘解磷定）治疗，目的是快速、高效缓解中毒症状。阿托品足量的指标是 M 样症状迅速消失或出现"阿托品化"，即出现瞳孔较前逐渐扩大、不再缩小，但对光反应存在，流涎、流涕停止或明显减少，面颊潮红，皮肤干燥，心率加快而有力，肺部啰音明显减少或消失。但应避免阿托品中毒如患者出现瞳孔扩大、神志模糊、狂躁不安、抽搐、昏迷和尿潴留等，提示阿托品中毒，应停用阿托品。胆碱酯酶复活药足量的指标是 N 样症状全部消失、全血或红细胞中胆碱酯酶活性分别恢复到 50% ~ 60% 或 30% 以上。

（4）重复用药：中、重度中毒或毒物不能从吸收部位彻底清除时，应反复多次给药，以巩固疗效。

4. 对症治疗　应注意保持患者体温，维持患者气道通畅，必要时可采用支气管内吸引术、给氧或应用人工呼吸器。中枢兴奋症状明显者（尤其是惊厥患者），可应用地西泮静脉注射。此外，对于休克患者可应用升压药；对脑水肿应用脱水剂和肾上腺糖皮质激素治疗，患者如有水和电解质平衡紊乱、肺水肿、心跳及呼吸停止等情况，应给予相应的抢救措施。

任务分析

本次任务要求对导入病例做出初步诊断，提出合理治疗方案，分析如下。

（一）归纳病例特点

患者由家属送医后告知乐果中毒，并有明显有机磷酸酯类中毒症状，提示乐果中毒。

（二）确定治疗原则

1. **迅速体内清除毒物**　可用 2% 碳酸氢钠溶液或 1% 盐水反复洗胃。
2. 应用阿托品和胆碱酯酶复活药急救。
（1）尽早应用阿托品缓解 M 样症状，直至出现阿托品化。
（2）足量应用胆碱酯酶复活药解磷定（碘解磷定）。

（三）用药指导

治疗药物的用药指导见表 2-70。

表 2-70　治疗药物的用药指导

药物名称	用法用量	注意事项
碘解磷定注射液	成人常用量。静脉注射 0.5～1g/ 次，视病情需要可重复注射	1. 对碘过敏患者，禁用本品，应改用氯解磷定 2. 老年人的心、肾潜在代偿功能减退，应适当减少用量，减慢静脉注射速度 3. 有机磷杀虫剂中毒患者越早应用本品越好。皮肤吸收引起中毒的患者，应用本品的同时要脱去被污染的衣服，并用肥皂清洗头发和皮肤。眼部用 2.5% 碳酸氢钠溶液和生理盐水冲洗。口服中毒患者用 2.5% 碳酸氢钠溶液彻底洗胃。由于有机磷杀虫剂可在下消化道吸收，因此口服患者应用本品至少要维持 48～72h，以防引起延迟吸收后加重中毒，甚至致死。昏迷患者要保持呼吸道通畅，对呼吸抑制者应立即进行人工呼吸 4. 用药过程中要随时测定血胆碱酯酶作为用药监护指标。要求血胆碱酯酶维持在 50%～60% 以上。急性中毒患者的血胆碱酯酶水平与临床症状有关，因此密切观察临床表现亦可及时重复应用本品

任务实施与评分标准

任务实施与评分标准见表 2-71。

表2-71　有机磷中毒的考核项目和评分标准

考核项目	内容要点		分值	得分
理论知识 （10分）	有机磷中毒的诊断标准（5分） 有机磷中毒的临床治疗原则（5分）		10	
诊疗技能 （70分）	明确疾病诊断 （15分）	询问患者及家属疾病病因，明确所服毒物种类及剂量（5分） 测量患者血压、心率等，并观察患者其他症状（5分） 根据患者症状及检查指标判断患者疾病类型（10分）	20	
	确定治疗方案 （10分）	针对治疗目标，综合考虑患者病情和药物特性，按照及时、有效的原则选择合适的治疗药物及治疗方法 药物选择： 药物名称、剂型正确（5分） 药物剂量正确（5分）	10	
	临床治疗 （45分）	可用2%碳酸氢钠溶液或1%生理盐水反复洗胃（10分） 尽早应用阿托品缓解M样症状，直至出现阿托品化（15分） 注意观察患者症状，防止阿托品中毒（10分） 出现呼吸抑制、休克等症状及时对症治疗（10分）	45	
综合评价 （15分）	治疗过程迅速熟练（5分） 仪表整洁，言语恰当（5分） 逻辑清晰，体现人文关怀（5分）		15	
合计			100	

（孙志伟）

模块八　特殊人群用药指导

老年人用药指导

任务目标

1．掌握老年人用药的基本原则和提高老年人用药依从性的方法。
2．熟悉老年人慎用的药物。
3．了解老年人药动学、药效学变化。

任务导入

患者，男，67 岁，主诉腰背疼痛半月余。自诉一个多月前去医院检查，医生诊断为骨质疏松症，服用药物后腰背疼痛症状好转，于是停药，停药后半个月，腰背疼痛症状复发，患者要求购买糖皮质激素缓解疼痛。

要求：请为该患者推荐治疗方案，并指导患者合理用药。

相关理论知识

老年人一般是指 60 岁及以上者。

（一）药动学变化

1．**吸收**　老年人胃肠道功能下降，对于以被动扩散方式吸收的药物影响较小，但对于以主动转运方式吸收的药物，因需要载体参与吸收而导致吸收减少。老年人胃酸分泌减少，胃液的 pH 升高，一些酸性药物分解增多，吸收减少。

2．**分布**　老年人的药物分布容积减小，加上心肌收缩无力，心血管灌注量减少，影响药物的分布。血浆蛋白含量降低，直接影响药物与血浆蛋白的结合，使游离药物浓度增加，作用增强。

3．**代谢**　老年人肝功能下降，肝药酶的合成减少、活性降低，药物转化速度减慢，血浆半衰期延长，药效和不良反应会相应增加。由于老年人的肝功能低下，首关效应能力降低，肝细胞合成白蛋白的能力降低，血浆白蛋白与药物结合能力降低，游离型药物浓度增高，药物效力增强。

4．**排泄**　老年人肾脏功能下降较为突出，而肾脏是药物的主要排泄器官，老年人易患的某些慢性疾病也可减少肾脏的灌注，这些均影响药物的排泄，使药物在体内积蓄，容易产生不良反应或药物中毒。当老年人使用经肾排泄的常规剂量药物时，就容易蓄积中毒。

（二）药效学变化

一般老年人对药物的适应力和耐受性较年轻人差，在多药联合应用或给药速度较快时更为显著。

1. 神经系统的药效学特性改变　大多数老年人脑容积减少，甚至存在脑萎缩现象，神经递质数量减少、功能降低，对中枢兴奋药的敏感性降低，对中枢抑制药的反应性增强，更容易出现中毒反应。例如部分老年人服用巴比妥类可产生反常的兴奋躁狂、多梦、失眠等症状。老年人对诱发抑郁和精神病的药物同样较为敏感，应加强合理用药指导。老年人神经调节功能相对较弱，特别是在应激状态时，老年人的血压、心率以及肾上腺素分泌水平恢复到正常的时间相对较长。

2. 心血管系统的药效学特性改变　老年人心血管功能减退，对 β 受体敏感性降低，对 α 受体敏感性升高，在使用降压药时更易导致直立性低血压，也更容易出现血压波动，甚至导致心脑血管意外。老年人有效循环血量减少，故对利尿药和影响血容量的药物也较为敏感。多数老年人对抗凝血药也比较敏感，剂量过大会出现明显的自发性出血。

3. 内分泌系统的药效学特性改变　老年人激素分泌能力和调节能力均下降。女性更年期后体内雌激素水平明显下降，容易引发骨质疏松、动脉粥样硬化。老年人糖皮质激素受体减少，机体对糖皮质激素的反应性下降。老年人对胰岛素和葡萄糖的耐受性下降，当使用胰岛素或服用降糖药时，易引起低血糖反应。

（三）老年人用药基本原则

1. 避免药物滥用，尽量少用药物　老年人有许多不适可以通过生活方式调节消除，不必急于求助药物。除急症或器质性病变外，一般应尽量少用药物，老年人的用药原则是：应用最少的药物和最低有效量来治疗。一般合用的药物控制在 3~4 种，作用类型相同或副作用相似的药物合用在老年人身上更易产生不良反应。如果病情危重需要使用多种药物，在病情稳定后仍应遵循"5 种药物原则"，即同时使用的药物种类最好不超过 5 种。

2. 注意给药剂量与剂型　一般来说，老年人初始用药应从小剂量开始（成人的 1/2 或 1/3 量起始），逐渐增加到最合适的剂量，每次增加剂量前至少要间隔 3 个血浆半衰期，老年人用药的常规剂量为成人的 1/2~3/4。如用到成人剂量仍无疗效，应对其进行治疗浓度监测，分析原因并调整治疗方案。

老年人吞咽片剂或胶囊困难，故老年患者宜选用颗粒剂、口服液或喷雾剂，病情紧急者可静脉注射或静脉滴注给药。老年人胃肠功能减退和不稳定将影响缓释或控释制剂的释放，故不宜使用缓释或控释制剂。

3. 药物治疗要适度　老年人高血压大多有动脉粥样硬化的因素，使血压降至 135/85mmHg 左右即可。室性期前收缩能控制到偶发 2~3 次 /min 即可适可而止。患急性疾病的老年人，病情好转后应及时停药，不要长期用药。如需长期用药时，应定期检查用药情况是否与病情需要相符，同时定期检查肝、肾功能，以便及时减量或停药。

4. 提高用药依从性 提高老年患者的依从性，有以下方面值得注意：① 老年患者的治疗方案应尽可能简化，并要耐心向患者解释清楚，必要时写出简单明了的说明。尽量应用每日 1 次的给药方案，如需要每日 2~3 次，可结合患者的进食或其他活动，使患者易于记住与执行。② 药物制剂以糖浆剂或溶液剂较好。因为片剂或胶囊剂有时难以吞咽。③ 药物的名称与用法应写清楚，难记的名称可用形象化的颜色、编号或名称来代表。④ 药瓶要便于打开，剩余的药品要妥善保管，过期的药品不可使用。⑤ 家属、亲友、邻居应对有认知障碍、抑郁症或独居的老年患者用药进行督查。

（四）老年人慎用的药物

老年人慎用的药物见表 2-72。

表 2-72 老年人慎用的药物

药物	不良反应
氯丙嗪、胍乙啶、倍他尼定、二甲双胍	直立性低血压
巴比妥类、喷他佐辛	神志模糊
苯海索	幻听、幻视
依他尼酸	耳聋
吲哚美辛、保泰松	再生障碍性贫血
甲芬那酸	腹泻
强心苷	行为异常、腹痛、疲乏

任务分析

本次任务要求对导入病例做出初步诊断，提出合理用药指导方案，分析如下。

（一）归纳病例特点

性别：男。

年龄：67 岁。

病因及诱因：老年性骨质疏松症。

主要症状特点：腰背疼痛症状复发。

患者要求购买糖皮质激素缓解疼痛。

（二）选择初始治疗方案

不建议使用糖皮质激素类药物，此类药物可引起骨折和股骨头坏死，特别是股骨颈骨折，加重患者症状。对于老年人患骨质疏松症可选择钙制剂、维生素 D 和一种骨吸收抑制剂（双膦酸盐尤其是阿仑膦酸钠）的"三联药物"治疗。

（三）用药指导

治疗药物的用药指导见表2-73。

表2-73　治疗药物的用药指导

药物名称	用法用量	注意事项
碳酸钙 D_3	口服。1片/次，每片含钙600mg，维生素 D_3 125IU，1~2次/d。	钙制剂与肾上腺皮质激素、异烟肼、四环素或含铝抗酸药合用，会减少钙吸收，不宜同服；与铁合用时，可使铁剂的吸收减少
阿仑膦酸钠	每周服用1片（每片含阿仑膦酸钠70mg） 1. 只能在每周固定的一天晨起时使用 2. 必须在每天的第1次进食、喝饮料或应用其他药物治疗之前的半个小时，用满杯白水送服	在服药后至少30min之内和当天第1次进食前，患者应避免躺卧

建议患者多吃含钙的食品，如乳制品、虾皮、海带等。补钙同时进行阳光浴以合成维生素D，有助于钙的吸收，因此每日要进行适宜的户外活动。

任务实施与评分标准

任务实施与评分标准见表2-74。

表2-74　任务实施与评分标准

考核项目	内容要点	分值	得分
理论知识（30分）	老年人的药动学变化（3分） 老年人的药效学变化（4分） 老年人的用药基本原则（6分） 老年人慎用的药物（6分） 老年人的给药剂量与剂型（5分） 老年人用药依从性提高的方法（6分）	30	
诊疗技能（60分）	完整规范进行问诊，采集病史，完成体格检查及合理实验室检查（4分） 根据老年患者的问诊及检查结果进行合理诊断（10分） 综合老年患者的病情制订适宜的治疗方案（12分） 综合老年患者的病情选择适宜的治疗药物（12分） 选择适宜老年患者的用药剂量、剂型（6分） 交代用药注意事项，提高老年患者的用药依从性（8分） 进行生活指导和健康教育（8分）	60	
综合评价（10分）	仪表整洁，态度和蔼，言语恰当（2分） 诊疗过程熟练规范（4分） 逻辑清晰，体现临床思维（4分）	10	

（周　妮）

任务二
小儿用药指导

任务目标

1. 掌握小儿禁用的药物。
2. 熟悉小儿用药剂量的计算。
3. 了解新生儿期、婴幼儿期、儿童期的用药特点。

任务导入

患儿，男，19个月。因吃了桂圆、肥肉，拉水样便，1天6次左右，患儿精神状态良好。
要求：请为该患儿推荐治疗方案，并指导患儿合理用药。

相关理论知识

小儿生长发育一般可分为新生儿期、婴幼儿期以及儿童期三个阶段，出生后28d内为新生儿期，出生后1个月~3岁为婴幼儿期，3岁~12岁为儿童期。

（一）新生儿期用药特点

1. **吸收**　新生儿体表面积相对较成年人大，皮肤角化层薄，局部用药透皮吸收快而多。新生儿胃黏膜尚未发育完全，胃酸分泌很少，胃排空的时间较长。一般新生儿不采用皮下或肌内注射，避免因周围血液循环不足而影响吸收分布；静脉给药吸收最快，药效可靠，但必须考虑到液体容量、药物制剂和静脉输注液体的理化性质以及输注的速度。

2. **分布**　新生儿总体液量占体重的80%，较成年人高，因此水溶性药物在细胞外液稀释后浓度降低，排出也较慢。新生儿的组织中脂肪含量低，脂溶性药物不易与之充分结合，使血中游离药物浓度增高，容易发生中毒。新生儿血浆蛋白与药物的结合程度较低，药物游离型比重大，浓度高，易发生药物中毒。新生儿血脑屏障发育不完善，游离药物可自由通过。

3. **代谢**　新生儿的酶系统尚未发育成熟和完备，某些药物代谢酶分泌量少且活性不足，药物代谢缓慢，血浆半衰期延长。

4. **排泄**　新生儿肾有效循环血量及肾小球滤过率较成年人低30%~40%，很多药物因新生儿的肾小球滤过能力低而影响排泄，致使血浆药物浓度增高，半衰期延长，此种情况在早产儿中更显著，甚至可随日龄而改变。所以，一般新生儿用药量宜少，用药间隔时间应适当延长。

（二）婴幼儿期用药特点

婴幼儿期的药物代谢比新生儿期成熟，但从其解剖生理特点来看，依然尚未发育完全，用药仍需注意。

1. 口服给药时以糖浆剂为宜；口服混悬剂在使用前应充分摇匀；油剂如维生素 AD 滴剂绝不能给熟睡或哭闹的婴儿喂服，以免引起油脂吸入性肺炎。

2. 由于婴儿吞咽能力差，且大多数不肯配合家长喂药，在必要时可对垂危病儿采用注射方法，但肌内注射可因局部血液循环不足而影响药物吸收，故常用静脉推注和静脉滴注。

3. 婴幼儿期神经系统发育未成熟，患病后常有烦躁不安、高热、惊厥现象，可适当加用镇静药。患儿年龄愈小，对镇静药的耐受力愈大，剂量可相对偏大。但是，婴幼儿使用吗啡、哌替啶等麻醉药品易引起呼吸抑制，不宜应用。氨茶碱有兴奋神经系统的作用，使用时也应谨慎。

（三）儿童期用药特点

1. 儿童正处在生长发育阶段，新陈代谢旺盛，对一般药物的排泄比较快。

2. **注意预防水电解质平衡紊乱**　儿童对水电解质的代谢功能较差，如长期或大量应用酸碱类药物，更易引起平衡失调；应用利尿药后也易出现低钠、低钾现象，故应间歇给药，且剂量不宜过大。

3. **激素类药物应慎用**　一般情况下尽量避免使用肾上腺皮质激素，如可的松、泼尼松等；雄激素的长期应用可使骨骺闭合过早，影响生长发育。

4. **骨和牙齿发育易受药物影响**　四环素可引起牙釉质发育不良和牙齿着色变黄，故孕妇、哺乳期妇女及 8 岁以下儿童禁用四环素类抗生素。动物实验证实氟喹诺酮类药物可影响幼年动物软骨发育，导致承重关节损伤，因此应避免用于 14 岁以下的儿童。

（四）小儿用药剂量计算

1. **按体重计算**　每日（次）剂量 = 患儿体重（kg）× 每日（次）每千克体重所需药量。患儿体重应以实际测得值为准，年长儿按体重计算所得用量，如已超过成人剂量，则以成人量为上限。如已知成人剂量而不知每千克体重用量，可将该剂量除以成人体重（按 60kg 计）即得每千克体重用量。

2. **按体表面积计算**　每日（次）剂量 = 小儿体表面积（m^2）× 每日（次）每平方米体表面积所需药量。

小儿体表面积计算公式为：

体重 ≤ 30kg，小儿体表面积（m^2）= 体重（kg）×0.035 + 0.1；体重 > 30kg，小儿体表面积（m^2）=［体重（kg）– 30］×0.02 + 1.05。

3. **从成人剂量折算**

儿童用药剂量也可依据成人剂量折算，具体见表 2-75，此表为粗略折算，虽简便易行，但因儿童体重各有差异，故不精准，仅用于未提供儿童用药剂量的药物。

表2-75 儿童用药剂量与成人用药剂量折算

儿童年龄	折算剂量
出生至1个月	成人剂量的1/18～1/14
1～6个月	成人剂量的1/14～1/7
6～12个月	成人剂量的1/7～1/5
1～2岁	成人剂量的1/5～1/4
2～4岁	成人剂量的1/4～1/3
4～6岁	成人剂量的1/3～2/5
6～9岁	成人剂量的2/5～1/2
9～14岁	成人剂量的1/2～2/3
14～18岁	成人剂量的2/3～3/4

（五）儿童禁用药物

儿童禁用药物见表2-76。

表2-76 儿童禁用药物

儿童生长发育阶段	禁用药物
新生儿	氯霉素、磺胺类药、去甲万古霉素、呋喃妥因、苯海拉明
婴儿	羟嗪、依他尼酸、酚酞、吗啡
6个月以下婴儿	地西泮、硫喷妥钠
幼儿	氟哌啶醇、甲氧氯普胺
2岁以下幼儿	芬太尼、丙磺舒
3岁以下幼儿	左旋多巴
儿童	
8岁以下儿童	四环素类
14岁以下儿童	吲哚美辛
18岁以下儿童	氟喹诺酮类

任务分析

本次任务要求对导入病例做出初步诊断，提出合理用药指导方案，分析如下。

（一）归纳病例特点

性别：男。

年龄：19个月。

病因及诱因：因饮食不当造成的非感染性腹泻。

主要症状特点：拉水样便，1天6次左右。

（二）选择初始治疗方案

该患儿年龄19个月，正处于婴幼儿期，应注意选择正确的药物，避免对小儿造成伤害；注意选择合适的给药途径，避免使用片剂、胶囊剂等；严格掌握给药剂量。可以选用吸附止泻药和益生菌制剂等来治疗小儿腹泻，同时使用口服补液盐纠正和预防脱水。

（三）用药指导

治疗药物的用药指导见表 2-77。

表 2-77　治疗药物的用药指导

药物名称	用法用量	注意事项
蒙脱石散	一次 1/3 ~ 2/3 袋（每袋含蒙脱石 3g），3 次 /d；将蒙脱石散倒入半杯温开水中（约 50ml），摇匀后口服，建议餐前服用	搅匀后快速服完，药物浓度不可过高或不均匀，以免影响疗效。腹泻控制即可停药，以免引起便秘
枯草杆菌二联活菌颗粒	1 袋 / 次（每袋装 1g），1 ~ 2 次 /d，用 40℃ 以下温开水冲服	不与蒙脱石散同服，两药间隔 2h 以上；25℃ 以下避光保存；溶解时水温不宜超过 40℃
口服补液盐 III	临用前，将 1 包量溶解于 250ml 温开水中，少量多次口服	配制好的口服补液盐溶液室温可保存 4h，注意避免食物、唾液污染。放凉后隔水温热即可，不能直接往溶液里添加热水、糖、果汁、牛奶等

给予患儿足够的液体以预防脱水。早期可给予患儿胡萝卜汤、苹果泥等进行饮食治疗，有收敛作用，使大便成形，减少排便次数，但不推荐含高浓度单糖或脂肪含量高的食物；部分患儿可能因腹泻发生一过性乳糖酶缺乏，最好避免牛奶摄入。进食后推荐补锌治疗，可缩短腹泻病程。

任务实施与评分标准

任务实施与评分标准见表 2-78。

表 2-78　任务实施与评分标准

考核项目	内容要点	分值	得分
理论知识（30 分）	小儿生长发育的阶段划分（3 分） 新生儿期的用药特点（5 分） 婴幼儿期的用药特点（5 分） 儿童期的用药特点（5 分） 小儿用药剂量计算（6 分） 小儿禁用的药物（6 分）	30	
诊疗技能（60 分）	完整规范进行问诊，采集病史，完成体格检查及合理实验室检查（4 分） 根据患儿的问诊及检查结果进行合理诊断（10 分） 综合患儿的病情制订适宜的治疗方案（12 分） 综合患儿的病情选择适宜的治疗药物（12 分） 选择适宜患儿的用药剂量、剂型（6 分） 交代用药注意事项，提高患儿的用药依从性（8 分） 进行生活指导、健康教育（8 分）	60	

考核项目	内容要点	分值	得分
综合评价 （10分）	仪表整洁，态度和蔼，言语恰当（2分） 诊疗过程熟练规范（4分） 逻辑清晰，体现临床思维（4分）	10	

（周　　妮）

任务三
妊娠期及哺乳期妇女用药指导

任务目标

1. 掌握妊娠期妇女、哺乳期妇女的用药基本原则。
2. 熟悉不同孕周用药对胚胎的影响、药物妊娠毒性分级。
3. 了解妊娠期妇女生理特点与药动学特点。

任务导入

患者，女，32岁，已婚；停经14周，外阴瘙痒1d。平素月经规律，核对孕周无误，早孕唐氏筛查低危，胎儿颈后透明层厚度（NT）0.11cm，1d前同房后自觉外阴瘙痒，无阴道排液、流血。

既往史，无特殊；生育史无；家族史，无特殊。

妇科检查：外阴红，阴道畅，分泌物多，豆腐渣样，宫颈光滑，宫底位于脐上4指，胎心率138次/min。辅助检查：阴道分泌物检查可见假丝酵母菌。

要求：请为该患者推荐治疗方案，并指导患者合理用药。

相关理论知识

（一）妊娠期妇女生理特点

由于胎儿生长发育的需要，在胎盘产生的激素参与下，孕妇体内各系统发生了一系列适应性的生理变化，妊娠晚期变化尤为明显，主要表现为血容量、心率、每搏输出量均增加，血压在妊娠早期及中期偏低，在妊娠晚期血压轻度升高；血液中血浆蛋白浓度降低；泌尿系统中肾血流量及肾小球滤过率增加；甲状腺功能旺盛，血中甲状腺素总量增多，新陈代谢增加等。

（二）妊娠期妇女药动学特点

1. **药物的吸收**　妊娠期间胃酸分泌减少，使弱酸性药物的吸收减少，弱碱性药物的吸收增加。同时，胃肠蠕动减慢、减弱，胃排空时间延长，胃肠道平滑肌张力减退，使口服药物的吸收延缓，血药浓度达峰时间后移且峰值偏低。此外，妊娠早期出现的恶心、呕吐等消化道症状，可降低口服药物的吸收率。

2．药物的分布　妊娠期妇女的血浆容积增加 35%～50%，可"稀释"血药浓度，故给予相同剂量的药物，妊娠期妇女的血药浓度低于非孕妇女。由于血容量增加，血浆白蛋白浓度减低，导致生理性的血浆蛋白缺少，从而使药物血浆蛋白结合率下降，游离型药物占比明显增加，药效增强（对于高血浆蛋白结合率的药物影响更为显著），药物易通过胎盘屏障进入胎儿体内。同时，妊娠期体重增加，体内脂肪率提高，将使脂溶性药物的表观分布容积增大。

3．药物的代谢　妊娠期妇女肝微粒体酶活性下降，肝的生物转化功能有所下降，药物的清除减缓，半衰期延长，易产生蓄积性中毒。同时，有些孕妇胆汁分泌减少，胆汁淤积，对经胆汁排泄和存在肝肠循环的药物影响很大。

4．药物的排泄　妊娠期妇女的肾血流量和肾小球滤过率增加，可加速水溶性物质或药物的排泄，但在妊娠晚期，由于肾动脉受压，或某些疾病如妊娠高血压等疾病状态，可能导致肾功能减低，从而延缓药物的排泄。

（三）不同孕周用药对胚胎的影响

不同孕周用药对胚胎的影响见表 2-79。

表 2-79　不同孕周用药对胚胎的影响

孕周	胚胎特点	用药对胚胎的影响
受精至受精后 18d 左右	该时期胚胎的所有细胞尚未分化	该时期如果用药不当，可能导致胚胎死亡、受精卵流产或仍能存活而发育成正常个体，在受精后半个月以内，几乎不见药物的致畸作用
受精后 3 周～3 个月	该时期胎儿的各个系统开始相继发育	该时期为致畸敏感期，胚胎接触毒物最易发生先天性畸形：妊娠 3～5 周，中枢神经系统、心脏、肠、骨骼及肌肉等均处于分化期，致畸药物在此期间可影响上述器官或系统；在妊娠 34～39d 期间，可致无肢胎儿；在 43～47d，可致胎儿拇指发育不全及肛门直肠狭窄
妊娠 3 个月至足月	胎儿发育的最后阶段，器官形成过程已大体完成	除中枢神经系统或生殖系统可因有害药物致畸外，其他器官一般不易致畸，但致畸因素的作用强度及持续时间可影响胎儿的生理功能和生长发育

（四）药物妊娠毒性分级

美国食品药品监督管理局根据药物对胎儿的危害将妊娠用药分为 A、B、C、D、X 共 5 级，A～X 级致畸系数递增（表 2-80）。某些药物有两个不同的危险度等级，一个是常用剂量等级，另一个是超常剂量等级。还有些药物尚未证明其级别，制药企业在说明书中标明等级，则以 M 标记，如 D_M。

表 2-80　药物妊娠毒性分级

药物类别	妊娠毒性等级
抗感染药	抗生素：青霉素类（B）、头孢菌素类（B）、红霉素（B）、克林霉素（B）、多黏菌素 B（B）、林可霉素（B）、环丙沙星（C_M）、阿米卡星（C）、庆大霉素（C）、卡那霉素（D）、链霉素（D）、四环素（D）、土霉素（D）
	其他抗菌药：复方磺胺甲噁唑（B/C）、甲氧苄啶（C）、呋喃妥因（B）、呋喃唑酮（C）
	抗真菌药：克霉唑（B）、制霉菌（B）、咪康唑（C_M）、氟康唑（C_M）
	抗病毒药：阿昔洛韦（C_M）、金刚烷胺（C）、阿糖腺苷（C_M）、利巴韦林（X_M）
	抗疟药：氯喹（C）
	抗原虫药：甲硝唑（B）
	抗结核药：乙胺丁醇（B）、异烟肼（C）、利福平（C）、对氨基水杨酸钠（C）
中枢神经系统药物	解热镇痛抗炎药：阿司匹林（C/D）、对乙酰氨基酚（B）、吲哚美辛（B/D）、布洛芬（B/D）、吡罗昔康（B/D）
	镇痛药：可待因（C/D）、吗啡（B/D）、纳洛酮（C）、阿片（B/D）、哌替啶（B/D）、芬太尼（B/D）
	镇静催眠药：苯巴比妥（D）、水合氯醛（C）、异戊巴比妥（D/B）、地西泮（D）
	中枢兴奋药：咖啡因（B）
	抗精神病药：氯丙嗪（C）、奋乃静（C）、氟哌啶醇（C）、碳酸锂（D）
	抗抑郁药：氟西汀（B）、多塞平（C）、氯米帕明（D）
	抗癫痫药：氯硝西泮（C）、卡马西平（C_M）、扑米酮（D）
	自主神经系统药：新斯的明（C_M）、阿托品（C）、东莨菪碱（C）
循环系统药物	强心苷：毛花苷 C（C）、去乙酰毛花苷（C）、洋地黄毒苷（C_M）、地高辛（C_M）
	抗高血压药：甲基多巴（C）、肼屈嗪（C_M）、硝普钠（C）、拉贝洛尔（C_M）、硝苯地平（C_M）、利血平（D）、卡托普利（D_M）、依那普利（D_M）
	升压药：多巴胺（C）、肾上腺素（C）、异丙肾上腺素（C）、去甲肾上腺素（D）、间羟胺（D）
	周围血管扩张药：烟酸（A/C）、酚妥拉明（C）、硝酸甘油（C_M）
激素与内分泌系统药物	肾上腺糖皮质激素：氢化可的松（B）、泼尼松（B）、泼尼松龙（B）、可的松（D）、倍他米松（C）、地塞米松（C）
	性激素：甲羟孕酮（D）、雌二醇（X）、己烯雌酚（X_M）、结合雌激（X_M）、炔雌醇（X）、炔诺酮（X_M）、炔诺孕酮（X_M）、米非司酮（X）、达那唑（X）、睾酮（X）
	降糖药：胰岛素（B）、格列本脲（D/B_M）、氯磺丙脲（D）、甲苯磺丁脲（D/C）
	甲状腺激素及抗甲状腺药：甲状腺素（A）、左甲状腺素（A_M）、促甲状腺激素（C_M）、甲硫咪唑（D）、丙硫氧嘧啶（D）、碘（^{131}I）化钠（X）
抗肿瘤药	博来霉素（D）、环磷酰胺（D）、顺铂（D）、阿糖胞苷（D）、放线菌素 D（C_M）、塞替派（D）、柔红霉素（D_M）、多柔比星（D）、氟尿嘧啶（C_M）、美法仑（D_M）、甲氨蝶呤（D）、长春新碱（D）
利尿药	甘露醇（C）、呋塞米（C_M）、氢氯噻嗪（D）、氨苯蝶啶（D）、依他尼酸（D）
呼吸系统药物	特布他林（B）、氯化铵（B）、氨茶碱（C）、茶碱（C）、麻黄碱（C）、沙丁胺醇（C_M）

药物类别	妊娠毒性等级
消化系统药物	西咪替丁（B_M）、奥美拉唑（C_M）、米索前列醇（X_M）、溴丙胺太林（C_M）、复方樟脑酊（B/D）、甲氧氯普胺（B_M）、颠茄（C）、酚酞（C）、甘油（C）、液状石蜡（C）、碱式碳酸铋（C）
维生素类	骨化二醇（A/C）、维生素 D_3（A/D）、叶酸（A/C）、维生素 B_6（A/C）、维生素 B_2（A/C）、维生素 B_1（A/C）、维生素 B_{12}（A/C）、维生素 C（A/C）、维生素 E（A/C）、维生素 D（A/D）、维生素 A（A/X）、β胡萝卜（C）、维生素 K_1（C）、维生素 K_3（C_M/X）
电解质类	氯化钾（A）、葡萄糖酸钾（A）
耳鼻喉科用药	碘甘油（X_M）
眼科用药	毒扁豆碱（C）、毛果芸香碱（C）、后马托品（C）、倍他洛尔（C_M）
抗组胺药	氯苯那敏（B）、苯海拉明（C）、异丙嗪（C）

（五）妊娠期妇女用药基本原则

1. 非病情需要，尽量避免在妊娠早期用药，在有明确指征和适应证的情况下，应优先选择对孕妇和胎儿危害小的药物，尽量避免使用新药或擅自使用偏方、秘方。病情控制后，及时停药。

2. 用药时间宜短不宜长，剂量宜小不宜大。

3. 能局部使用有效的，尽量避免全身用药。

4. 能单独用药有效的，尽量避免联合用药。

（六）哺乳期妇女用药基本原则

大部分药物可以进入到乳汁，但母乳中的药物含量很少超过母体摄入量的 1%~2%，故一般不至于给婴儿带来危害，然而少部分药物在乳汁中的排泄量较大，乳母使用时应考虑其对婴儿的危害，避免滥用。一般分子量小于 200、脂溶性高、解离度大、血浆蛋白结合率低的药物较易经乳汁排泄。另外弱碱性药物易于分布到乳汁中，而弱酸性药物则不易进入乳汁中。同时，乳母的乳房血流量、乳汁分泌量、乳母健康状况及乳汁脂肪含量等亦可影响药物向乳汁的转运。

哺乳期用药应尽可能减少药物对婴儿的影响，注意事项如下。

1. 选药慎重，权衡利弊。

2. 适时哺乳，防止蓄积。

3. 非用不可，选好替代。

4. 代替不行，人工喂养。

任务分析

本次任务要求为患者推荐治疗方案，并指导患者合理用药，分析如下。

（一）归纳病例特点

性别：女。

年龄：32 岁。

病因及诱因：妊娠期，因同房导致的霉菌性阴道炎。

主要症状特点：外阴瘙痒，分泌物多，豆腐渣样，无阴道排液、流血。

（二）选择初始治疗方案

该患者正处于妊娠期，应注意不要使用对胎儿有影响的药物，尽量首选局部用药进行抗真菌感染的治疗，如果患者病情比较严重或反复发作，则需要再加上口服的抗真菌药物治疗。

（三）用药指导

治疗药物的用药指导见表 2-81。

表 2-81　治疗药物的用药指导

药物名称	用法用量	注意事项
克霉唑阴道片	睡前 1 片（每片含克霉唑 0.5g），将药片置于阴道深处。一般用药 1 次即可，必要时可在 4d 后进行第 2 次治疗	用药时应小心，注意清洁外阴和双手，不要使用投药器

嘱患者平时要注意少吃水果和甜食，忌食辛辣刺激性食物。注意个人卫生，勤换洗内裤，保持外阴清洁干燥，避免搔抓。需要夫妻一起治疗，男方可以口服抗真菌药物。

任务实施与评分标准

任务实施与评分标准见表 2-82。

表 2-82　任务实施与评分标准

考核项目	内容要点	分值	得分
理论知识 （30 分）	妊娠期妇女的生理特点（3 分） 妊娠期妇女的药动学特点（3 分） 不同孕周用药对胚胎的影响（6 分） 药物妊娠毒性分级（6 分） 妊娠期妇女用药基本原则（6 分） 哺乳期妇女用药基本原则（6 分）	30	
诊疗技能 （60 分）	完整规范进行问诊，采集病史，完成体格检查及合理实验室检查（4 分） 根据妊娠期及哺乳期患者的问诊及检查结果进行合理诊断（10 分） 综合妊娠期及哺乳期患者的病情制订适宜的治疗方案（12 分） 综合妊娠期及哺乳期患者的病情选择适宜的治疗药物（12 分） 选择适宜妊娠期及哺乳期患者的用药剂型、用药时间（6 分） 交代用药注意事项，提高妊娠期及哺乳期患者的用药依从性（8 分） 进行生活指导、健康教育（8 分）	60	

续表

考核项目	内容要点	分值	得分
综合评价 （10分）	仪表整洁，态度和蔼，言语恰当（2分） 诊疗过程熟练规范（4分） 逻辑清晰，体现临床思维（4分）	10	

（周　妮）

项目三
实用中药饮片基础

- 模块一 中药饮片的质量管理与鉴别方法
- 模块二 常见中药饮片的鉴别

模块一　中药饮片的质量管理与鉴别方法

任务一
中药饮片的质量与管理

任务目标

1. 掌握中药饮片相关概念。
2. 熟悉中药饮片质量与管理关键环节。
3. 了解影响中药饮片质量的因素。

任务导入

坚持中西医并重是我国的基本卫生方针，中药作为中医治病物质基础，它是实施中西医并重的物质保障。中药包括中药材、中药饮片、中成药。中药饮片是临证用药、方便随方加减用药的主体，其质量优劣、品种差异将直接影响药品质量和治疗效果。

要求：能了解中药相关知识，认识中药饮片质量的重要性，了解影响质量的因素，把控质量管理关键环节。

相关理论知识

（一）中药饮片相关概念

1. **中药饮片**　是指在中医药理论的指导下，可直接用于调配或制剂的中药材及其中药材的加工炮制品。中医临床用来治病的中药是中药饮片或中成药。

2. **中药饮片质量**　是指中药饮片的真实性、纯净度和品质优良程度。真实性可通过药物的基原鉴别、性状、显微和理化鉴别来检验；纯净度可通过水分、灰分、一般杂质、特殊杂质检查以及物理常数测定来衡量；品质优良程度可通过含量测定和浸出物测定来判断；三大方面的质量检验，构成中药饮片的质量检测控制体系。

3. **中药饮片质量标准**　是指为控制中药饮片质量，国家及地方制定的中药饮片标准。为保障中药饮片在生产加工、经营过程中达到标准，国家、地方及行业有一系列必须遵守的规范。中药饮片质量标准分为法定标准和企业标准两种。法定标准又分为国家药典、行业标准和地方标准。中药饮片生产一律以药典标准为准，未收入药典的中药饮片以行业标准为准，未收入行业标准的以地方标准为准。主要遵从《中华人民共和国药典》《中药饮片质量标准通则（试行）》《国家中药饮片炮制规范》和《地方中药饮片炮制规范》。

（二）影响中药饮片质量的因素

1. 来源因素　中药品种、产地、药用部位及产地加工是影响中药饮片质量的源头因素。中药来源鉴别是鉴别工作的基础，也是中药饮片质量把控的源头。从源头上辨清中药品种，甄别易混伪品，去除非药用部位，净化多余杂质，遵从中药的产地道地性、依照规定进行产地加工等是中药饮片质量得到保障的核心因素。

2. 管理因素　中药饮片的加工生产环节，因加工生产企业管理水平、执行企业标准、炮制工艺方法规范、质量控制与质量保证能力等不同，决定了中药饮片加工质量可能会有差异。中药饮片的流通使用环节，从事行业工作中药专业技术人才水平能力不同、从业者责任心差异等因素，也会影响到中药饮片质量。中药饮片储藏保管环节，因中药饮片种类繁多，成分多样，性质各异，在贮藏保管过程中如果处理不当，极易受仓储环境、药房的温度、湿度、氧气含量、光线、环境微生物、药材自身含水量、营养物质、加工及包装方式等因素的影响而变质。储藏保管得法是保障中药饮片质量的基础因素。

（三）中药饮片质量管理的关键环节

保证中药饮片的质量即保证中药饮片安全、有效、均一、稳定。这样既可药得其所，药尽其用，又可防止因质量而导致的药源性疾病的发生。

中药饮片质量与管理的关键，一是中药饮片辨识真伪优劣、防止伪劣产生；二是中药依法炮制，严遵炮制规范，确保中药饮片炮制质量。

1. 中药饮片辨识质量管理　中药饮片真假优劣是关系到人们用药安全有效的根本问题。鉴别中药饮片的真伪优劣、防止伪劣中药饮片的产生并进入流通和使用环节，各环节齐抓共管，才能保证用药的安全有效。同时，会鉴别中药饮片真伪优劣，也能避免临床用药调剂差错事故的发生。因此，学习中药饮片鉴别知识、掌握鉴别技能非常必要。

2. 中药依法炮制质量管理　2022 年 12 月 30 日《国家中药饮片炮制规范》（简称《国家炮制规范》）颁布实施，设置 12 个月的实施过渡期。自实施之日起，生产《国家炮制规范》收载的中药饮片品种应当符合《中华人民共和国药典》和《国家炮制规范》的要求。鼓励中药饮片生产企业在过渡期内提前实施《国家炮制规范》。《国家炮制规范》收载的中药饮片品种，其来源、【炮制】、【性状】、【贮藏】项执行《国家炮制规范》相应规定，质量控制的其他要求按照《中华人民共和国药典》相同品种的相应规定执行。

任务分析

本次任务要求能理解中药相关概论，认识中药饮片质量的重要性，了解影响质量的因素，把控质量管理关键环节，分析如下。

（一）区分中药相关概念

中药、中药饮片、中成药、中药饮片质量标准的概念。

（二）认识影响质量因素

来源因素、管理因素。

（三）把控质量关键环节

中药饮片辨识、中药炮制质量。

任务实施与评分标准

任务实施与评分标准见表3-1。

表3-1　中药饮片的质量与管理的考核项目和评分标准

考核项目	内容要点	分值	得分
理论知识 （70分）	区分中药相关概念（20分） 　中药、中药饮片、中成药、中药饮片质量标准的概念 把控质量关键环节（30分） 　中药饮片辨识、中药炮制质量 认识影响质量因素（20分） 　来源因素、管理因素	70	
综合评价 （30分）	方法全面，认知精准（10分） 重点特征突出，兼顾辅助特征（10分） 逻辑清晰，体现质量意识（10分）	30	
合计		100	

（张　辉）

任务二
中药饮片经验鉴别方法

任务目标

1. 掌握中药饮片传统经验鉴别方法。
2. 熟悉常用中药饮片的鉴别要点。
3. 了解中药材传统经验鉴别术语。

任务导入

基层社区工作中，一职多责、一专多能是对从业人员的现实要求，在工作中非专业人员接触中药饮片，面对饮片品种多、差异小、功效各异的中药饮片，难免感到困难与无助。通过学习方法，把控鉴别要点，对保障中药质量，提高服务水平尤为重要。

要求：会运用传统经验鉴别方法识别常用中药饮片。

相关理论知识

在基层医疗单位最基础、最实用的中药饮片的鉴别方法是传统经验鉴别方法。传统经验鉴别方法就是利用人的感官，通过眼观、手感、鼻闻、口尝、水试、火试等方法对中药饮片进行鉴别。这种方法，是几千年来中医药工作者在与疾病作斗争用药实践中总结出来的经验。该方法具有简单、易行、快捷的特点。现介绍如下：

（一）眼观

观饮片的形状、大小、颜色、质地、表面特征、折断面等特征。

1. **直接观察**　眼观饮片的形状、大小、颜色、质地、表面特征、断面等，重点是形状、颜色、表面特征。如黄芪表面呈淡棕色或灰黄色，有纵皱纹及横向皮孔，断面黄白色，木部淡黄色至黄色，具有细密的放射状纹理形成菊花心，有裂隙；鸡血藤韧皮部有树脂状分泌物呈红棕色，呈偏心形同心环；白芷的饮片切面灰白色，具粉性，形成层环棕色，近方形（杭白芷特征）或近圆形等；何首乌饮片皮部显"云锦花纹"；大黄饮片根茎髓部具多数"星点"；黄芩要黄，丹参要红赤，紫草要紫，乌梅要乌黑，黄连饮片木部要黄为佳。

2. **放大观察**　某些中药饮片样品特征，因细微而不能直接观察的，可用放大镜进行放大观察。常用于观察种子的纹理、线纹、细小毛茸等。如观察紫苏子表面隆起的网纹，观察决明子形状的菱方形，两端平行倾斜，背腹面各有一条凸起棱线，两侧各有 1 条斜向对称的淡棕色凹线纹。观察葶苈子表面多颗粒状细小突起，并有 2 条纵列的浅槽。

3. **借助水浸观察**　对一些皱缩，质脆易碎的花、叶类中药饮片，先用清水（一般用温热水）将样品浸软，取出摊开展平后进行观察。如鉴别金钱草可用此法观察其叶片形状及脉纹，对光透视可见黑色或褐色条纹。

（二）手感

通过手摸、捏、衡量、折掰感知中药饮片组织构造及所含成分性质，得出中药饮片外在性状特征结论，用于辨识中药。

1. **手摸**　用手捻试中药饮片的软硬、柔韧程度、疏松及黏性特征。如黄芪软而绵韧；炙黄芪握之不沾手、放开自然松散、不成团块。如蒲黄手捻之有润滑感，易附着手指上。如当归软而柔，紫草染手，鹿茸毛光滑舒适，土茯苓折之有弹性等。

2. **手捏**　用手指捏压中药饮片，感觉干湿、黏附、松软、油润等。例如天仙子手捏有黏性，草薢手捏有弹性，槐米体轻、手捻易碎等。

3. **手衡**　用手把中药饮片，通过上下运动以感觉其轻重。例如矿物类中药饮片质轻与质重就更明显。如磁石质重，赤石脂次之，滑石较轻些，硼砂更轻。例如木类重于藤本、藤本重于草本。茎、根重于果实种子，果实种子重于叶、花等。如蒲黄质轻松、易飞扬、手捻之有润滑感，易附着手指上。海金沙：质轻、有光滑感，易从指缝中滑落。南沙参饮片结构较疏松，空隙大，一般较松泡、质轻；川芎饮片结构紧密，一般质地较重实。

4. 手折撕 用手折撕中药饮片，观察折断面显现平坦、纤维、颗粒、分层、刺状、粉尘飞扬、胶丝等状况。如牡丹皮饮片、太子参饮片平坦；黄芪饮片显纤维性；桑白皮饮片韧性强；肉桂饮片颗粒性；地黄饮片黏性大，质韧；延胡索饮片呈角质状；秦皮、黄柏皮饮片横断面显层层剥离现象；沉香、苏木等木类中药饮片质地坚硬呈刺状；杜仲饮片折断易拉白色胶丝。

（三）鼻闻

通过嗅觉感知特殊气味可闻香辨识中药饮片。

1. 直接鼻嗅 直接嗅闻中药饮片散发的气味。如麝香的香窜气，白鲜皮的羊膻气，黄芪的豆腥气，薄荷气味芳香、浓郁，白豆蔻芳香、略有樟脑的味道，红花微有特殊的香气，当归、川芎有特异浓郁的香气，防风气味特异清香。

2. 揉搓鼻嗅 某些中药饮片由于散发的气微弱，不能直接嗅到气味，可先将样品揉搓破碎后，再进行嗅。如鉴别鱼腥草的鱼腥气味。

3. 蒸气鼻嗅 某些中药饮片用热水浸泡，然后嗅闻浸泡液的水蒸气。例如鉴别犀牛的角，将犀牛角少量置沸水中热浸，有清香气而不腥，水牛角略有腥气。

（四）口尝

通过口尝对饮片"五味"的感知辨识中药饮片，自古就有"神农尝百草、一日而遇七十毒"记录了先人对"药味"的研究。

1. 舌感 用舌尖接触中药饮片，体验味道和接触时的感觉。如鉴别熊胆，可尝到先苦而回甜的味。鉴别龙骨，当其与舌尖接触时有吸舌感等。

2. 咀嚼 将某些中药饮片放入口中，用牙齿嚼一分钟体验咀嚼时的感觉和药味。如黄芪味微甜、有豆腥味、嚼之不黏滑；大黄咀嚼有沙砾感、粘牙、味苦而微涩；黄连、穿心莲味极苦；甘草味甜而特殊；山楂味微甜、酸涩；石斛味淡而黏滑、有渣；秦皮味苦而入喉；细辛辛辣而麻舌。

对有毒性的药材，口尝时要特别小心，取样少，尝后立即吐出并漱口、洗手，以免中毒。

（五）水试

有的中药饮片在水中或遇水发生颜色变化，膨胀性、黏性、沉浮等特殊现象，如西红花加水浸泡后，水液染成金黄色，但药材不褪色；苏木投入热水中，水染成红色，加酸变成黄色，再加碱液，再变成红色；又如车前子，遇水黏滑性加强，体积膨胀；海金沙在冷水中漂浮，加热逐渐下沉。

（六）火试

有的中药饮片火烧能产生特殊的气味、颜色、烟雾、闪光和响声等现象，可作为鉴别手段之一，如海金沙易点燃有爆鸣声并闪光，无灰渣残留；蒲黄、松花粉无此现象，以此区别；冰片火烧冒浓黑烟；青黛不沉于水，火烧时有紫红色烟雾。

总之，对中药饮片的经验外观鉴别有很多种，不论采取哪种方法，都不能脱离经验，经验需要多学勤学，经验需要沉淀积累。

任务分析

本次任务要求会运用传统经验鉴别方法识别常用中药饮片，分析如下。

（一）说明鉴别方法

眼观：饮片形状、表面颜色、表面特征、切面特征、颜色。

手感：质地感知。

鼻闻：气味是否明显。

口尝：味道。

水试：特殊现象。

火试：特殊现象。

（二）知鉴别要点。

不同品种中药饮片鉴别要点。

（三）积鉴别经验

理实结合，归纳总结，积累经验。

任务实施与评分标准

任务实施与评分标准见表3-2。

表3-2　中药饮片经验鉴别的考核项目和评分标准

考核项目		内容要点	分值	得分
理论知识 （20分）		主识别性特征（15分） 辅助识别特征（5分）	20	
辨识技能 （60分）	眼观 （10分）	鉴别信息点表述全面（3分） 　形状、断面纹理、颜色 鉴别信息点表述正确（7分）	10	
	手感 （10分）	鉴别信息点表述全面（3分） 　质地、断面质地 鉴别信息点表述准确（7分）	10	
	鼻闻 （10分）	鉴别信息点表述全面（3分） 　特殊气息 鉴别信息点表述准确（7分）	10	

续表

考核项目		内容要点	分值	得分
辨识技能 （60分）	口尝 （10分）	鉴别信息点表述全面（3分） 鉴别信息点表述准确（7分）	10	
	水试 （10分）	鉴别信息点表述全面（3分） 鉴别信息点表述准确（7分）	10	
	火试 （10分）	鉴别信息点表述全面（3分） 鉴别信息点表述准确（7分）	10	
综合评价 （20分）	方法全面，认知精准（10分） 重点特征突出，兼顾辅助特征（5分） 逻辑清晰，体现质量意识（5分）		20	
合计			100	

（张　辉）

模块二　常见中药饮片的鉴别

任务一
甘草的鉴别

任务目标

1. 掌握甘草的性状鉴别法及鉴别要点。
2. 熟悉甘草的功效。
3. 了解甘草的来源品种、炮制品。

任务导入

在中药调剂配方中，甘草应用广泛，故甘草在汤剂方药中有"十方九草"美称。某中医诊所新进一批中药饮片，请问如何辨识包装袋内的甘草饮片？

要求：能运用鉴别方法辨识甘草饮片。

相关理论知识

（一）甘草

甘草为豆科植物甘草、胀果甘草或光果甘草的干燥根和根茎。

1. **性状**　本品呈类圆形或椭圆形的厚片（图 3-1）。外表皮红棕色或灰棕色，具纵皱

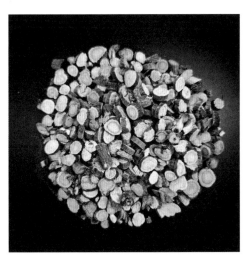

图 3-1　甘草

纹。切面略显纤维性，中心黄白色，有明显的射线状纹理及形成层环。质坚实，具粉性。气微，味甜而特殊。

2．**功效**　补脾益气，清热解毒，祛痰止咳，缓急止痛，调和诸药。

（二）炙甘草

炙甘草为甘草的炮制加工品。

1．**炮制**　取甘草片，照蜜炙法（《中华人民共和国药典》通则0213）炒至黄色至深黄色，不粘手时取出，晾凉。

2．**性状**　本品呈类圆形或椭圆形切片（图3-2）。外表皮红棕色或灰棕色，微有光泽。切面黄色至深黄色，形成层环明显，射线放射状。略有黏性。具焦香气，味甜。

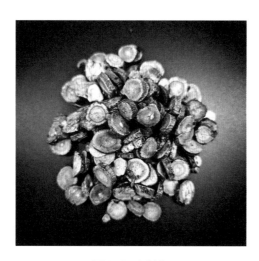

图3-2　炙甘草

3．**功效**　补脾和胃，益气复脉。

任务分析

本次任务要求能运用鉴别方法辨识甘草饮片，分析如下。

（一）明鉴别方法

眼看：饮片形状、表面颜色、表面特征、切面特征、颜色。
手摸：质地感知。
鼻嗅：气味是否明显。
口尝：味道。

（二）知鉴别要点

1．味甜而特殊。

2．有明显的射线放射状纹理及形成层环，切面略显纤维性，中心黄白色。

3．质坚实，具粉性。

4．外表皮红棕色或灰棕色，具纵皱纹。

5．类圆形或椭圆形的厚片。

（三）会鉴别技能

正确感知，经验积累。会运用眼看、手摸、鼻嗅、口尝来感知与描述饮片的特征。

任务实施与评分标准

任务实施与评分标准见表 3-3。

表 3-3　甘草鉴别的考核项目和评分标准

考核项目	内容要点		分值	得分
理论知识 （15 分）	主识别性特征 味甜而特殊（5 分） 切面放射状纹理（菊花纹），形成层环（3 分） 外表皮红棕色或灰棕色（2 分） 辅助识别特征 主识别以外特征（5 分）		15	
辨识技能 （70 分）	眼看 （30 分）	鉴别信息点表述全面 　形状、断面纹理、颜色（10 分） 鉴别信息点表述正确 　类圆形或椭圆形的厚片（5 分）；切面放射状纹理（菊花纹），形成层成环（10 分）；外表皮红棕色或灰棕色，具纵皱纹（5 分）	30	
	手摸 （15 分）	鉴别信息点表述全面 　质地、断面质地（5 分） 鉴别信息点表述准确 　质坚实（4 分），具粉性（3 分），断面纤维性（3 分）	15	
	鼻嗅 （15 分）	鉴别信息点表述全面 　特殊气息（5 分） 鉴别信息点表述准确 　气微（10 分）	15	
	口尝 （40 分）	鉴别信息点表述全面 　味道（5 分） 鉴别信息点表述准确 　味甜（20 分）而特殊（15 分）	40	
综合评价 （15 分）	方法全面，认知精准（5 分） 重点特征突出，兼顾辅助特征（5 分） 逻辑清晰，体现质量意识（5 分）		15	
合计			100	

（张　辉）

任务二
当归的鉴别

任务目标

1. 掌握当归的性状鉴别法及鉴别要点。
2. 熟悉当归的功效。
3. 了解当归的来源和商品分类。

任务导入

当归为妇科常用药，应用广泛，故当归在妇科方药中有"十方九归"美誉。当归商品分为全当归、当归头两个规格等级。请问如何从颜色、气味、形状、质地方面来辨识当归饮片？

要求：能运用鉴别方法辨识当归饮片，思考当归商品规格等级的意义。

相关理论知识

当归为伞形科植物当归的干燥根。

1. **性状**　本品呈类圆形、椭圆形或不规则薄片（图3-3）。外表皮浅棕色至棕褐色。切面浅棕黄色或黄白色，平坦，有裂隙，中间有浅棕色的形成层环，并有多数棕色的油点，香气浓郁，味甘、辛、微苦。

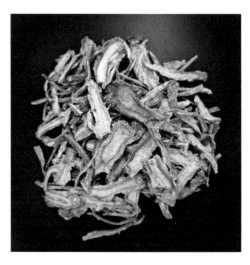

图3-3　当归

2. **功效**　补血活血，调经止痛，润肠通便。

任务分析

本次任务要求能运用鉴别方法辨识当归饮片，了解当归商品规格等级意义，分析如下。

（一）明鉴别方法

眼看：饮片形状、表面颜色、表面特征；切面特征、颜色。

手摸：质地感知。

鼻嗅：气味是否明显。

口尝：味道。

（二）知鉴别要点

1．香气浓郁。

2．切面浅棕黄色或黄白色，平坦，有裂隙，中间有浅棕色的形成层环，并有多数棕色的油点（油润）。

3．味甘、辛、微苦。

4．外表皮浅棕色至棕褐色。

5．呈类圆形、椭圆形或不规则薄片。

（三）会鉴别技能

正确感知，经验积累。会运用眼看、手摸、鼻嗅、口尝感知与描述饮片的特征。

任务实施与评分标准

任务实施与评分标准见表 3-4。

表 3-4　当归的考核项目和评分标准

考核项目	内容要点		分值	得分
理论知识 （15分）	主识别性特征 　　香气浓郁（6分） 　　切面有多数棕色的油点（油润）（4分） 辅助识别特征 　　主识别以外特征（5分）		15	
辨识技能 （70分）	眼看 （30分）	鉴别信息点表述全面 　　形状、断面纹理、颜色（10分） 鉴别信息点表述正确 　　类圆形、椭圆形或不规则薄片（5分） 　　外表皮浅棕色至棕褐色（5分） 　　切面浅棕黄色或黄白色，平坦，有裂隙，中间有浅棕色的 　　形成层环，并有多数棕色的油点（20分）	30	

续表

考核项目		内容要点	分值	得分
辨识技能 （70分）	手摸 （15分）	鉴别信息点表述全面 　　质地、断面质地（5分） 鉴别信息点表述准确 　　质地油润柔韧（8分） 　　切面光滑（2分）	15	
	鼻嗅 （10分）	鉴别信息点表述全面 　　气味（5分） 鉴别信息点表述准确 　　香气浓郁（5分）	10	
	口尝 （15分）	鉴别信息点表述全面 　　味道（5分） 鉴别信息点表述准确 　　味甘、辛、微苦（10分）	15	
综合评价 （15分）		方法全面，认知精准（5分） 重点特征突出，兼顾辅助特征（5分） 逻辑清晰，体现质量意识（5分）	15	
合计			100	

（张　辉）

任务三
白术的鉴别

任务目标

1. 掌握白术的性状鉴别法及鉴别要点。
2. 熟悉白术的功效。
3. 了解白术的来源。

任务导入

白术药材根茎下部两侧膨大似如意头，向上渐细，中端光滑肥大似腿。补气健脾，运化水湿。请问如何从颜色、气味、形状、质地方面辨识白术饮片？

要求：能运用鉴别方法辨识白术饮片。

相关理论知识

白术为菊科植物白术的干燥根茎。

1. **性状**　本品呈不规则的厚片（图3-4）。外表皮灰黄色或灰棕色。切面黄白色至淡

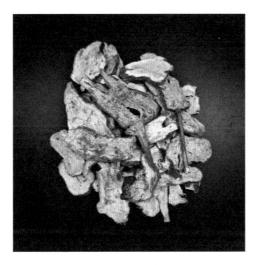

图 3-4 白术

棕色，散生棕黄色的点状油室，木部具放射状纹理；烘干者切面角质样，色较深或有裂隙。气清香，味甘、微辛，嚼之略带黏性。

2. **功效** 健脾益气，燥湿，利水，止汗，安胎。

任务分析

本次任务要求用鉴别方法辨识白术饮片，分析如下。

（一）明鉴别方法

眼看：饮片形状、表面颜色、表面特征；切面特征、颜色。

手摸：质地感知。

鼻嗅：气味是否明显。

口尝：味道。

（二）知鉴别要点

1. 气清香，味甘、微辛，嚼之略带黏性。

2. 切面黄白色至淡棕色，散生棕黄色的点状油室，木部具放射状纹理。

3. 烘干者切面角质样，色较深或有裂隙。

4. 外表皮灰黄色或灰棕色。

5. 不规则的厚片。

（三）会鉴别技能

正确感知，经验积累　会运用眼看、手摸、鼻嗅、口尝感知与描述饮片的特征。

任务实施与评分标准

任务实施与评分标准见表3-5。

表3-5　白术考核项目和评分标准

考核项目	内容要点		分值	得分
理论知识 （15分）	主识别性特征 　1. 气清香，味甘、微辛，嚼之略带黏性（6分） 　2. 切面黄白色至淡棕色，散生棕黄色的点状油室，木部具放射状纹理（4分） 辅助识别特征 　主识别以外特征（5分）		15	
辨识技能 （70分）	眼看 （30分）	鉴别信息点表述全面 　　形状、断面纹理、颜色（5分） 鉴别信息点表述正确 　　不规则的厚片（5分）；外表皮灰黄色或灰棕色（5分）；切面黄白色至淡棕色，散生棕黄色的点状油室，木部具放射状纹理（10分）；烘干者，色较深或有裂隙（5分）	30	
	手摸 （10分）	鉴别信息点表述全面 　　质地、断面质地（3分） 鉴别信息点表述准确 　　烘干者切面角质样（7分）	10	
	鼻嗅 （15分）	鉴别信息点表述全面 　　气味（5分） 鉴别信息点表述准确 　　气清香（10分）	15	
	口尝 （15分）	鉴别信息点表述全面 　　味道（5分） 鉴别信息点表述准确 　　味甘、辛、微苦（10分）	15	
综合评价 （15分）	方法全面，认知精准（5分） 重点特征突出，兼顾辅助特征（5分） 逻辑清晰，体现质量意识（5分）		15	
合计			100	

（张　辉）

任务四

白芍的鉴别

任务目标

1. 掌握白芍的性状鉴别法及鉴别要点。

2. 熟悉白芍的功效。

3. 了解白芍的来源。

任务导入

中药白芍在临床比较常见，可以泡水喝代茶饮，也可以泡酒饮用，还可以煮粥喝。请问如何从颜色、气味、形状、质地方面辨识白芍饮片？

要求：能运用鉴别方法辨识白芍饮片。

相关理论知识

白芍为毛茛科植物芍药的干燥根。

1. **性状**　本品呈类圆形的薄片（图3-5）。表面淡棕红色或类白色。切面微带棕红色或类白色，形成层环明显，可见稍隆起的筋脉纹呈放射状排列。气微，味微苦、酸。

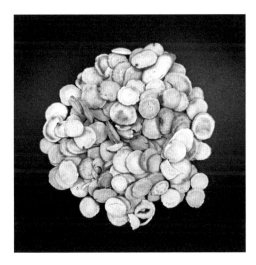

图3-5　白芍

2. **功效**　养血柔肝，缓中止痛，敛阴收汗。

任务分析

本次任务要求用鉴别方法辨识白芍饮片，分析如下。

（一）明鉴别方法

眼看：饮片形状、表面颜色、表面特征；切面特征、颜色。
手摸：质地感知。
鼻嗅：气味是否明显。
口尝：味道。

（二）知鉴别要点

1. 切面微带棕红色或类白色，形成层环明显，可见稍隆起的筋脉纹呈放射状排列。

2．气微，味微苦、酸。

3．表面淡棕红色或类白色。

4．类圆形的薄片。

（三）会鉴别技能

正确感知，经验积累。会运用眼看、手摸、鼻嗅、口尝感知与描述饮片的特征。

任务实施与评分标准

任务实施与评分标准见表3-6。

表3-6　白芍的考核项目和评分标准

考核项目	内容要点		分值	得分
理论知识 （15分）	主识别性特征 　　1．切面微带棕红色或类白色，形成层环明显，可见稍隆起的筋脉纹呈放射状排列（5分） 　　2．味微苦、酸（5分） 辅助识别特征 　　主识别以外特征（5分）		15	
辨识技能 （70分）	眼看 （30分）	鉴别信息点表述全面 　　形状、断面纹理、颜色（5分） 鉴别信息点表述正确 　　类圆形的薄片（5分）；表面淡棕红色或类白色（5分）；切面微带棕红色或类白色，形成层环明显，可见稍隆起的筋脉纹呈放射状排列（15分）	30	
	手摸 （10分）	鉴别信息点表述全面 　　质地、断面质地（3分） 鉴别信息点表述准确 　　质坚实，不易折断（7分）	10	
	鼻嗅 （10分）	鉴别信息点表述全面 　　气味（5分） 鉴别信息点表述准确 　　气微（5分）	10	
	口尝 （20分）	鉴别信息点表述全面 　　味道（5分） 鉴别信息点表述准确 　　味微苦、酸（15分）	20	
综合评价 （15分）	方法全面，认知精准（5分） 重点特征突出，兼顾辅助特征（5分） 逻辑清晰，体现质量意识（5分）		15	
合计			100	

（张　辉）

任务五
黄芪的鉴别

任务目标

1. 掌握黄芪的性状鉴别法及鉴别要点。
2. 熟悉黄芪的功效。
3. 了解黄芪的来源。

任务导入

黄芪的药用迄今已有 2 000 多年的历史，其有增强机体免疫功能、保肝、利尿、抗衰老、抗应激、降压和较广泛的抗菌作用，属于一种滋补类的药材。请问如何从颜色、气味、形状、质地方面辨识黄芪饮片？

要求：能运用鉴别方法辨识黄芪饮片。

相关理论知识

黄芪为豆科植物蒙古黄芪或膜荚黄芪的干燥根。

1. **性状** 本品呈类圆形或椭圆形的厚片（图 3-6）。外表皮黄白色或淡棕褐色，可见纵皱纹或纵沟。切面皮部黄白色，木部淡黄色，有放射状纹理及裂隙，有的中心偶有枯朽状，黑褐色或呈空洞。气微，味微甜，嚼之有豆腥味。

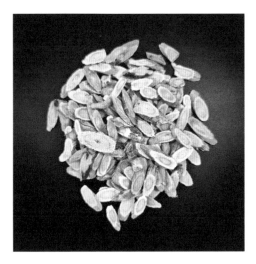

图 3-6 黄芪

2. **功效** 补气升阳，固表止汗，利水消肿，生津养血，行滞通痹，托毒排脓，敛疮生肌。

任务分析

本次任务要求用鉴别方法辨识黄芪饮片，分析如下。

（一）明鉴别方法

眼看：饮片形状、表面颜色、表面特征；切面特征、颜色。
手摸：质地感知。
鼻嗅：气味是否明显。
口尝：味道。

（二）知鉴别要点

1. 味微甜，嚼之有豆腥味。
2. 切面皮部黄白色，木部淡黄色，有放射状纹理及裂隙，有的中心偶有枯朽状，黑褐色或呈空洞。
3. 外表皮黄白色或淡棕褐色，可见纵皱纹或纵沟。
4. 气微。
5. 类圆形或椭圆形的厚片。

（三）会鉴别技能

正确感知，经验积累。会运用眼看、手摸、鼻嗅、口尝感知与描述饮片的特征。

任务实施与评分标准

任务实施与评分标准见表3-7。

表3-7　黄芪考核项目和评分标准

考核项目	内容要点		分值	得分
理论知识 （15分）	主识别性特征 　1. 味微甜，嚼之有豆腥味（5分） 　2. 切面皮部黄白色，木部淡黄色，有放射状纹理及裂隙（5分） 辅助识别特征 　主识别以外特征（5分）		15	
辨识技能 （70分）	眼看 （30分）	鉴别信息点表述全面 　形状、断面纹理、颜色（5分） 鉴别信息点表述正确 　类圆形或椭圆形的厚片（5分）；外表皮黄白色或淡棕褐色，可见纵皱纹或纵沟（5分）；切面皮部黄白色，木部淡黄色，有放射状纹理及裂隙，有的中心偶有枯朽状，黑褐色或呈空洞（15分）	30	

考核项目		内容要点	分值	得分
辨识技能 （70分）	手摸 （10分）	鉴别信息点表述全面 　　质地、断面质地（3分） 鉴别信息点表述准确 　　质硬而韧（7分）	10	
	鼻嗅 （10分）	鉴别信息点表述全面 　　气味（5分） 鉴别信息点表述准确 　　气微（5分）	10	
	口尝 （20分）	鉴别信息点表述全面 　　味道（5分） 鉴别信息点表述准确 　　味微甜，嚼之有豆腥味（15分）	20	
综合评价 （15分）		方法全面，认知精准（5分） 重点特征突出，兼顾辅助特征（5分） 逻辑清晰，体现质量意识（5分）	15	
合计			100	

（张　辉）

附录一　其他常见中药饮片的鉴别

茯苓

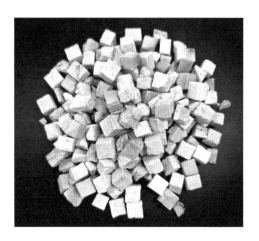

附图 1-1　茯苓

本品为多孔菌科真菌茯苓的干燥菌核。

【性状】为去皮后切制的茯苓，呈立方块状或方块状厚片，大小不一（附图 1-1）。白色、淡红色或淡棕色。

【功效】利水渗湿，健脾，宁心。

丹参

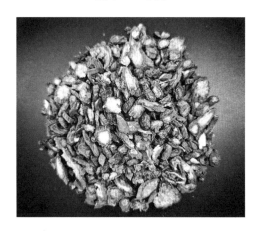

附图 1-2　丹参

本品为唇形科植物丹参的干燥根和根茎。

【性状】本品呈类圆形或椭圆形的厚片（附图 1-2）。外表皮棕红色或暗棕红色，粗糙，具纵皱纹。切面有裂隙或略平整而致密，有的呈角质样，皮部棕红色，木部灰黄色或紫褐色，有黄白色放射状纹理。气微，味微苦涩。

【功效】活血祛瘀，通经止痛，清心除烦，凉血消痈。

北柴胡

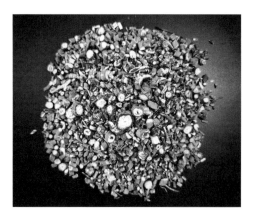

附图 1-3　北柴胡

本品为伞形科植物柴胡或狭叶柴胡的干燥根。

【性状】北柴胡呈不规则厚片（附图 1-3）。外皮黑褐色或浅棕色，具纵皱纹和支根痕。切面黄白色，纤维性。质硬。气微香，味微苦。南柴胡呈类圆形或不规则片。外表皮红棕色或黑褐色。有时可见根头处具细密环纹或有细毛状枯叶纤维。断面黄白色，平坦。具败油气。

【功效】疏散退热，疏肝解郁，升举阳气。

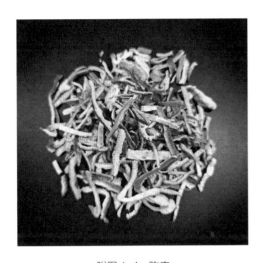

附图 1-4　陈皮

陈皮

本品为芸香科植物橘及其栽培变种的干燥成熟果皮。

【性状】本品呈不规则的条状或丝状（附图 1-4）。外表面橙红色或红棕色，有细皱纹和凹下的点状油室。内表面浅黄白色，粗糙，附有黄白色或黄棕色筋络状维管束。气香，味辛、苦。

【功效】理气健脾，燥湿化痰。

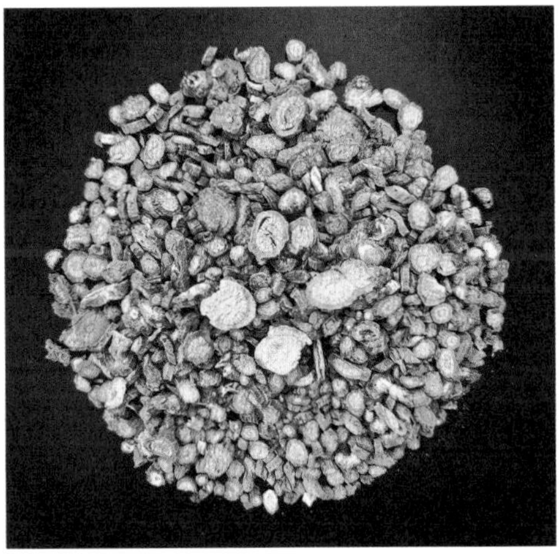

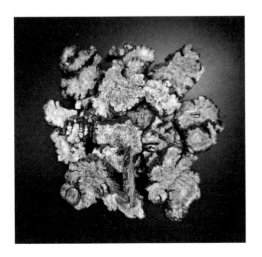

附图 1-5　黄芩

黄芩

本品为唇形科植物黄芩的干燥根。

【性状】本品为类圆形或不规则形薄片（附图 1-5）。外表皮黄棕色或棕褐色。切面黄棕色或黄绿色，具放射状纹理。

【功效】清热燥湿，泻火解毒，止血，安胎。

川芎

本品为伞形科植物川芎的干燥根茎。

【性状】本品为不规则厚片，外表皮灰褐色或褐色，有皱缩纹（附图 1-6）。切面黄白色或灰黄色，具有明显波状环纹或多角形纹理，散生黄棕色油点。质坚实。气浓香，味苦。

【功效】活血行气，祛风止痛。

附图 1-6　川芎

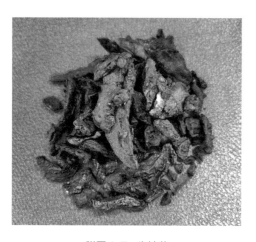

附图 1-7　生地黄

生地黄

本品为玄参科植物地黄的干燥块根。

【性状】本品呈类圆形或不规则的厚片（附图1-7）。外表皮棕黑色或棕灰色，极皱缩，具不规则的横曲纹。切面棕黄色至黑色或乌黑色，有光泽，具黏性。气微，味微甜。

【功效】清热凉血，养阴生津。

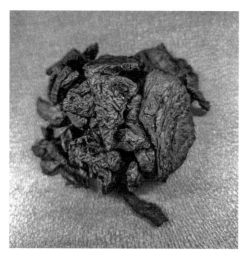

附图 1-8　熟地黄

熟地黄

【炮制】（1）取生地黄，照酒炖法（通则0213）炖至酒吸尽，取出，晾晒至外皮黏液稍干时，切厚片或块，干燥，即得。

（2）取生地黄，照蒸法（通则0213）蒸至黑润，取出，晒至约八成干时，切厚片或块，干燥，即得。

【性状】本品为不规则的块片、碎块，大小、厚薄不一（附图1-8）。表面乌黑色，有光泽，黏性大。质柔软而带韧性，不易折断，断面乌黑色，有光泽。气微，味甜。

【功效】补血滋阴，益精填髓。

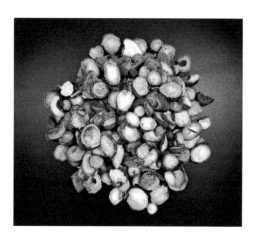

附图 1-9　赤芍

赤芍

本品为毛茛科植物芍药或川赤芍的干燥根。

【性状】本品为类圆形切片（附图1-9）。表面棕褐色。切面粉白色或粉红色，皮部窄，木部放射状纹理明显，有的有裂隙。

【功效】清热凉血，散瘀止痛。

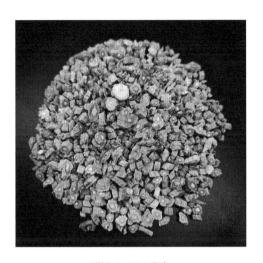

附图 1-10　党参

党参

本品为桔梗科植物党参、素花党参或川党参的干燥根。

【性状】本品呈类圆形的厚片（附图 1-10）。外表皮灰黄色、黄棕色至灰棕色，有时可见根头部有多数疣状突起的茎痕和芽。切面皮部淡黄色至淡黄棕色，木部淡黄色至黄色，有裂隙或放射状纹理。有特殊香气，味微甜。

【功效】健脾益肺，养血生津。

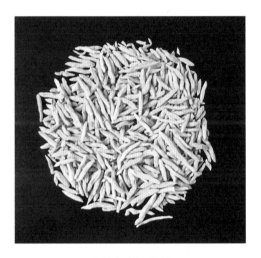

附图 1-11　麦冬

麦冬

本品为百合科植物麦冬的干燥块根。

【性状】本品呈纺锤形，两端略尖（附图 1-11）。或为轧扁的纺锤块片。表面淡黄色或灰黄色，有细纵纹。质柔韧，断面黄白色，半透明，中柱细小。气微香，味甘、微苦。

【功效】养阴生津，润肺清心。

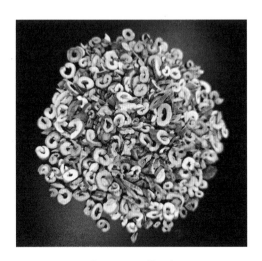

附图 1-12　牡丹皮

牡丹皮

本品为毛茛科植物牡丹的干燥根皮。

【性状】本品呈圆形或卷曲形的薄片（附图 1-12）。连丹皮外表面灰褐色或黄褐色，栓皮脱落处粉红色；刮丹皮外表面红棕色或淡灰黄色。内表面有时可见发亮的结晶。切面淡粉红色，粉性。气芳香，味微苦而涩。

【功效】清热凉血，活血化瘀。

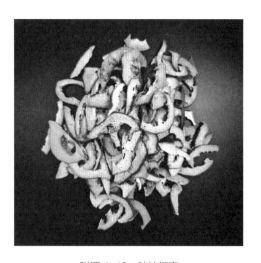

附图 1-13　麸炒枳壳

枳壳

本品为芸香科植物酸橙及其栽培变种的干燥未成熟果实。

【性状】本品呈不规则弧状条形薄片（附图 1-13）。切面外果皮棕褐色至褐色，中果皮黄白色至黄棕色，近外缘有 1~2 列点状油室，内侧有的有少量紫褐色瓤囊。

【功效】理气宽中，行滞消胀。

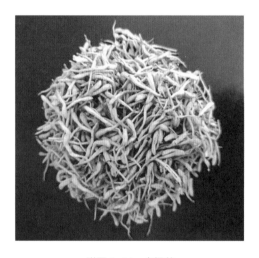

附图 1-14　金银花

金银花

本品为忍冬科植物忍冬的干燥花蕾或待初开的花。

【性状】本品呈棒状，上粗下细，略弯曲，长 2~3cm，上部直径约 3mm，下部直径约 1.5mm（附图 1-14）。表面黄白色或绿白色（贮久色渐深），密被短柔毛。偶见叶状苞片。花萼绿色，先端 5 裂，裂片有毛，长约 2mm。开放者花冠筒状，先端二唇形；雄蕊 5 枚，附于筒壁，黄色；雌蕊 1 枚，子房无毛。气清香，味淡、微苦。

【功效】清热解毒，疏散风热。

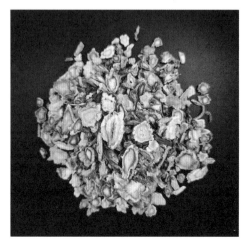

附图 1-15　桔梗

桔梗

本品为桔梗科植物桔梗的干燥根。

【性状】本品呈椭圆形或不规则厚片。外皮多已除去或偶有残留（附图 1-15）。切面皮部黄白色，较窄；形成层环纹明显，棕色；木部宽，有较多裂隙。气微，味微甜后苦。

【功效】宣肺，利咽，祛痰，排脓。

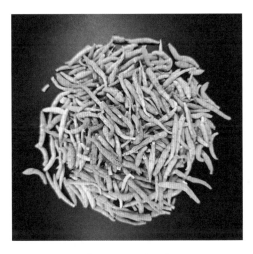

附图 1-16　太子参

太子参

本品为石竹科植物孩儿参的干燥块根。

【**性状**】本品呈细长纺锤形或细长条形，稍弯曲，长 3~10cm，直径 0.2~0.6cm（附图 1-16）。表面灰黄色至黄棕色，较光滑，微有纵皱纹，凹陷处有须根痕。顶端有茎痕。质硬而脆，断面较平坦，周围淡黄棕色，中心淡黄白色，角质样。气微，味微甘。

【**功效**】益气健脾，生津润肺。

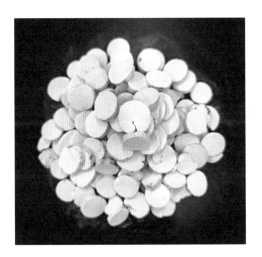

附图 1-17　山药

山药

本品为薯蓣科植物薯蓣的干燥根茎。

【**性状**】本品为类圆形、椭圆形、不规则形厚片（附图 1-17）。表面类白色或淡黄白色，质脆，易折断，切面类白色，富粉性。气微，味淡、微酸，嚼之发黏。

【**功效**】补脾养胃，生津益肺，补肾涩精。

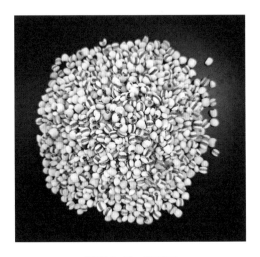

附图 1-18　薏苡仁

薏苡仁

本品为禾本科植物薏苡仁的干燥成熟种仁。

【**性状**】本品呈宽卵形或长椭圆形，长 4~8mm，宽 3~6mm（附图 1-18）。表面乳白色，光滑，偶有残存的黄褐色种皮。一端钝圆，另一端较宽而微凹，有一淡棕色点状种脐。背面圆凸，腹面有一条较宽而深的纵沟。质坚实，断面白色，粉性。气微，味微甜。

【**功效**】利水渗湿，健脾止泻，除痹，排脓，解毒散结。

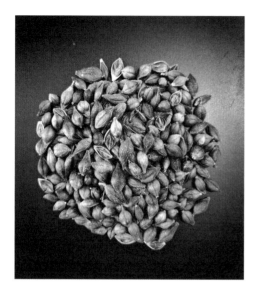

附图 1-19　连翘

连翘

本品为木犀科植物连翘的干燥果实。

【性状】呈长卵形至卵形，稍扁，长 1.5～2.5cm，直径 0.5～1.3cm（附图 1-19）。表面有不规则的纵皱纹和多数突起的小斑点，两面各有一条隆起的纵沟。顶端锐尖，基部有小果梗或已脱落。青翘多不开裂，表面绿褐色，突起的灰白色小斑点较少；质硬；种子多数，黄绿色，细长，一侧有翅。老翘自顶端开裂或裂成两瓣，表面黄棕色或红棕色，内表面多为浅黄棕色，平滑，具一纵隔；质脆；种子棕色，多已脱落。气微香，味苦。

【功效】清热解毒，消肿散结，疏散风热。

延胡索

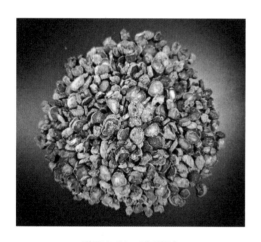

附图 1-20　醋延胡索

本品为罂粟科植物延胡索的干燥块茎。

【性状】本品呈不规则的圆形厚片（附图 1-20）。外表皮黄色或黄褐色，有不规则细皱。切面或横断面黄色，角质样，具蜡样光泽。气微，味苦。

【功效】活血，行气，止痛。

郁金

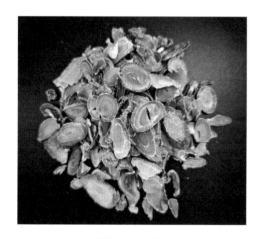

附图 1-21　郁金

本品为姜科植物温郁金、姜黄、广西莪术或蓬莪术的干燥块根。

【性状】本品呈椭圆形或长条状薄片（附图 1-21）。外表皮灰黄色、灰褐色至灰棕色，具不规则的纵皱纹。切面灰棕色、橙黄色至灰黑色。角质样，内皮层环明显。

【功效】活血止痛，行气解郁，清心凉血，利胆退黄。

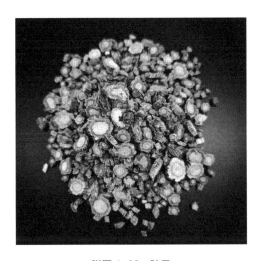

附图 1-22　防风

防风

本品为伞形科植物防风的干燥根。

【性状】本品呈圆形或椭圆形的厚片（附图 1-22）。外表皮灰棕色或棕褐色，有纵皱纹、有的可见横长皮孔样突起、密集的环纹或残存的毛状叶基。切面皮部棕黄色至棕色，有裂隙，木部黄色，具放射状纹理。气特异，味微甘。

【功效】祛风解表，胜湿止痛，止痉。

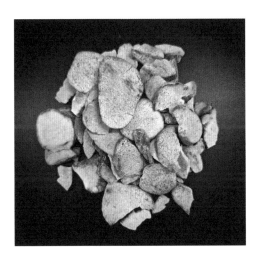

附图 1-23　盐泽泻

泽泻

本品为泽泻科植物泽泻的干燥块茎。

【性状】本品为圆形或椭圆形厚片（附图 1-23）。外表皮淡黄色或淡黄棕色，可见细小突起的须根痕。切面黄白色至淡黄色，粉性，有多数细孔。气微，味微苦。

【功效】利水渗湿，泄热，化浊降脂。

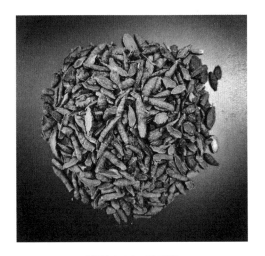

附图 1-24　醋香附

香附

本品为莎草科植物莎草的干燥根茎。

【性状】本品为不规则厚片或颗粒状（附图 1-24）。外表皮棕褐色或黑褐色，有时可见环节。切面色白或黄棕色，质硬，内皮层环纹明显。气香，味微苦。

【功效】疏肝解郁，理气宽中，调经止痛。

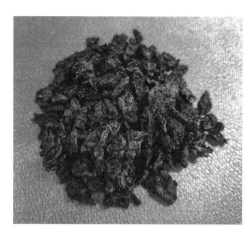

附图 1-25　酒茱萸

山茱萸

本品为山茱萸科植物山茱萸的干燥成熟果肉。

【性状】本品呈不规则的片状或囊状，长 1～
　　　　1.5cm，宽 0.5～1cm（附图 1-25）。表
　　　　面紫红色至紫黑色，皱缩，有光泽。顶端
　　　　有的有圆形宿萼痕，基部有果梗痕。质柔
　　　　软。气微，味酸、涩、微苦。

【功效】补益肝肾，收涩固脱。

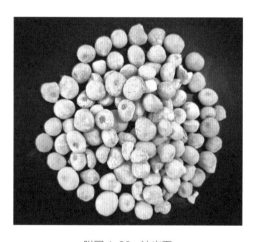

附图 1-26　法半夏

半夏

本品为天南星科植物半夏的干燥块茎。

【性状】本品呈类球形，有的稍偏斜，直径 0.7～
　　　　1.6cm（附图 1-26）。表面白色或浅黄色，
　　　　顶端有凹陷的茎痕，凹窝周围密布麻点状
　　　　根痕，下面钝圆，较光滑。质坚实，断
　　　　面洁白，富粉性。气微，味辛辣，麻舌面
　　　　刺喉。

【功效】燥湿化痰，降逆止呕，消痞散结。

法半夏、姜半夏与清半夏的炮制、性状、功效差异

【炮制】1. 法半夏　取净半夏，大小分开，用水浸泡至内无干心，取出，另取甘草适量，加水煎煮
　　　　　　2 次，合并煎液，倒入用适量水制成的石灰液中，加入已浸透的半夏，每日搅拌 1～2
　　　　　　次，并保持浸液 pH12 以上，至剖面黄色均匀、口尝微有麻舌感时，取出洗净，阴干
　　　　　　烘干，即得。

　　　　2. 姜半夏　取净半夏，大小分开，用水浸泡至内无干心，取出。另取生姜切片煎汤，加白
　　　　　　矾与半夏共煮透，取出，晾干，或晾至半干，干燥；或切薄片干燥。

　　　　3. 清半夏　取净半夏，大小分开，用 8% 白矾溶液浸泡至内无干心，口尝微有麻舌感，
　　　　　　取出洗净，切厚片，干燥。

【性状】1. 法半夏　本品为呈类球形或破碎成不规则颗粒状。表面淡黄白色、黄色或棕黄色。质较
　　　　　　松脆或硬脆，断面黄色或淡黄色，颗粒者质稍硬脆。气微，味淡略甘、微有麻舌感。

　　　　2. 姜半夏　本品呈片状、不规则颗粒状或类球形。表面棕色至棕褐色。质硬脆，断面淡黄
　　　　　　棕色，常具角质样光泽。气微香，味淡、微有麻舌感，嚼之略粘牙。

3. 清半夏 本品呈椭圆形、类圆形或不规则的片。切面淡灰色至灰白色，可见灰白色点状或短线状维管束迹，有的残留栓皮处下方显淡紫红色斑纹。质脆，易折断，断面略呈角质样。气微味微涩、微有麻舌感。

【功效】1. 法半夏 燥湿化痰。

2. 姜半夏 温中化痰，降逆止呕。

3. 清半夏 燥湿化痰。